गर्भावस्था : भारतीय महिलाओं के लिए एक संपूर्ण मार्गदर्शिका

डॉ. विनीता साल्वी मुंबई में स्त्री एवं प्रसूति रोग विशेषज्ञ के रूप में कार्य करती हैं। वे सेठ जी.एस. मेडिकल कॉलेज, मुंबई और किंग एडवर्ड मेमोरियल अस्पताल, मुंबई में प्रोफ़ेसर एवं विभागाध्यक्ष रही हैं। वे विश्व के अग्रणी चिकित्सा जर्नल “लैन्सेट” की संपादकीय सलाहकार हैं। उच्च जोख़िम वाली गर्भावस्था की विशेषज्ञ के रूप में उनकी ख्याति के कारण, भारत और विदेशों में रहने वाले विवाहित जोड़े गर्भधारण योजना, गर्भावस्था एवं शिशु जन्म में उनकी सहायता लेते हैं।

गर्भावस्था

भारतीय महिलाओं
के लिए
एक संपूर्ण मार्गदर्शिका

एक विशेषज्ञ डॉक्टर द्वारा
आपके सभी सवालों के जवाब

डॉ. विनीता साल्वी

अनुवाद: डॉ. पारितोष मालवीय

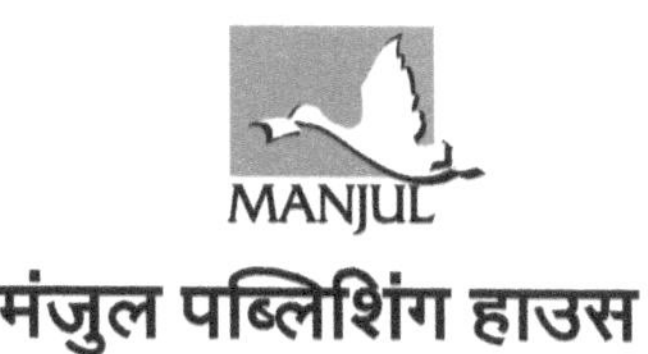

मंजुल पब्लिशिंग हाउस

First published in India by

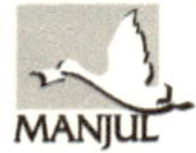

Manjul Publishing House Pvt. Ltd.

Corporate & Editorial Office:
• 2nd Floor, Usha Preet Complex, 42 Malviya Nagar, Bhopal 462 003 - India
Email: manjul@manjulindia.com Website: www.manjulindia.com

Sales & Marketing Office:
• C-16, Sector 3, Noida, Uttar Pradesh 201301, India
Email: sales@manjulindia.com

Distribution Centres:
Ahmedabad, Bengaluru, Bhopal, Kolkata, Chennai,
Hyderabad, Mumbai, New Delhi, Pune

Original English language edition published by
Penguin Books India in 2013

Hindi translation of *The Pregnancy Handbook for Indian Moms
– A Doctor's Answers to All Your Questions*

This edition first published in 2015

Copyright © Dr. Vinita Salvi 2013

ISBN   978-81-8322-536-6

Translation by Dr. Paritosh Malviya

Printed and bound in India by Repro India Limited

विषय वस्तु

प्रस्तावना

आप और मैं, आज जो भी हैं, अपने माता-पिता की वजह से ही हैं। और यही बात आपकी संतान पर भी लागू होती है। आपका अजन्मा शिशु अपने पूर्णसामर्थ्य के अनुरूप विकसित हो, इसके लिए आपको एवं आपके जीवनसाथी को उसका पालन पोषण अत्यंत सावधानीपूर्वक करना होगा। मेरे पास आने वाला हर युगल अपने अजन्मे शिशु के लिए सर्वश्रेष्ठ करने को तत्पर रहता है। और, इसीलिए प्रश्न शुरू होते हैं। प्रायः उनका स्वर क्षमासूचक होता है मानो वे कोई नासमझीपूर्ण प्रश्न पूछ रहे हों। लेकिन मेरी राय में, ऐसा कोई भी प्रश्न नासमझीपूर्ण नहीं हो सकता, जो आपके लिए परेशानी उत्पन्न कर रहा हो। वे सभी प्रश्न अत्यंत महत्त्वपूर्ण होते हैं।

गर्भवती महिला एवं उसके परिवार द्वारा प्रायः पूछे जाने वाले कुछ प्रश्न क्या हैं? "क्या मैं चाइनीज़ व्यंजन खा सकती हूँ?" या "डॉक्टर, यह हर समय मैगी नूडल्स खाती रहती है। इसमें कुछ गलत तो नहीं है?" कुछ अन्य भावी माता-पिता बड़े भोलेपन से पूछते हैं, "डॉक्टर हम अपने बच्चे के लिए पहले से ही कपड़े ख़रीदना चाहते हैं। कपड़े गुलाबी रंग के लें या नीले रंग के? जैसे कि वे इस बात से अवगत ही नहीं है कि जन्म के पूर्व शिशु के लिंग को बताना हमारे देश में प्रतिबंधित है।

और यदि आप व्यग्रतापूर्वक मेरे द्वारा आपके सभी संदेहों को दूर करने की प्रतीक्षा कर रहे हैं, तो अपने सभी प्रश्नो के उत्तर प्राप्त करने हेतु आपको इस पूरी पुस्तक को पढ़ना होगा।

1

गर्भधारण की योजना

चलिये, बिल्कुल शुरूआत से बात करते हैं। गर्भधारण करने के पूर्व आपको अवश्य इसकी योजना बनानी चाहिए। आपको अपने शरीर व मन-मस्तिष्क के साथ आर्थिक रूप से तैयारी करनी चाहिए तथा डॉक्टर के पास जाना चाहिए। संतान की इच्छा रखने वाले प्रत्येक युगल के मन में कुछ प्रश्न और संदेह होते हैं। प्रायः पूछे जाने वाले कुछ प्रश्नों के मेरे द्वारा दिए जाने वाले उत्तर ये हैं –

हमें शिशु प्राप्त करने में कितना वक़्त लगेगा?

गर्भधारण की योजना के मामले में आधुनिक जोड़े बहुत जानकार हैं। और कभी-कभी तो कुछ अधिक ही जानकार! कुछ सोचते हैं कि जून में उनके ऊपर काम का बोझ कम रहने की संभावना है और वे जुलाई में गर्भावस्था की योजना बनाते हैं; कुछ युगल सितंबर में मानसून के समाप्त होने तक इंतज़ार करने का निश्चय करते हैं, या नवंबर में त्योहार के मौसम के समाप्त होने तक। काश! माँ प्राकृतिक रूप से गर्भधारण हेतु इतनी उदार होती। याद रखें: एक जोड़े को गर्भधारण करने में कुछ माह से लेकर एक वर्ष तक का समय लगता है और कभी-कभी थोड़ा अधिक। यदि युगल गर्भनिरोधकों का इस्तेमाल करता रहा है तो गर्भ उर्वरता वापस आने में कुछ समय लगता है। गर्भनिरोध के सर्वाधिक सामान्य तरीकों जैसे कॉण्डोम, खाने वाली गोलियाँ या कॉपर-टी में गर्भनिरोधक का इस्तेमाल रोकते ही उर्वरता आ जाती है। हालांकि, अगर दीर्घकालिक असर वाले उपायों जैसे गर्भनिरोधक इंजेक्शन, इत्यादि का प्रयोग किया गया हो, तो इसमें कुछ अधिक समय लग सकता है।

क्या हमें डॉक्टर के पास जाना चाहिए?

आपमें से ज़्यादातर लोग गर्भधारण के पूर्व परामर्श के महत्त्व के बारे में पहले से ही जानते हैं। गर्भधारण के पूर्व परामर्श से तात्पर्य सामान्यतः स्वास्थ्य देखभाल करने वाले व्यक्ति यानि डॉक्टर के पास एक अच्छी बातचीत एवं शारीरिक परीक्षण के लिए जाने से है। डॉक्टर उस युगल से उनके चिकित्सीय इतिहास के बारे में चर्चा करते हैं ताकि वह होने वाले माता-पिता, विशेषकर माता, के बारे में यह सुनिश्चित कर सके कि उनका स्वास्थ्य अच्छा है। प्रारंभिक बातचीत के दौरान, डॉक्टर महिला से उसके मासिक-चक्र के बारे में पूछताछ करते हैं। यदि युगल की पहले से एक संतान/एक से अधिक संतान है या गर्भपात हुआ हो, तो डॉक्टर उनके इस चिकित्सीय इतिहास के बारे में समीक्षा करेंगे। साक्षात्कार के उपरांत, महिला की सामान्य एवं प्रसूति स्वास्थ्य जाँच भी की जाएगी।

सामान्यतः की जाने वाली कुछ जाँचें निम्नवत् हैं :

- रक्त की जाँच, ताकि यह ज्ञात किया जा सके कि होने वाली माँ की सभी शारीरिक प्रणालियाँ स्वस्थ हैं और सुचारू रूप से कार्य कर रहे हैं।

- सामान्य मूत्र जाँच

- अल्ट्रासोनोग्राफ़ी

- रूबेला IgG स्थिति। यदि महिला की जाँच रिपोर्ट नकारात्मक है, तो उसे वैक्सीनकरण की आवश्यकता होगी।

- अनियमित शर्करा (मधुमेह) से ग्रस्त महिलाओं द्वारा ऐसे संतान को जन्म देने का अधिक जोख़िम होता है जिसे हृदय संबंधी या न्यूरल ट्यूब दोष- स्पाइना बिफीडा-और मस्तिष्क संबंधी रोग हों। इसलिए, होने वाली माँ के 'मधुमेह स्तर' की जाँच करना महत्त्वपूर्ण है ताकि गर्भधारण के पूर्व किसी भी तरह की असामान्यता को दूर किया जा सके।

एनीमिया (लाल रक्त कोशिकाओं में ऑक्सीजन पहुँचाने वाले हीमोग्लोबिन का कम होना) से ग्रस्त महिलाओं में साँस फूलने या उखड़ने तथा जल्दी थक जाने की प्रवृति पायी जाती है। पल्पीटेशन भी डॉक्टर को निम्न हीमोग्लोबिन स्तर और हृदय की समस्या की जाँच करने की चेतावनी देता है। थायराइड को उत्तेजित करने वाले हॉर्मोन (TSH) की कमी पुरुषों

की तुलना में महिलाओं में अधिक पायी जाती है जिससे थकान, अत्यधिक वजन बढ़ने एवं सर्दी को सहने में असमर्थता आदि हो सकते हैं।

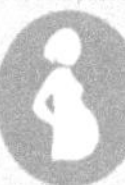

ध्यान देने योग्य बात

पेल्विक अल्ट्रा सोनोग्राम एक दुधारी तलवार हो सकता है। जहाँ सामान्य अल्ट्रासोनोग्राम से युगल निश्चित होते हैं वहीं असामान्य रिपोर्ट, जो प्रायः अहानिकारक होती है, युगल की घबराहट को बढ़ा सकती है। इसका सबसे सामान्य उदाहरण फाइब्रॉइड्स है। फाइब्रॉइड्स कई महिलाओं में पाए जाते हैं और उनका ख़तरनाक होना आवश्यक नहीं है। यदि उनके कारण गर्भधारण या गर्भावस्था में कोई ख़तरा होने की संभावना दिखायी देती है तभी उनका चिकित्सीय और सर्जीकल रूप से प्रबंधन आवश्यक है।

मैं अपने शरीर को कैसे तैयार करूँ?

तनाव-मुक्त करना

आधुनिक जीवन बेहद तनावपूर्ण है और काम करने के समय में अनियमितता गर्भधारण में सहायक सिद्ध नहीं होती। देर तक काम करने एवं अपरिहार्य लंबी आवाज़ाही बेहद उत्साही युगल की भी इच्छाओं को मार सकती है। गर्भधारण करने के पूर्व आप यथासंभव अपने तनाव स्तर को कम करें। नियमित व्यायाम तनाव को समाप्त करने का एक कारगर तरीक़ा है। कुछ लोगों को सामूहिक रूप से व्यायाम करना पसंद होता है जबकि कुछ लोग अकेले में व्यायाम करना चाहते हैं। सुबह 30–45 मिनट तक तेजी से टहलने से आश्चर्यजनक नतीजे देखने को मिल सकते हैं। योग और ध्यान भी तनाव दूर करने के बेहतरीन साधन हैं।

अपनी बुरी आदतों को दूर भगायें

लत या नशे के कई रूप हैं। शराब, निकोटिन, ड्रग्स और कुछ कम हद तक कैफीन भी गर्भधारण करने की इच्छुक महिला के लिए ख़तरनाक हैं। सामाजिक रूप से कभी-कभार शराब या अन्य एल्कोहल पेय के एकाध पैग लेने से शिशु को नुक़सान नहीं पहुँचता, लेकिन नियमित रूप से मद्यपान

पूर्णतः वर्जित है। यद्यपि कभी-कभार निकोटिन के इस्तेमाल से कोई हानि नहीं है परंतु इसके नियमित सेवन से शिशु की वृद्धि पर निश्चित रूप से बुरा प्रभाव पड़ता है। निकोटिन ग्रहण करने का एक ख़तरनाक तरीक़ा अप्रत्यक्ष धूम्रपान या पैसिव स्मोकिंग है जिस पर प्रायः हमारा ध्यान नहीं जाता। अतः जब डॉक्टर धूम्रपान करने को मना करता है तो यह परामर्श पूरे परिवार पर लागू होता है और यदि आप कर सकें तो आपके कार्यस्थल पर भी।

पार्टी ड्रग्स ऐसी एक अन्य सामग्री है जो गर्भावस्था में निस्संदेह हानिकारक हैं। यदि आप ड्रग्स लेते रहे हैं तो आपको गर्भधारण के 2-3 माह पूर्व इसे पूर्णतः रोकने की आवश्यकता है।

फ़ोलिक ऐसिड ग्रहण करें

आज वैश्विक रूप से गर्भधारण करने वाली महिला को फ़ोलिक ऐसिड ग्रहण करने का परामर्श दिया जाता है- इसकी परामर्श खुराक 0.4 मिलीग्राम प्रतिदिन है, जिसे गर्भधारण के 2-3 माह पहले से लेना चाहिए क्योंकि इससे शिशु जन्म संबंधी विकारों में 70 प्रतिशत तक कमी आती है। फ़ोलिक ऐसिड के साथ मिथाइल साइनोकोबालामिन को ग्रहण करने से भी इसमें सहायता मिलती है। जिस महिला ने पहले से ही ऐसे शिशु को जन्म दिया है जिसमें जन्म संबंधी विकार हों, उसे भी 04 मिलीग्राम फ़ोलिक ऐसिड प्रतिदिन ग्रहण करना चाहिए। पश्चिमी देशों में खाद्य पदार्थों, जैसे प्रातःकाल के नाश्ते में प्रयोग होने वाले अनाजों में सामान्यतः फ़ोलिक ऐसिड मिश्रित होता है, लेकिन भारत में ऐसा नहीं होता इसलिए महिलाओं को नियमित रूप से अलग से फ़ोलिक ऐसिड ग्रहण करना नहीं भूलना चाहिए।

क्या मेरी उम्र से समस्या होगी?

आधुनिक समय में कई महिलायें, विशेषकर कामकाजी महिलायें, तीस वर्ष या उससे अधिक की आयु प्राप्त कर लेने के बाद ही संतान प्राप्ति के बारे में सोचती है। कई मामलों में ऐसी महिलायें गर्भधारण के पूर्व ही उच्च रक्तचाप या मधुमेह से ग्रस्त होती हैं। इससे गर्भधारण एवं होने वाली संतान पर विपरीत प्रभाव पड़ सकता है अतः गर्भधारण करने के पूर्व इनका उपचार आवश्यक है। इसके अलावा गर्भावस्था के दौरान उच्च रक्तचाप एवं मधुमेह के स्तर में बढ़ोत्तरी हो जाती है, जो अधिक उम्र वाली गर्भवती महिलाओं

में प्रसव संबंधी एवं कई अन्य समस्याओं का कारण बनती हैं। अधिक उम्र वाली महिलाओं में गर्भपात एवं अल्पविकसित संतान का जोख़िम भी अधिक होता है। ऑपरेशन द्वारा शिशु जन्म के प्रकरण भी अधिक होते हैं।

अधिक उम्र वाली महिलाओं की संतानों में डाउन्स सिंड्रोम (ऐसे बच्चे जिनमें औसत या निम्न बुद्धिमता स्तर या चेहरे की विशिष्ट बनावट जैसे झुकी हुई नाक एवं एक विशेष कोण में झुकी पलकें एवं एक रेखा वाली हथेलियाँ, जिसे सीमियन क्रीज़ कहते हैं के साथ जन्म लेने की अधिक संभावना होती है। ऐसी संतान को जन्म देने के जोख़िम को निर्धारित करने के लिए गर्भावस्था के दौरान महिला की दोहरी, तिहरी एवं चौहरी मार्कर जाँच की जाती है। यदि किसी को सुनिश्चित निदान की आवश्यकता है तो गर्भावस्था ऊतक जैसे एम्नियोटिक तरल (जो गर्भस्थ शिशु के चारों ओर रहता है) या भविष्य में होने वाले प्लासेंटा (वह गोलाकार ऊतक का टुकडा जो गर्भनाल के माध्यम से माँ को शिशु से जोड़ता है) को भी नमूने के रूप में निकालकर जाँच के लिए भेजा जा सकता है।

लेकिन सभी सावधानियों और देखभाल के बावजूद 2-3 प्रतिशत मामलों में संतान में कोई न कोई विकृति होने की संभावना बनी रहती है, जिसे सामान्यतः संतान जन्म के पूर्व पहचानना संभव नहीं है। सामान्य होने का एक मात्र सबूत तब प्राप्त होता है जब शिशु सामान्य रूप से पलने-बढ़ने लगता है।

यदि महिला देर से गर्भधारण करने के परिणामों को समझती है और फिर भी गर्भधारण करना चाहती है तो उसे परिवार एवं अन्य लोगों से पूर्ण सहयोग मिलना चाहिए।

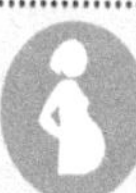

ध्यान देने योग्य बात

अच्छी देखभाल सुविधाओं के पदार्पण और आधुनिक प्रौद्योगिकी के प्रयोग से शिशु जन्म के साथ जुड़े जोख़िमों में काफ़ी हद तक कमी आयी है। लेकिन आज भी कभी-कभी ऐसा होता है कि स्थितियाँ बिगड़ जाती हैं, भले ही आप उम्रदराज़ माता-पिता हो या नव युगल। कभी-कभी आधुनिक युगल शतप्रतिशत परिणामों की अपेक्षा करते हैं, लेकिन मुझे यह कहते हुए अफसोस है कि ऐसा कुछ भी नहीं है और इस मार्ग पर चलने के पूर्व आपको इससे जुड़े जोख़िमों को भी स्वीकार होगा।

मेरा जीवनसाथी अधिक उत्साहित क्यों नहीं है?

गर्भावस्था के कारण गर्भवती महिला में भावनात्मक उथलपुथल हो सकती है, जिसे समाज द्वारा स्वीकार किया जाता है। पर हममें से ज़्यादा लोग उसके जीवनसाथी के मन में होने वाली हलचल को समझ नहीं पाते। मेरे अनुभव के अनुसार, ज़्यादातर महिलाओं के जीवनसाभी बहुत खुश होते हैं और प्रसन्नतापूर्वक होने वाली माँ का गर्भावस्था एवं उसके उपरांत ध्यान रखते हैं। वे भी स्त्री एवं प्रसूति विशेषज्ञ के पास परामर्श हेतु जाने एवं गर्भावस्था व शिशु जन्म से जुड़े प्रत्येक पहलुओं को समझने में महिला के समान ही उत्सुक होते हैं। दूसरी ओर, कुछ जीवन साथी जरा भी उत्साहित नहीं होते और कभी-कभी तो बिल्कुल भी सहयोग नहीं करते।

मैंने यह पाया है कि ज़्यादातर होने वाले पिता को आने वाले शिशु के बारे में परवाह होती है और यह दोनों जीवन साथियों के लिए बेहतर है कि वे आपस में बात करें और विभिन्न मसलों का समाधान ढूढ़ें। अनुभवी और ज्ञानवान परिवार सदस्यों, सहकर्मियों और देखभाल करने वालों से बातचीत करना कई शंकाओं को दूर कर सकता है और शिशु के आगमन को वैसे हर्ष के अवसर में बदल देता है जैसा होना भी चाहिए।

क्या संतान प्राप्ति अत्यंत महंगी पड़ने वाली है?

परिवार में होने वाली वृद्धि आर्थिक मोर्चे पर भी असर डालती है और यह कुछ युगलों के लिए चिंता की बात हो सकती है। लेकिन इसके लिए गर्भावस्था और शिशु जन्म को ज़िम्मेदार ठहराना गलत होगा। नवजात शिशु पर काफी धन ख़र्च करना पड़ता है जिसमें उसका आहार, वस्त्र, स्वास्थ्य देखभाल एवं वैक्सीनकरण इत्यादि शामिल हैं। वास्तव में, नियमित स्वास्थ्य जाँचों और फ़ोलिक ऐसिड ग्रहण करने में होने वाली बढ़ोत्तरी के साथ-साथ आपको गर्भधारण की योजना बनाने हेतु अपने ख़र्चों को सीमित करना होगा। किसी अवांछित आपात स्थिति के लिए भी आपको अलग से धनराशि की व्यवस्था रखनी चाहिए। जीवन में अन्य सभी चीज़ों की तरह, घर में एक शिशु के शोर के बावजूद, योजनाबद्ध तरीक़े से काम करना मन की शक्ति को काफ़ी हद तक सुनिश्चित कर सकता है।

कुछ अन्य प्रश्न

हम अगले वर्ष विवाह करने जा रहे हैं। क्या डॉक्टर से मिलना आवश्यक है? हम कम से कम 02 वर्ष तक संतान नहीं चाहते।

यदि आप नियमित रूप से स्वास्थ्य जाँच कराते रहे हैं, तो आपके विवाह के 2 माह पूर्व डॉक्टर से अवश्य मिलना चाहिए। यदि आपने ऐसा नहीं किया है तो शायद आपको तत्काल ऐसा करना चाहिए। एक सामान्य स्वास्थ्य जाँच से स्वास्थ्य से जुड़े बड़े मसलों के समाधान प्राप्त होते हैं। इसके अतिरिक्त, यदि आप कुछ समय तक गर्भवती नहीं होना चाहती हैं तो विवाह के पूर्व विभिन्न गर्भनिरोधक तरीक़ों के बारे में डॉक्टर से चर्चा करना उपयुक्त होगा। जिस माह आप शारीरिक संबंध बनाने जा रहे हों, उस माह के मासिक चक्र की शुरूआत के साथ गर्भनिरोधक गोलियाँ खाने की शुरूआत होनी चाहिए। आपके लिए उपयुक्त गर्भनिरोधक तरीक़े को तय करने में डॉक्टर को कुछ समय लग सकता है और प्रायः इसे तय करने के पूर्व कुछ जाँचें की जा सकती हैं।

मैं अगले वर्ष संतान चाहती हूँ। डॉक्टर से मिलने का सही समय कौन–सा है?

संतान प्राप्ति के प्रयत्न को शुरू करने के कम से कम दो माह पूर्व आपको डॉक्टर से मिलना चाहिए। डॉक्टर द्वारा आपका परीक्षण करने और उनसे हरी झंडी प्राप्त होने के बाद आपको गर्भावस्था के पूर्व फ़ोलिक ऐसिड एवं मिथाइल सायना कोबालामिन की खुराक शुरू करने को कहा जाएगा। सामान्य निम्न जोख़िम वाली महिलाओं के लिए प्रतिदिन 0.4 मिग्रा की खुराक की सिफ़ारिश की जाती है लेकिन प्रायः सभी औषधियों में इस विटामिन की 5 मिग्रा. मात्रा सम्मिलित होती है। यदि आपने पहले भी किसी शिशु को जन्म दिया है, जिसमें कुछ जन्म संबंधी विकार रहे हों, तो अनुशंसित खुराक 4 मिग्रा. प्रतिदिन है।

कृपया हमारी मदद करें! हम बेचैनी से संतान प्राप्ति हेतु प्रयत्न कर रहे हैं, लेकिन जब भी हम सेक्स करते हैं, वीर्य बाहर बह जाता है। हमने कई स्थितियों या आसनों में प्रयत्न किया है लेकिन ऐसा हर बार होता है।

घबराइये मत! यह वीर्य नहीं बल्कि शुक्र तरल (सेमिनल फ्लूइड) है। वीर्य तेजी से तैरते हुए जनन पथ में भीतर चले जाते हैं। रतिक्रिया में विभिन्न आसनों का प्रयोग आनंद की वृद्धि के लिए कीजिए, अन्य किसी उद्देश्य के लिए नहीं।

मैं गर्भधारण करने की योजना बना रही हूँ। क्या एक या दो पैग व्हिस्की पीने में कोई हर्ज़ है?

कभी कभार एक-दो पैग व्हिस्की पीने से आपकी उर्वरता पर कोई विपरीत प्रभाव नहीं पड़ेगा। हालांकि, यह जरूर सुनिश्चित करें कि मद्यपान कभी-कभार ही हो। अन्यथा, सबसे बेहतर यही है कि गर्भधारण के पूर्व एवं गर्भावस्था के दौरान एल्कोहल सेवन रोक दिया जाए।

हम दोनों धूम्रपान करना पसंद करते हैं। क्या यह ठीक है?

कभी-कभार सिगरेट पीने से आपकी प्रजनन क्षमता पर विपरीत प्रभाव नहीं पड़ता। हालांकि, सबसे अच्छा तो यही होगा कि गर्भधारण के पूर्व आप और आपके जीवनसाथी को पूरी तरह से धूम्रपान छोड़ देना चाहिए ताकि आपका स्वास्थ्य अनुकूल हो सके। इसके अलावा, अन्य धूम्रपान करने वालों से भी दूर रहें क्योंकि अप्रत्यक्ष धूम्रपान अत्यंत हानिकारक है।

अधिक धूम्रपान से युगल की उर्वरता प्रभावित हो सकती है। धूम्रपान गर्भावस्था पर भी विपरीत प्रभाव डालता है। धूम्रपान करने वाले युगलों में गर्भपात, समयपूर्व प्रसव एवं कम वजन के शिशु होने के मामले अधिक दृष्टिगोचर होते हैं।

पार्टी ड्रग्स के बारे में आपका क्या मत है?

पूर्णतः वर्जित। कृपया इनका सेवन कभी न करें।

गर्भावस्था पूर्व देखभाल पर कोई और परामर्श?

अपने वज़न और स्वास्थ्य को अनूकूल करें। प्रतिदिन 0.4 मिग्रा. फ़ोलिक ऐसिड ग्रहण करें। यदि आप किसी तरह की दवायें ले रहे है तो गर्भधारण के पूर्व एवं गर्भावस्था के दौरान इनके प्रयोग की अनुमति अपने डॉक्टर से अवश्य लें। मद्यपान, धूम्रपान और पार्टी ड्रग्स लेना छोड़ दें। अपरिचित स्वास्थ्य अनूपूरक (हर्बल उत्पाद इत्यादि) को ग्रहण करना रोक दें, जब तक कि आपके डॉक्टर आपको इनके सेवन की अनुमति प्रदान न करें।

मैं कई वर्षों से गर्भनिरोधक गोलियों का सेवन कर रही हूँ। क्या इससे मेरे जल्द गर्भवती होने पर कोई विपरीत प्रभाव पड़ेगा?

लंबे समय तक गर्भनिरोधक गोलियों के इस्तेमाल से उर्वरता वापस प्राप्त होने में कोई विपरीत प्रभाव पड़ने की संभावना नहीं है। किसी भी मासिक चक्र में महिला के गर्भवती होने की संभावना 20-25 प्रतिशत ही होती है। जो महिला पहले से गर्भनिरोधक गोलियों का इस्तेमाल करती रही है, उसके गर्भवती होने की दर भी इतनी ही होती है।

मेरी उम्र 38 वर्ष है। पहले डॉक्टर ने कहा कि यह एक उच्च जोख़िम कारक हो सकता है। मैं यह सुनकर व्यथित हुई और मैंने दूसरे डॉक्टर से परामर्श किया, जिनका कहना है कि 40 वर्ष की आयु के बाद ही गर्भावस्था उच्च जोख़िम वाली होती है।

ऐसी कोई एक विशेष आयु निर्धारित नहीं है जिसके बाद गर्भावस्था में उच्च जोख़िम होता हो। 35 और 40 जैसी संख्यायें केवल प्रतीकात्मक हैं। लेकिन यह एक स्वीकृत तथ्य है कि हमारी उम्र निरंतर बढ़ रही है और प्रत्येक गुजरते वर्ष के साथ गर्भधारण की संभावना में कमी और गर्भावस्था जोख़िम में बढ़ोत्तरी होती रहती है। जो महिला 35 या उससे अधिक आयु की होती है, उसके प्रसव दस्तावेज पत्र पर डॉक्टर उसे "एल्डर्ली ग्रेविडा" लिखते हैं और भले ही यह शब्द सुनने में कितना भी कटु लगता हो, पर यह वह शब्द है जिसका प्रयोग

डॉक्टर उस गर्भवती महिला के लिए करते हैं जिसे गर्भावस्था के दौरान अतिरिक्त देखभाल की आवश्यकता होती है।

डॉक्टर, मेरी रूबेला IgG रिपोर्ट पॉजिटिव आयी है। इसका क्या मतलब है?

परेशान न हो। यह अच्छा है कि आपकी रूबेला IgG रिपोर्ट पॉजिटिव आयी है - इसका मतलब यह है कि आपको पहले कभी रूबेला रहा है और अब इसके दोबारा होने की संभावना नहीं है या आपको पहले से इसका वैक्सीन लग चुका है और आप इस संक्रमण के प्रति सुरक्षित हैं।

विशेषज्ञों की राय

गर्भावस्था के दौरान पीठ दर्द

डॉ. अविनाश दाटे, आर्थोपेडिक सर्जन (www.drcorp.org)

पीठ दर्द क्यों होता है और इसे कैसे ठीक किया जाये?

गर्भावस्था के दौरान पीठ दर्द की कई वजहें हो सकती हैं - मुद्रा संबंधी या यांत्रिक, या कोई पुरानी चोट या बीमारी, जो दोबारा उभर आयी हो।

यदि आपको पहले भी पीठ दर्द रह चुका है तो गर्भावस्था के दौरान भी आपको पीठ दर्द होने की संभावना हो सकती है।

यांत्रिक पीठ दर्द

गर्भावस्था के दौरान शरीर का गुरुत्व केन्द्र आगे की ओर सरक जाता है। इसका संतुलन बनाए रखने के लिए रीढ़ की हड्डी के सभी मोड़ फैल जाते हैं। इससे रीढ़ की हड्डी के छोटे जोड़ों पर असामान्य दबाव बनता है जो दर्द का कारण बनता है। गर्भावस्था के दौरान महिला में होने वाले हार्मोन परिवर्तनों से भी जोड़ों की लोचशीलता पर प्रभाव पड़ता है। इस तरह के दर्द अपनी प्रकृति में गंभीर नहीं होते तथा बाद में ठीक हो जाते हैं। प्रसव पूर्व नियमित फिजियोथैरेपी से इस प्रकार के दर्द का इलाज संभव है।

पुरानी समस्या के कारण पीठ दर्द

गर्भावस्था के दौरान पुराने पीठ दर्द भी उभर सकते हैं, विशेषकर तीसरी तिमाही में, जब शरीर में वजन अनियमित रूप से फैलता है और रीढ़ की हड्डी पर दबाव पड़ता है। चूँकि गर्भावस्था के दौरान कुछ सीमित नैदानिक जाँचे ही करायी जा सकती हैं, अतः उपचार भी प्रायः अनुभवजन्य होता है और हमें पीठ दर्द के उपचार हेतु डॉक्टर के चिकित्सीय निर्णय पर ही भरोसा करना होता है। पूर्व में कराए गए एक्सरे और एम.आर.आई. से भी पीठ दर्द के निदान और उसकी गंभीरता को समझने में मदद मिलती है। कभी-कभी तो ऐसे पीठ दर्द का एकमात्र समाधान प्रसव ही होता है। अतः होने वाली माँ को शिशु जन्म तक इस दर्द को सहन करना पड़ता है। चूँकि हम गर्भावस्था के दौरान स्वतंत्रता से दवायें ग्रहण नहीं कर सकते अतः दर्द के उपचार हेतु हम हल्की दर्द निवारक दवाओं, मुद्रा संबंधी परिवर्तन, व्यायाम व जीवनशैली परिवर्तन पर ही निर्भर होते हैं।

गंभीर पीठ दर्द

पैर में सिहरन या संवेदना समाप्त होना गंभीर समस्या का लक्षण है। ऐसा दो हड्डियों के मध्य स्थित डिस्क के अपने स्थान से सरक कर रीढ़ की हड्डी पर दबाव बनाने के कारण या रीढ़ पर हड्डी की परत बढ़ने के कारण होता है। सौभाग्य से ऐसे पीठ दर्द अत्यन्त दुर्लभ हैं।

मुझे ऊँची एड़ी (हाई हील) की चप्पलें पहनना पसंद है। क्या मैं गर्भावस्था के दौरान भी पहन सकती हूँ?

सामान्य बोध तो यही कहता है कि गर्भावस्था के दौरान ऊँची एड़ी की चप्पल या सैंडिल पहनना ठीक नहीं है।

ऊँची एड़ी की चप्पल पहनने पर आपको अपने गुरुत्व केन्द्र या संतुलन को बनाये रखने के लिए अपने घुटनों और नितंबों को मोड़ना और पीछे की ओर झुकाना होता है। सामान्य रूप से बेहतर स्थिति में भी ऊँची एड़ी की चप्पलों के साथ संतुलन बनाना कठिन होता है। ऐसे बढ़ते हुए पेट के साथ में ख़तरनाक प्रस्ताव सिद्ध हो सकता है।

गर्भावस्था के दौरान आपके शरीर में कुछ विशेष मुद्रा संबंधी बदलाव होते हैं। जैसे-जैसे गर्भावस्था आगे बढ़ती है, आपकी निचली पीठ अन्दर की ओर मुड़ जाती है और आपका गुरुत्व केन्द्र आगे बढ़ जाता है। ऐसी स्थिति में संतुलन बनाये रखना कठिन होता है।

फिर भी यदि आप ऊँची एड़ी की चप्पल पहनने के अभ्यस्त हैं तो गर्भावस्था के प्रथम दो महीनों में इन्हें पहनना बाक़ी के महीनों में पहनने की तुलना में अधिक सुरक्षित है।

2

गर्भवती होना

इन दिनों मुझे कोई बात आश्चर्यचकित नहीं करती। आज के सूचना क्रॉंति के युग में भी यह आश्चर्य की बात है कि कुछ युगल कितने भ्रमित होते हैं। वास्तव में, एक प्रसूति रोग विशेषज्ञ के लिए युगलों को व्यक्तिगत परामर्श देना कोई असामान्य कार्य नहीं है कि वे कैसे संबंध बनायें। लेकिन बेहतर यही होगा कि वे अंधेरे में तीर चलाने के बजाए मदद की तलाश करें (वास्तव में)। मेरे पास ऐसे कई युगलों का अनुभव है जिन्हें संतान प्राप्त की चाह करने के पूर्व सेक्स शिक्षा प्राप्त करने की आवश्यकता होती है और वे बड़े मजाकिया प्रश्न पूछते रहे हैं। उर्वरता और उससे संबंधित प्रश्न भ्रमित करने वाले हो सकते हैं। क्योंकि अंततः यह हमारा एक रहस्यमय और अदृश्य भाग है।

सामान्य सरल शब्दों में, शुक्राणु के अण्डाणु से मिलने के परिणाम स्वरूप ही गर्भधारण होता है। निषेचन या उर्वरण की यह परिघटना फ़ैलोपिन ट्यूब में होती है और निषेचित अंडे ट्यूब में भीतर सरककर गर्भगुहा तक पहुँचते हैं और गर्भ में स्थित आंतरिक परत से जुड़ जाते हैं। अगले 9 माह तक शिशु गर्भ में ही विकसित होगा जिसमें एक के बाद एक कई परिवर्तन होते हैं जो इसे बढ़ते हुए शिशु के लिए अनुकूल बनाने में मदद करते हैं।

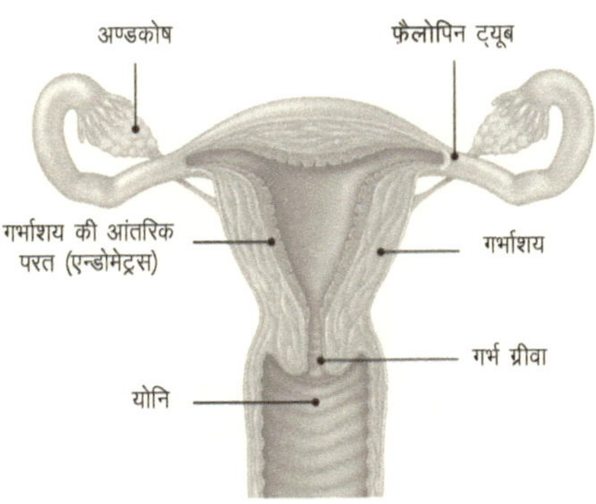

स्त्री जनन तंत्र : *अंडाशय में अण्डे भंडारित होते हैं तथा वहां से विमुक्त होकर फ़ैलोपिन ट्यूब से होते हुए गर्भ तक जाते हैं। एक पतली गर्भाशय ग्रीवा गर्भ को योनि से जोड़ती है।*

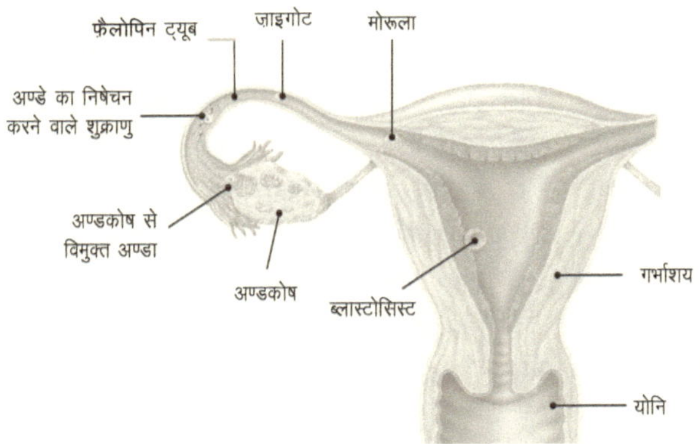

गर्भधारण की प्रक्रिया : *फ़ैलोपिन ट्यूब में शुक्राणु द्वारा सफलतापूर्वक निषेचित होने के बाद अंडे गर्भ में चले जाते हैं। इनमें तब तक विभाजन होता रहता है, जब तक कि ये कोशिकाओं का एक समूह न बना लें जो गर्भाशय रेखाओं से जुड़ने को तैयार हो।*

यदि आपको यह महसूस होता है कि आपको इस बारे में कम जानकारी है और आप अपने प्रश्नों के उत्तर चाहते हैं तो अपने निकटस्थ स्त्री एवं प्रसूति रोग विशेषज्ञ की सहायता लें।

यहाँ कुछ सर्वसाधारण पहलुओं की जानकारी दी जा रही है।

मेरी उर्वरता अवधि क्या है?

एक महिला, जिसका मासिक चक्र 28 दिनों का है, वह मासिक धर्म की शुरूआत के 14 दिनों के बाद डिंबोत्सर्जन (अंडा उत्पादन) करती है। यदि कोई युगल, संतान प्राप्ति की अभिलाषा रखता है तो उसे 28 दिन के मासिक चक्र में मासिक धर्म प्रारंभ होने की पहली तिथि से लगभग 10 दिन बाद पड़ने वाले सप्ताह में 3-4 बार सेक्स करना चाहिए। हालांकि, समय निर्धारित सेक्स एक ऊबाऊ अनुभव हो सकता है और प्रायः यह एक सहज प्रेम भाव को नियमबद्ध दिनचर्या में बदल देता है। अतः बेहतर यही होगा कि प्रकृति को अपना काम करने दें, जब तक कि कम-उर्वरता वाला मामला न हो।

मैं अपनी उर्वरता अवधि को कैसे पहचानूँ?

कई महिलाओं को डिंब उत्सर्जन के दौरान अपने उदर के निचले हिस्से में दर्द का अनुभव होता है जबकि कुछ महिलाओं को इसका कोई अनुभव नहीं होता। डिंब उत्सर्जन के पूर्व काल में, शरीर में ल्यूटीनाइजिंग हॉर्मोन (एल एच) के स्तर में बढ़ोत्तरी होती है। आज ऐसी जाँच किटें मौजूद हैं जो मूत्र आधारित गर्भावस्था जाँच किटों के समान होती है। इनकी सहायता से मूत्र में एल एच के बढ़े हुए स्तर की पहचान की जा सकती है।

यदि मैं गर्भधारण नहीं कर पाती हूँ तो मैं क्या करूँ?

लगभग 10 से 15 प्रतिशत युगलों को गर्भधारण में कठिनाई का अनुभव होता है। अनुर्वरता के लिए कई कारक ज़िम्मेदार हैं। पुरुषों में जननांग के उत्तेजित न होने या स्खलन या निम्न वीर्य संख्या की समस्या हो सकती है। महिलायें भी सेक्स संबंधी व्याधियों से मुक्त नहीं होती हैं। कुछ महिलाओं में कामेच्छा की कमी हो सकती है तथा वे वैजाइनिस्मस से ग्रसित हो सकती है, जिसके कारण योनि की माँसपेशियों में दर्द होता है तथा संभोग में रुकावट आती है।

सेक्स संबंधी व्याधि कई कारणों से हो सकती है तथा उन सभी का इस पुस्तक में जिक्र करना संभव नहीं है। लेकिन मनोवैज्ञानिक कारकों के मूल्यांकन और निजी परामर्श इन मसलों के प्रबंधन में महत्त्वपूर्ण भूमिका अदा कर सकते हैं।

पुरुषों की सेक्स संबंधी व्याधियों का दवाओं द्वारा उपचार किया जा सकता है, जिनमें सबसे ज़्यादा प्रसिद्ध सिल्डेनाफिल हैं (जिसे कई पाठक 'वियाग्रा' नाम से जानते हैं)। हालांकि सिल्डेनाफिल ही नपुंसकता का एकमात्र उपलब्ध समाधान नहीं है। प्रायः एक सामान्य स्वास्थ्य जाँच और उच्च रक्त चाप व मधुमेह जैसे सामान्य मसलों का ठीक से उपाय करना ही पर्याप्त होता है। कभी-कभी वीर्य में शुक्राणुओं की संख्या कम होती है या वे तेजी से नहीं तैरते हैं। ठंडे पानी से स्नान अथवा ढीली अंडरवियर पहनने जैसे कुछ साधारण उपाय भी है जिनसे शुक्राणुओं की संख्या बढ़ाने एवं उन्हें गतिशील बनाकर गर्भधारण दर को बढ़ाने में सहायता मिलती है। इन समस्याओं के समाधान हेतु कई प्रकार की दवायें भी मौजूद हैं, लेकिन आपको इस बारे में अधिक जानकारी के लिए डॉक्टर के परामर्श या अनुर्वरता जाँच की आवश्यकता हो सकती है। इंट्रायूट्राइन इन्सेमिनेशन (IUI) के प्रयोग से भी इस समस्या का समाधान निकाला जा सकता है। आई.यू.आई. में प्रयोगशाला के भीतर विभिन्न माध्यमों में शुक्राणुओं को धोया (वास्तव में) जाता है एवं सर्वश्रेष्ठ शुक्राणु का चयन कर सीधे गर्भ में रोपित किया जाता है।

महिलाओं को भी कई समस्यायें हो सकती हैं। एनोव्यूलेशन या डिंब उत्सर्जन न होना - जिसमें अंडाशय नियमित मासिक चक्र में डिंब या अंडाणु का उत्पादन एवं उन्हें विमुक्त नहीं करता - एक ऐसी ही दशा है। एक अन्य उदाहरण में, डिंब या अंडाणु विमुक्त हो जाने पर भी महिला के श्रोणि प्रदेश या कोख में चिपकाव होने के कारण ये आसानी से फ़ैलापिन ट्यूब में नहीं पहुँच पाते क्योंकि श्रोणि प्रदेश के ऊतक एक-दूसरे से उलझे हुए होते हैं या कभी-कभी फ़ैलोपिन ट्यूब ही अवरुद्ध होती है। अन्य सामान्य समस्याओं में शामिल हैं - अस्वस्थ्य या संक्रमित ट्यूब (गर्भ गुहा में विकार) योनि या गर्भाशय ग्रीवा में संक्रमण होना, जो शुक्राणु को अंडाणु को निषेचित करने से रोकता है।

यदि इनोव्यूलेशन के कारण अनुर्वरता है तो टेबलेट या हॉर्मोन इंजेक्शन के रूप में कई तरह के ओव्यूलेशन उत्तेजित करने वाले अभिकारक दिए जा सकते हैं। इन अभिकारकों के प्रति प्रत्येक महिला की प्रतिक्रिया अलग-अलग होती है, अतः ओव्यूलेशन उत्तेजित करने वाली खुराक का सावधानीपूर्वक निर्धारण किया जाना चाहिए। सर्वाधिक प्रभावशाली खुराक के निर्धारण हेतु प्रसूति रोग विशेषज्ञ सोनोग्राफ़ी एवं/अथवा हॉर्मोन अध्ययन का इस्तेमाल करते हैं। यदि ट्यूब क्षतिग्रस्त या अवरुद्ध है तो डॉक्टर आपको ऑपरेशन

कराने की सलाह दे सकते हैं या प्रजनन सहायक प्रौद्योगिकी अथवा इन-विटरो निषेचण का चयन कर सकते हैं। सामान्यतः स्थानीय संक्रमणों का आसानी से उपचार किया जा सकता है। जब योनि के संक्रमण का इलाज किया जा रहा हो, तक स्वच्छता को बनाये रखना भी आवश्यक है जैसे शौच के बाद अंगुलियाँ या टिशु पेपर पीछे से आगे की ओर अथवा योनि खुलने के स्थान पर न चलायी जायें। सूती वस्त्र से निर्मित अंडरवियर का ही इस्तेमाल करना चाहिए क्योंकि सिंथैटिक कपड़ों से अंदरूनी भागों में नमी बनी रहती है जिससे संक्रमण को बढ़ावा मिलता है। यदि आप कंडोम का इस्तेमाल नहीं कर रहें हैं तो आपके जोड़ीदार को भी उसी तरह का उपचार दिया जाना चाहिए, भले ही उसे कोई शिकायत न हो।

मैं यह कैसे पता लगाऊँ कि मैं गर्भवती हूँ?

आजकल गर्भावस्था की पहचान करना अत्यंत आसान हो गया है। वर्तमान में उपलब्ध मूत्र-आधारित गर्भजाँच किटें इतनी सटीक हैं कि वे मासिक चक्र में एक या दो दिन के बिलंब के उपरांत भी गर्भावस्था की पहचान कर लेती हैं। महिलाओं को प्रातःकाल के प्रथम मूत्र को भी एकत्र करने की आवश्यकता नहीं होती, जैसा कि पहले होता था। इस किट में एक प्लास्टिक स्ट्रिप होती है जिसमें दो खिड़कियाँ होती हैं एक छोटी गोलाकार एवं एक उससे बड़ी आयताकार खिड़की। ड्रॉपर की सहायता से गोलाकार खिड़की में मूत्र की कुछ बूँदें डाली जाती हैं। यदि आयताकार खिड़की में दो गुलाबी रेखायें उभरती हैं तो समझिये कि जाँच सकारात्मक (पॉजिटिव) है। बधाई हो! आप माँ बनने वाली है। यदि केवल एक गुलाबी रेखा उभरे तो समझिये कि परिणाम नकारात्मक है। यदि कोई भी रेखा न उभरे तो समझिये कि किट दोषपूर्ण है तथा आपको दूसरी किट का प्रयोग करना चाहिए।

संदेह होने पर, डॉक्टर रक्त जाँच की भी सिफ़ारिश कर सकते हैं जिससे रक्त में ह्यूमन कोरियोनिक गोनाडोट्रॉपिन (HCG) के स्तर का निर्धारण होता है। यह हॉर्मोन गर्भावस्था के दौरान निर्मित होता है। एच.सी.जी. स्तर की क्रमिक जाँच उस समय करायी जाती है जब महिला को रक्त स्त्राव हो रहा हो तथा यह पता लगाना हो कि गर्भावस्था में सामान्य रूप से वृद्धि हो रही है अथवा नहीं।

पिछले मासिक धर्म के लगभग 5 सप्ताह बाद एक अच्छी अल्ट्रासाउंड

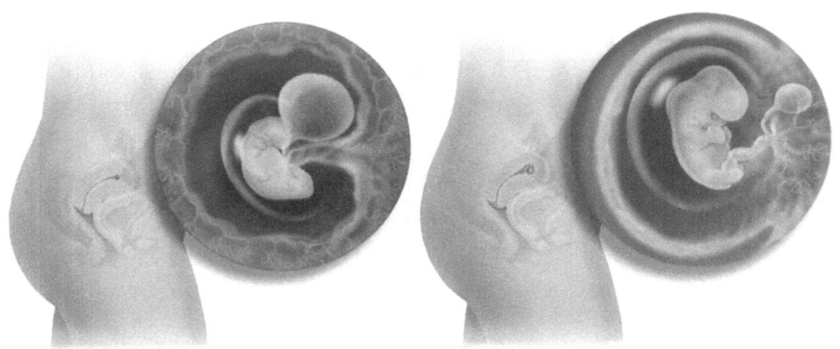

गर्भधारण : छह सप्ताह, और आठ सप्ताह

मशीन गर्भ में पल रहे सैक (थैली) को देख सकती है जहाँ पर शिशु का विकास होने वाला है छठे सप्ताह में थैली में एक छोटा सा ब्लिप दिखायी देता है- वह आपका शिशु है! - और कुछ दिन बाद शिशु की हृदय धड़कन सुनी जा सकती है।

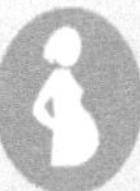

ध्यान देने योग्य बात

"मुझे मासिक धर्म नहीं हुआ है", यह गर्भावस्था निर्धारण करने का एक आम आदमी का तरीक़ा है। हर महीने गर्भगुहा की आंतरिक परत मासिक स्राव के रूप में गिरती हैं। लेकिन जब गर्भधारण होता है, तो भ्रूण गर्भगुहा की रेखाओं से चिपक जाता है। इसके उपरांत ये रेखायें मोटी होनी शुरू होती हैं तथा इनमें कुछ शारीरिक परिवर्तन होते हैं जो शिशु के पोषण में सहायक होते हैं। इसका अंत परिणाम 9 माह का ऐमीनॉरिया या मासिक रक्त स्राव न होना है।

इसके बाद क्या?

गर्भवती महिला या "ग्रेविडा" को गर्भावस्था की अवधि में प्रसवपूर्व नियमित जाँच हेतु डॉक्टर के पास जाने की आवश्यकता होती है। जाँच हेतु डॉक्टर के पास नियमित रूप से जाने का उद्देश्य यह सुनिश्चित करना है कि गर्भावस्था

सामान्य रूप से विकसित हो रही है और युगल को डॉक्टर एवं चिकित्सालय की कार्य प्रणाली से अवगत कराना है। जैसे ही युगल को गर्भावस्था की जानकारी हो, उन्हें यथाशीघ्र डॉक्टर से परामर्श लेना चाहिए। पहले सात महीनों के दौरान महिला को हर महीने जाँच के लिए बुलाया जाता है। आठवें महीने में उसे हर पंद्रह दिन में तथा नौवें महीने में उसे हर सप्ताह डॉक्टर के पास जाना होता है। यदि निर्धारित तिथि के बाद भी गर्भावस्था जारी रहती है तो महिला को सप्ताह में दो बार या उससे अधिक बार बुलाया जा सकता है। हालांकि, अलग-अलग जगहों और व्यक्तिगत केस के अनुसार डॉक्टर के पास जाने का यह नियम पृथक हो सकती है। उच्च जोखिम कारकों वाली महिला को अतिरिक्त निगरानी हेतु ज़्यादा बार बुलाया जा सकता है।

कुछ अन्य प्रश्न

मेरी मूत्र आधारित गर्भावस्था जाँच पॉजिटिव आयी है। क्या मुझे रक्त जाँच कराने की भी आवश्यकता है?

जी नहीं। मूत्र आधारित गर्भावस्था जाँच किट मूत्र में गर्भावस्था हॉर्मोन बीटा एच.सी.जी. की उपस्थिति की पहचान करती है। रक्त जाँच द्वारा भी इसी की पहचान की जाती है लेकिन यह इसकी मात्रा भी बताती है - यानि यह इसके वास्तविक स्तर की जाँच करती है। बीटा एच.सी.जी. स्तर की निगरानी तभी ली जाती है जब यह अनिश्चित हो कि गर्भावस्था सामान्य है अथवा नहीं। उदाहरण के लिए जब डॉक्टर यह सुनिश्चित करना चाहते हैं कि यह गर्भावस्था, गर्भ में विकसित होने वाली सामान्य गर्भावस्था है, एकटोपिक गर्भावस्था नहीं है (वह गर्भ जो गर्भगुहा के अलावा

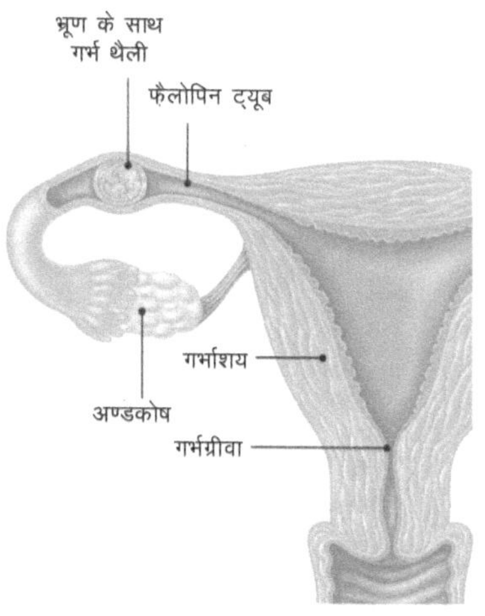

एक्टोपिक गर्भावस्था : थैली और भ्रूण फैलोपिन ट्यूब में विकसित हो चुके है, जहाँ उनके विकसित होने की पर्याप्त जगह नहीं है।

फ़ैलोपिन ट्यूब या अन्यत्र विकसित होती है), तक वे सीरियल बीटा एच.सी.जी. स्तर की 48 से 72 घंटे के अंतराल में जाँच कराने हेतु कह सकते हैं ताकि यह ज्ञात हो सके कि इसके स्तर में सामान्य पूर्व निर्धारित दर के अनुसार बढ़ोत्तरी हो रही है। यदि बीटा एच.सी.जी.स्तर में अपर्याप्त वृद्धि हुयी हो या वह स्थिर हो या गिर रहा हो तो यह दर्शाता है कि गर्भावस्था सामान्य नहीं है या असामान्य स्थान पर विकसित हो रही है - किसी एक ट्यूब, अंडकोष या सामान्य उदर गुहा में।

मेरा बीटा एच.सी.जी. स्तर अत्यंत उच्च है और मेरे डॉक्टर ने "वी. मोल" की संभावना जतायी है। यह क्या है?

वैसीकुलर मोल या गैस्टेशनल जैस्टेशनल ट्रोफोब्लास्टिक नियोप्लाज़्म एक असामान्य गर्भावस्था है जिसमें सामान्य शिशु के स्थान पर एक अंगूर के आकार का पिण्ड विकसित होने लगता है। अल्ट्रासोनोग्राफ़ में यह वी.मोल एक "बर्फ के तूफ़ान" से मिलता-जुलता है। इस ऊतक को (सक्शन इवेक्यूएशन) चूषण प्रक्रिया द्वारा महिला के गर्भ से निकाल देना चाहिए। इस प्रक्रिया में एनेस्थीशिया अथवा बेहोशी की अवस्था में महिला के गर्भ से ऊतक को उच्च दाब वाले कैनुला द्वारा खींच कर निकाला जाना चाहिए। इसके बाद महिला के बीटा एच.सी.जी. स्तर की निगरानी की जाती है ताकि यह पता लगाया जा सके कि वी.मोल पूरी तरह से गर्भ से निकाल लिया गया है अथवा नहीं। महिला को गर्भनिरोधक इस्तेमाल करने की सलाह दी जाती है तथा एक निर्धारित अवधि तक, जो प्रत्येक महिला के मामले में अलग होती है, गर्भधारण से परहेज करने को कहा जाता है।

मैंने रूबेला का वैक्सीन लगवाया है और उसी मासिक चक्र में गर्भवती हो गयी हूँ। क्या मुझे गर्भपात करा लेना चाहिए?

रूबेला वैक्सीन एक जीवन्त कमज़ोर वैक्सीन होता है और यह सलाह दी जाती है कि इंजेक्शन लेने के कम से कम एक माह बाद तक गर्भधारण से परहेज करना चाहिए। समूची दुनिया में कई महिलायें इस उलझन से गुजरी हैं; इन गर्भावस्थाओं

की नज़दीकी से निगरानी की गयी तथा उन्हें अभिलेखबद्ध किया गया है। इससे यह तथ्य उभरकर सामने आया है कि होने वाली संतान के इस टीके से प्रभावित होने की संभावना नगण्य थी। अतः इस आधार पर गर्भपात कराने की सिफ़ारिश नहीं की जा सकती कि शिशु के प्रभावित होने की संभावना हो सकती है। हालांकि, यदि आप चिंताग्रस्त हैं तो कृपया अपनी परेशानी के समाधान हेतु डॉक्टर से संपर्क व चर्चा करें।

विशेषज्ञों की राय

गर्भावस्था और व्यायाम

डॉ. अभिजीत साल्वी, खेल औषधि विशेषज्ञ (www.drcorp.com)

क्या मैं गर्भावस्था के दौरान व्यायाम/दौड़ना जारी रख सकती हूँ?

गर्भवती होने का मतलब यह नहीं कि आप नौ माह तक आराम ही करें। शारीरिक गतिविधि से आपको पीठ दर्द एवं कब्ज़ से छुटकारा मिल सकता है। इससे गर्भावधि के दौरान होने वाले मधुमेह की रोकथाम अथवा उपचार के अतिरिक्त आपकी मनोदशा, मुद्रा, ऊर्जा स्तर एवं निद्रा में सुधार करने में भी सहायता मिलती है जिससे अंततः आपको प्रसव के बाद सामान्य जीवन में लौटने में आसानी हो सकती है। लेकिन इतना अवश्य ध्यान रखें कि व्यायाम में खर्च होने वाली कैलोरी की भरपाई हेतु आप पर्याप्त मात्रा में तरल एवं खाद्य पदार्थ ग्रहण करें।

यदि आप गर्भावस्था होने तक सक्रिय जीवन व्यतीत करती रही हैं, तो आप वे गतिविधियाँ जारी रख सकती हैं - पर बहुत प्रबल नहीं! पर यदि आप गर्भावस्था के पूर्व बहुत सक्रिय नहीं रही है तो किसी भी तरह के व्यायाम को शुरू करने के पूर्व अपने डॉक्टर की सलाह अवश्य लें और सुनिश्चित करें कि कहीं व्यायाम आपकी गर्भावस्था पर नकारात्मक प्रभाव तो नहीं डाल रहा है। गर्भवती होने के बाद अचानक से कठोर व्यायाम न करें। आप जॉगिंग, तैराकी जैसे एरोबिक व्यायामों से

शुरूआत कर सकती हैं जिसमें सप्ताह में 2-3 दिन 15 मिनट तक लगातार गतिविधि कर सकती हैं एवं धीरे-धीरे सप्ताह में 4-5 दिन 30 मिनट तक बढ़ सकती हैं। तीसरी तिमाही के दौरान, सबसे अच्छा यही होगा कि आप वजन न उठाने वाले व्यायाम, जैसे- तैराकी और स्थिर साइकिल चलाना आदि, पर ध्यान केन्द्रित करें।

ऐरोबिक व्यायाम के अलावा आपको अपनी उदर दीवारों को मजबूत करने वाले व्यायाम भी करने चाहिए। आखिर एक शिशु को संभालना आपकी पीठ और पेट के लिए कोई आसान कार्य नहीं है। निम्नलिखित व्यायाम आपकी उदर दीवारों को सशक्त करने और पीठ दर्द की संभावना को कम करने में सहायक होते हैं :

- अपने हाथों और पैरों के बल शरीर को इस तरह व्यवस्थित करें कि आपके घुटने, नितंबो के नीचे, हाथ कंधों के नीचे जिसमें अंगुलियाँ सामने की ओर हों तथा पीठ को सीधा रखने के लिए उदर माँसपेशियाँ कसी हुयी हों।

- अपनी उदर माँसपेशियों को खीचें और धड़ को वर्क करते हुए अपनी पीठ को छत की ओर उठायें और अपने सिर को ढीला छोड़ दें : अपनी कुहनियों को कसें नहीं।

- कुछ देर तक ठहरें और धीरे-धीरे अपनी मूल स्थिति में लौटे; ध्यान रखें कि पीठ सीधी हो।

- ऐसा 10 बार करें।

गर्भावस्था और प्रसव हेतु आपका श्रोणि प्रदेश एक महत्त्वपूर्ण अंग है। श्रोणि प्रदेश या कूल्हे को झुकाने वाले व्यायाम आपके निचली पीठ, नितंब एवं कूल्हे की गतिशीलता को बनाये रखने में मदद करते हैं। गर्भावस्था के 16 सप्ताह तक कमर को झुकाने वाले व्यायाम खड़े होकर या पीठ के बल लेटकर जारी रख सकते हैं लेकिन 16 सप्ताह के बाद पीठ के बल लेटने की सलाह नहीं दी जाती है।

- दीवार के सहारे कंधे व नितंब लगाकर सीधे तनकर खड़े हों तथा अपनी रीढ़ को ढीला छोड़ दें।

- अपने घुटनों को रीढ़ को ढ़ीला छोड़ दें।
- अपनी नाभि को रीढ़ की ओर खींचें ताकि आपकी पीठ दीवार के साथ समतल हो जाये : 4-5 सेकेण्ड तक रुकें और छोड़ दें।
- ऐसा 10 बार करें।

गर्भावस्था और शिशु जन्म श्रोणि प्रदेश की माँसपेशियों पर बहुत दबाव डालती है जो कि एक स्लिंग का निर्माण करता है जो आपकी रीढ़ के आधार से शुरू होकर सामने प्यूबिक बोन तक जाता है और महत्त्वपूर्ण अंगों जैसे मूत्राशय, गर्भाशय एवं गुदा को सहारा देता है। यदि आपकी श्रोणि प्रदेश की माँसपेशियाँ कमज़ोर हैं तो आपको खाँसते, छींकते और परिश्रम करते हुए पेशाब निकल जाने की समस्या का अनुभव हो सकता है। इसे स्ट्रेस इन्कॉन्टिनेन्स के रूप में जाना जाता है तथा ऐसा गर्भावस्था के बाद भी जारी रह सकता है। वास्तव में, सभी महिलाओं, विशेषकर गर्भवती महिलाओं को कमर से जुड़े व्यायाम करने चाहिए, भले ही वे नवयुवती हों और अभी उन्हें तनाव असंयम की समस्या न हो।

कमर से जुड़े व्यायाम कहीं भी और कभी भी किये जा सकते हैं- चाहे आप खड़े हों, बैठे हों या लेटे हुए हों।

- अपने गुदाद्वार को बंद करें जैसे आप दुर्गंधित हवा रोकने का प्रयास करते हैं।
- उसी समय मूत्र खींचने के प्रवाह को बीच में ही रोकने का प्रयास करें।
- प्रारंभ में माँसपेशियों को खींचने और छोड़ने का अभ्यास तेजी से करें।
- इसके बाद धीरे-धीरे करें। जितनी देर तक हो सके, अधिकतम 10 सेकेण्ड तक, इस खिंचाव को रोकने का प्रयास करें।
- प्रतिदिन तीन बार अधिकतम 8 प्रयासों तक इस अभ्यास को करें तथा प्रत्येक प्रयास के मध्य कम से कम 5 सैकण्ड का अंतराल हो।

- खाँसते और छींकते समय एवं उसके पूर्व श्रोणि प्रदेश की माँसपेशियों को कसने का भी प्रयास करें।

क्या मैं (वेट ट्रेनिंग प्रोग्राम) जारी रख सकती हूँ?

यदि आपने गर्भावस्था के पूर्व नियमित रूप से वज़न प्रशिक्षण कार्यक्रम का पालन किया है तो आप 16 सप्ताह तक उसी दर से सुरक्षित तरीक़े से इसका पालन करती रह सकती है। लेकिन यदि आपने पहले कभी वज़न प्रशिक्षण नहीं किया है तो गर्भवती होने के बाद इसे प्रारंभ करना उचित नहीं होगा।

गर्भावस्था के दौरान, आपके शरीर में रिलैक्सिन नामक हॉर्मोन का स्तर बढ़ जाता है जो जोड़ों को सहारा देने वाले तंतुओं को ढीला करता है जिससे आपके चोटिल होने की संभावना बढ़ जाती है। इस कारण, वज़न प्रशिक्षण के दौरान अधिक खिंचाव और शारीरिक तनाव लेना आसान होता है। इसके अलावा, गर्भावस्था के बाद के चरण में, अतिरिक्त वज़न आपके शरीर के गुरुत्व केन्द्र को स्थानांतरित कर देता है एवं आपकी निचली पीठ पर अतिरिक्त ज़ोर डालता है। अतः गर्भावस्था के 16 सप्ताह के बाद वज़न प्रशिक्षण जारी रखने की सलाह नहीं दी जा सकती।

3

पहली तिमाही

गर्भावस्था के पहले तीन महीनों को पहली तिमाही भी कहा जाता है। यह वह समय है जब आप सातवें आसमान पर होते हैं। यद्यपि कई महिलाओं को पहली तिमाही में कोई समस्या नहीं होती परंतु कुछ अन्य महिलाओं के लिए पूरा गर्भकाल परेशानियों से भरा हो सकता है। जी-मिचलाने और थकान की दुनिया में आपका स्वागत है। कभी-कभी तो आपको खुद ही यकीन नहीं होता कि आपने गर्भवती होने का निर्णय आखिर लिया ही क्यों! कई महिलाओं को पहली तिमाही में ही इतनी चुनौतियों का सामना करना पड़ता है कि वे यह सोचने लगती है कि बाक़ी तिमाहियों का समय कैसे गुजरेगा। अच्छी ख़बर यह है कि जी-मिचलाना और अनमनापन कुछ समय के लिए ही होती है। दूसरी तिमाही के प्रारंभ होने तक, ज़्यादातर महिलायें अपने मूल ऊर्जा स्तर को प्राप्त कर लेती है तथा काम में पुनः जुट जाती हैं।

मेरे शरीर को क्या हो रहा है?

पूरी गर्भावस्था अवधि के दौरान, आपका शरीर, परिवर्तनों की एक श्रंखला से गुजरता है ताकि बढ़ते हुए शिशु की आवश्यकताओं और प्रसव की तैयारी में सामंजस्य बैठाया जा सके। गर्भस्थ शिशु को पर्याप्त रक्त की आपूर्ति करने के लिए आपके हृदय को तेज गति से धड़कना होता है जिससे आपकी नाड़ी में 10 धड़कन प्रति मिनट तक की बढ़ोत्तरी होती है। हृदय अधिक गति से सिकुड़ता भी है जिससे आपको दिल धड़कने का एहसास हो सकता है। चूँकि माँ को गर्भस्थ शिशु के लिए अतिरिक्त रक्त की आपूर्ति करनी होती है तथा प्रसव प्रक्रिया में अधिक मात्रा में होने वाली रक्त की हानि की तैयारी

करनी होती है, इसलिए गर्भावस्था के दौरान शरीर में प्लाज़्मा और तरल अवयव के रूप में परिसंचरित होने वाले रक्त की मात्रा बढ़ जाती है। लाल रक्त कोशिकाओं की संख्या भी बढ़ जाती है लेकिन यह बढ़ोत्तरी प्लाज़्मा में हुई बढ़ोत्तरी के अनुपात में नहीं होती अतः रक्त पतला दिखायी देता है। इसे गर्भावस्था में हीमोडायलूशन के रूप में जाना जाता है। परिणामस्वरूप, आपके हीमोग्लोबिन स्तर में कुछ गिरावट हो सकती है। सामान्यतः ज़्यादातर महिलाओं को गर्भावस्था अवधि के दौरान आयरन की अतिरिक्त खुराक सेवन हेतु दी जाती है। गर्भावस्था के दौरान श्वसन दर में भी बढ़ोत्तरी होती है, यद्यपि यह बढ़ोत्तरी इतनी नहीं होती कि होने वाली माँ को साँस लेने में कठिनाई का अनुभव हो। रक्त वाहिकायें चौड़ी हो जाती हैं एवं रक्तचाप गिरने लगता है, विशेषकर दूसरी तिमाही में।

गर्भाशय में कई तरह परिवर्तन होते हैं। साथ ही शेष प्रजनन मार्ग में भी परिवर्तन दृष्टिगोचर होते हैं। गर्भावस्था के दौरान गर्भाशय मुलायम होता है जबकि गर्भावस्था न होने पर गर्भ कठोर होता है और जैसे-जैसे गर्भावस्था आगे बढ़ती है इसके आकार में शिशु को समाहित करने के लिए वृद्धि होती है। एक अंग जो गर्भधारण के पहले नाशपाती के आकार का था, उसका आकार अब एक मध्यम आकार के झोले जितना बढ़ जाता है और यह तीसरी तिमाही की समाप्ति तक लगभग पूरे उदर क्षेत्र में फैल जाता है। इसकी लंबाई माप 7.5 सेंटीमीटर से बढ़कर 30 सेंटीमीटर तक हो जाती है तथा इसकी क्षमता 5-6 मिली. से बढ़कर 5 ली. तक हो जाती है। गर्भावस्था अवधि में गर्भाशय का वजन 1 किलोग्राम होता है जबकि गर्भावस्था न होने पर यह महज़ 50 ग्राम का होता है। स्पष्ट ही है कि गर्भाशय के बढ़े हुए आकार के कारण मूत्राशय पर दबाव पड़ता है, परिणामस्वरूप कई गर्भवती महिलाओं को ऐसा महसूस होता है कि उनके मूत्र उत्सर्जन की बारंबारता बढ़ गयी है। गर्भावस्था के दौरान प्रोजेस्टेरॉन नामक हार्मोन में भी उल्लेखनीय वृद्धि होती है, इससे गर्भाशय की दीवार की माँसपेशियों को शिथिल रखने में सहायता मिलती है ताकि यह बढ़ते हुए शिशु को समाहित करने के लिए मुक्त रहे। दुर्भाग्यवश, यही प्रोजेस्टेरॉन हार्मोन उदर गुहा में स्थित अन्य अंगों के माँसपेशीय रेशों पर भी असर डालता है जैसे आँतों की दीवार की माँसपेशियाँ। ये माँसपेशीय रेशे अस्वैच्छिक या चिकनी माँसपेशियाँ होती हैं, यानि वे अपने स्वामी के स्वैच्छिक नियंत्रण में नहीं होते। सामान्यतः इन माँसपेशियों का अस्वैच्छिक संकुचन आँतों में भोजन

को आगे बढ़ाता है लेकिन जैसे ही ये माँसपेशीय रेशे प्रोजेस्टेरॉन के प्रभाव में शिथिल हो जाते हैं, इनकी भोजन को आगे बढ़ाने की गति धीमी हो जाती है फलस्वरूप कब्ज़ की शिकायत हो जाती है जो गर्भावस्था के दौरान एक आम शिकायत है। स्फिंक्टर या रंध्र-संकोचक माँसपेशी, जो पेट के ऊपरी सिरे पर स्थित होती है और जो सामान्यतः अम्लीय जठर रसों को पीछे की ओर बहने से रोकती है, भी शिथिल हो जाती है, परिणामस्वरूप कई महिलाओं को अम्ल के विपरीत दिशा में बहने के कारण जलन और गैस की शिकायत होती है।

मुझे किस बात के लिए तैयार रहना चाहिए?

आपका बदलता हुआ शरीर कई नई चुनौतियों को पेश करता है। इनका विवरण यहाँ दिया जा रहा है :

मिचली और खाद्य अपच

जी मिचलाना और प्रातःकाल रुग्णता पहली तिमाही के प्रमुख लक्षण है। आपमें से कुछ लोगों को हल्की जी-मिचलाहट का अनुभव हो सकता है जबकि कुछ महिलाओं को हर समय उबकाई आती रहती है। ज़्यादातर महिलाओं को तीखी गंध जैसे - चाय या कॉफी की गंध बर्दाश्त नहीं होती लेकिन वे फीके खाने को बर्दाश्त कर लेती है। सबसे अच्छा यही होगा कि नियमित अंतराल पर थोड़ा-थोड़ा भोजन ग्रहण करें। जिन महिलाओं को सबसे ज़्यादा जी मिचलाने की शिकायत होती है, उन्हें भी सूखे बिस्कुट जैसे - खारी बिस्कुट, क्रीम क्रैकर्स, मारी गोल्ड या ग्लूकोज़ बिस्कुट खाने में कोई परेशानी नहीं होती। सुबह उठकर सबसे पहले बिस्कुट चबाने से जी मिचलाने की समस्या से छुटकारा पाया जा सकता है। गर्भवती महिला के लिए पहली तिमाही में वज़न कम होना असामान्य नहीं है और इस विषय में किसी को बेवज़ह चिंतित होने की आवश्यकता नहीं है। कुछ महिलाओं के मन में किसी विशेष खाद्य सामग्री के प्रति उत्कट इच्छा होती है तो किसी और के मन में इसके प्रति वितृष्णा का भाव पनप सकता है। यह आश्चर्यजनक है कि एक छोटा-सा शिशु और उसके साथ उभरने वाले हॉर्मोन क्या-क्या कर सकते हैं।

पेट फूलना, जठर शोध (गैस्ट्राइटिस) और कब्ज़

गर्भावस्था के दौरान महिलायें प्रायः पेट फूलने और अपच की शिकायत करती हैं। अक्सर मेरे मरीज़ इस आशा के साथ मेरे पास इसी तरह की छोटी-मोटी शिकायतों को लेकर आते हैं कि मैं उन्हें इससे उबरने का तरीक़ा बताऊँगी। लेकिन गर्भावस्था की प्रारंभिक अवस्था वह दौर है जब शिशु के अंग विकसित हो रहे होते हैं और ऐसी किसी भी चीज़ के इस्तेमाल से बचना चाहिए जिससे अंगों की वृद्धि में रुकावट या पैदायशी विकृति होने का ख़तरा हो। इसीलिए मैं – और ज़्यादातर डॉक्टर– ऐसी शिकायतों से जूझ रही महिलाओं को किसी दवा के प्रयोग का परामर्श देने के इच्छुक नहीं होते, जबकि ऐसी महिला जो गर्भवती न हो, को पलक झपकते ही परामर्श दे सकते हैं। अच्छी बात यह है कि जैसे-जैसे गर्भावस्था आगे बढ़ती है, ये लक्षण स्वतः ही ग़ायब हो जाते हैं या होने वाली माँ को इनकी आदत हो जाती है। शायद ही ऐसी कोई महिला हो जिसे पूरी गर्भावस्था के अवधि के दौरान पेट से जुड़ी शिकायत बनी रहे और वह बुरा महसूस करती रहे। पर्याप्त मात्रा में फल, हरी सब्ज़ियाँ एवं रेशेदार आहार के सेवन से जहाँ कब्ज़ की शिकायत दूर करने में सहायता मिलती है, वहीं इससे प्राकृतिक रूप से शरीर को आवश्यक विटामिन और पोषण प्राप्त होता है।

पेट के निचले हिस्से में दर्द

यह वह लक्षण है जिससे प्रत्येक गर्भवती महिला डरती है और प्रायः अस्पताल के चक्कर लगाती है। लेकिन आप सभी भयग्रस्त महिलाओं को तनाव में आने की कोई आवश्यकता नहीं है। पेट के निचले हिस्से में दर्द होना एक सामान्य शिकायत है और अधिकतर यह ख़तरनाक नहीं होती है। प्रायः अचानक हुई शारीरिक हरकत, जैसे एकाएक खड़ा होने या सोते समय करवट बदलने के कारण गर्भवती महिला को पेट के निचले हिस्से में एक ओर जकड़न या तनाव महसूस हो सकता है जो कभी-कभी दाँयी जाँघ की ओर भी बढ़ सकता है। ऐसा गोल अस्थि बंध (लिगामेंट) में ऐंठन के कारण होता है तथा कुछ मिनटों में यह शनैः-शनैः समाप्त हो जाता है। बढ़ते हुए गर्भाशय के दोनों ओर एक-एक गोल अस्थिबंध या लिगामेंट होते हैं जो दाँये और बाँये शीर्ष कोण से पेट और जाँघ के संधि क्षेत्र की ओर जाते हैं। ये कुछ-कुछ सर्कस के तंबू की उन रस्सियों की तरह होते हैं जो तंबू के शीर्ष

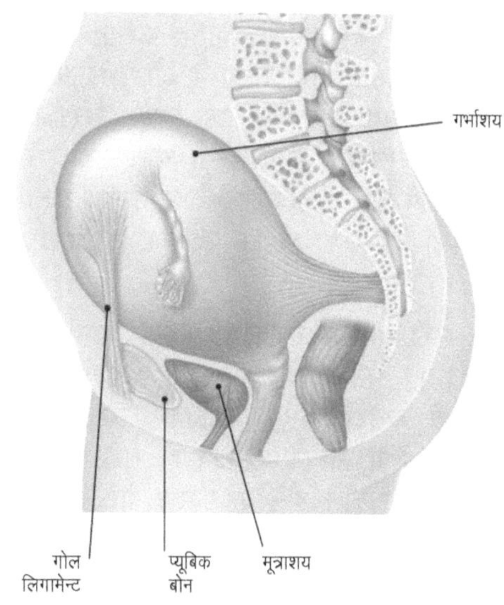

गोल लिगामेन्ट : जो गर्भाशय को सहारा देते हैं गर्भाशय के बढ़ने के साथ—साथ खिंचते हैं और आस—पास के नाड़ी तंतुओं और संवेदनशील अंगों को भी खींचते हैं, जिसके कारण असुविधा पैदा होती है।

से धरातल की ओर आती हैं और तंबू को सहारा देती हैं। अचानक हरकत होने के दौरान, ये गोल लिगामेंट कार्यशील हो जाते हैं और गर्भाशय के लहराते तंबू को स्थिर करते हैं। इस खिंचाव से असुविधा या बेचैनी होती है। इस तरह के दर्द को उन्मूलित करने का सबसे साधारण तरीक़ा यह है कि आप धीरे-धीरे एवं स्थिर कदमों से चलें और अपने पेट को दोनो ओर से सहारा दें, जैसा कि आप करती ही हैं।

कभी-कभी, मूत्र मार्ग के संक्रमण से भी पेट के निचले हिस्से में असुविधा या दर्द हो सकता है। ऐसा मूत्र उत्सर्जित करते समय या मूत्र उत्सर्जन के अंत में होता है। पुरुषों की अपेक्षा महिलाओं का मूत्र उत्सर्जन पथ (वह नलिका जो ब्लैडर से निकलती है) छोटा होता है, परिणामस्वरूप, इसमें संक्रमण होने की दर अधिक है। इसके रोकथाम का सबसे आसान तरीक़ा तो यह है कि पर्याप्त मात्रा में तरल पदार्थ ग्रहण करें लेकिन यह गर्भावस्था के आरंभिक कुछ महीनों वाली महिला के लिए आसान नहीं है जिसे हर समय मिचली आती रहती है।

लेकिन आपको उस समय सावधान हो जाना चाहिए जब आपको होने वाला दर्द लगातार होने के बजाए ऐंठन वाला हो। इसका यह मतलब हो

सकता है कि गर्भाशय सिकुड़ रहा है और गर्भ निष्कासित करना चाहता है। ऐसे दर्द के साथ रक्त स्त्राव होना या न होना संभव है और यह धीरे-धीरे निचली पीठ में भी महसूस हो सकता है क्योंकि यह सपूर्ण उदर क्षेत्र में फैलता है। यदि गर्भपात होने की संभावना होती है तो रक्त स्त्राव भी हो सकता है। ऐसे दर्द की उपेक्षा नहीं की जानी चाहिए तथा उसका मूल्यांकन किया जाना चाहिए। यदि आपको यह शंका हो कि दर्द कहाँ से शुरू हुआ था तो डॉक्टर से संपर्क करें।

याद रखें, कि पीठ के सभी दर्द ख़तरनाक नहीं होते। गर्भावस्था में हार्मोन संबंधी कुछ निश्चित बदलाव होते हैं जिसके कारण पीठ के लिगामेंट सहित विभिन्न लिगामेंट ढीले हो जाते हैं। ऐसा प्राकृतिक कारणों से होता है ताकि प्रसव के समय श्रोणिप्रदेश में उपयुक्त फैलाव हो सके और शिशु सुगमता से बाहर आ सके। लिगामेंट ढीले होने के कारण पीठ को सहारा कम होने का अनुभव होता है तथा इसके कारण दीर्घकालिक दर्द हो सकता है जो गतिविधि करने के कारण बढ़ता और आराम करने से कम होता है। ऐसे दर्द में प्रसवोत्तर फिजियोथैरेपी या मालिश विशेष रूप से सहायक होती है।

क्या करें, क्या न करें

क्या करें

- यदि आप थकान का अनुभव कर रही हों, तो जितना संभव हो सके, आराम करें।
- यदि आपका जी मिचला रहा हो तो समय-समय पर थोड़ी मात्रा में आहार लें (जिनमें कम मसाले युक्त भोजन अधिक हो)
- पर्याप्त मात्रा में तरल पदार्थ ग्रहण करती रहें।
- खाने के पहले फल और सब्ज़ियों को अच्छी तरह से धोंये।
- स्वच्छ पानी पिये (जो उबला हो या जल शुद्धीकरण यंत्रों द्वारा स्वच्छ किया गया हो)
- जब तक कि आपकी गर्भावस्था में कोई उच्च जोख़िम कारक न हो या डॉक्टर द्वारा मना न किया गया तो सामान्य कामकाज और व्यायाम जारी रखें।
- कोई भी असामान्य लक्षण जैसे रक्त स्त्राव, होने पर तत्काल डॉक्टर को दिखायें।

क्या न करें

- पहली तिमाही में वज़न अधिक या कम होने की चिंता न करें।
- डॉक्टर के परामर्श के बिना कोई भी दवा न लें।
- किसी किताब या वेबसाइट में दिये गए परामर्श के अनुसार आहार नियम या व्यायाम की शुरूआत न करें।
- कोई भी अज्ञात क्रीम न लगायें। (विटामिन 'ए' अथवा रेटीनोइक ऐसिड शिशु के लिए विशेष रूप से हानिप्रद हो सकती हैं)
- स्वयं को अधिक नाजुक न बनायें।

जाँच

गर्भावस्था के दौरान आपको कई जाँचों और परीक्षणों से गुजरना पड़ सकता है ताकि डॉक्टर आपकी दशा की निगरानी कर सके। हमारे लिए इन जाँचों को कराने के तीन महत्त्वपूर्ण उद्देश्य होते हैं, यद्यपि इन जाँचों में हर तिमाही के अनुसार परिवर्तन हो सकता है।

- माँ का स्वास्थ्य
- भ्रूण का स्वास्थ्य
- गर्भावस्था का विकास (या शिशु का विकास)

अल्ट्रासोनोग्राफ़ी

आपकी गर्भावस्था की निगरानी के लिए अल्ट्रासोनोग्राफ़ी मुख्य उपकरण हैं। ये जाँच पूरी तरह सुरक्षित होती है तथा गर्भस्थ शिशु पर विपरीत प्रभाव डाले बिना कितने भी बार करायी जा सकती है लेकिन बिना किसी ठोस कारण के अल्ट्रासोनोग्राफ़ी नहीं करायी जानी चाहिये। अल्ट्रासोनोग्राफ़ी कराये जाने के काफी विशिष्ट संकेत होते हैं। इसका प्रयोग शिशु की सही उम्र, उसके विकास व स्वास्थ्य को तय करने के लिए किया जाता है। इसका इस्तेमाल होने वाली माँ के अंगों के मूल्यांकन तथा यदि उसे किसी समस्या का अनुभव हो रहा हो, तो उस असामान्यता की जाँच के लिए भी किया जा सकता है। उदाहरण के लिए, यदि महिला को गर्भावस्था के दौरान रक्त स्त्राव हो रहा हो तो अल्ट्रासोनोग्राफ़ी द्वारा यह पता लगाया जा सकता है कि क्या गर्भाशय

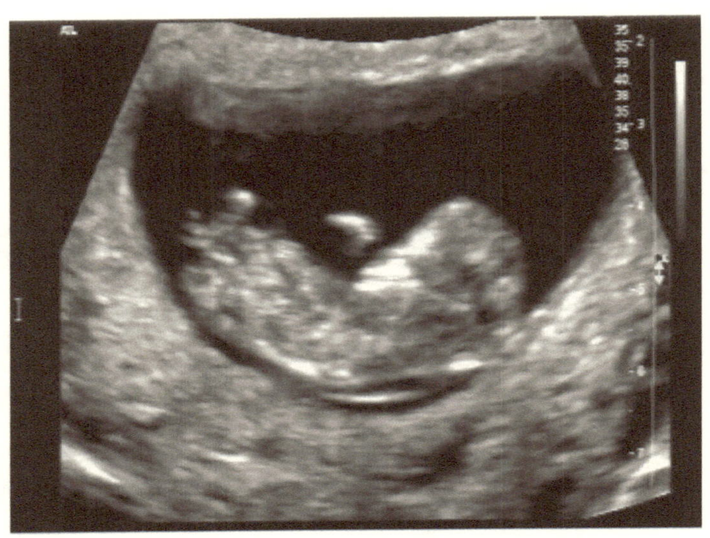

एम्नियोटिक फ़्लूइड में तैरते हुए भ्रूण को दर्शाता हुआ शुरुआती गर्भावस्था का अल्ट्रासाउण्ड चित्र
सौजन्य से : डॉ. मोहित सिंह

में कोई खून का थक्का है और गर्भस्थ शिशु सुरक्षित है अथवा नहीं।

यह मशीन गर्भवती युवती के गर्भाशय और शिशु की छवि को बनाने के लिए ध्वनि तरंगों का प्रयोग करती है। ट्रान्सड्यूसर (वह उपकरण जिसे सोनोलॉजिस्ट महिला के उदर के ऊपर चलाता है) एक निश्चित आवृति की तरंगों को भेजता है। ये तरंगें ऊतकों से होकर गुज़रती हैं और टकराकर ट्रॉंसड्यूसर में वापस आती है, जिसके उपरांत ट्रॉंसड्यूसर इसे मशीन को वापस भेजता है। जहाँ मशीन में परीक्षण किए जा रहे अंग का छायाचित्र बनता है जिसे हम मॉनीटर पर देख पाते हैं। अल्ट्रासोनोग्राफ़ी उदर अथवा योनि के माध्यम से की जा सकती है। यह गणना करना कठिन है कि किसी महिला को गर्भावस्था के दौरान कुल कितनी बार अल्ट्रासोनोग्राफ़ी करानी होगी। कुछ डॉक्टर प्रत्येक प्रसव पूर्व परामर्श पर स्कैन कराते हैं जबकि कुछ डॉक्टर पूरी गर्भावस्था के दौरान सिर्फ़ 3 या 4 बार ही स्कैन कराते हैं। कुछ जोड़े हर संभव अवसर पर अपने शिशु को देखना पसंद करते हैं जबकि कुछ जोड़े सिर्फ़ शिशु के हिलने-डुलने के अनुभव से ही प्रसन्न हो जाते हैं।

तकनीकी रूप से आपको पहली तिमाही में सिर्फ़ 2 अल्ट्रासोनोग्राफ़ी कराने की आवश्यकता होती है। सबसे पहली अल्ट्रासोनोग्राफ़ी का प्रयोग गर्भाशय में एक जीवन्त शिशु की उपस्थिति का पता लगाने के लिए किया जाता है। गर्भावस्था का पहला संकेत गर्भाशय में गर्भबीज या सैक अथवा द्रव से भरी गुहा, जिसमें शिशु विकसित होगा, का दिखायी देना है। अल्ट्रासोनोग्राम में गर्भबीज या जेस्टेशनल सैक गर्भाशय की सफ़ेद दीवारों में काली गोलाकार गुहा के रूप में दिखायी देता है। हालांकि एक छोटे से सफ़ेद ब्लिप यानि अपने शिशु को देखने के लिए आपको एक आध सप्ताह इंतज़ार करना होगा। भ्रूण की बहुप्रतीक्षित हृदय-धड़कन सुनायी देने में कुछ दिनों या कभी-कभी 2 सप्ताह तक का समय लग सकता है। यदि कोई व्यक्ति गर्भ में शिशु को देखना चाहता है या उसके हृदय की धड़कन सुनना चाहता है तो निर्धारित समय पर मासिक चक्र न आने के लगभग 10-14 दिन के बाद ही अल्ट्रासोनोग्राफ़ी कराना उपयुक्त होता है।

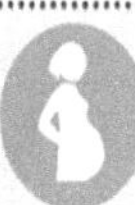

ध्यान देने योग्य बात

उदर स्कैन की तुलना में योनि के किये गए स्कैन में कुछ दिन पूर्व ही प्रत्येक निर्धारित लक्ष्य देखे जा सकते हैं। उदर द्वारा किए जा रहे स्कैन के लिए मूत्राशय का पूरा भरा होना आवश्यक है। पूरा भरा हुआ मूत्राशय किसी भी आंतरिक उदर सामग्री जैसे कि आँत पर दबाव बनाकर उसे दूर कर देता है जिससे गर्भाशय के सामने से लिए जाने वाले चित्र में कोई बाधा नहीं आती। चिकित्सीय शब्दों में, एक पूरा भरा हुआ मूत्राशय अल्ट्रासोनोग्राफ़ी में एक ध्वनिक खिड़की या अकास्टिक विन्डो के रूप में कार्य करता है।

दूसरी अल्ट्रासोनोग्राफ़ी सामान्यतः गर्भावस्था के 11 से 13.6 सप्ताह के भीतर की जाती है और इसे न्यूचल ट्रॉंसल्युसेंसी स्कैन या एन टी स्कैन कहते हैं। यद्यपि अधिक उम्र की महिलाओं द्वारा डाउन सिंड्रोम से प्रभावित शिशु को जन्म देने की घटनायें अधिक हैं, लेकिन डाउन सिंड्रोम से ग्रस्त बच्चों की 50 प्रतिशत जनसंख्या तुलनात्मक रूप से कम उम्र की महिलाओं द्वारा जन्मी गयी है। अतः शिशु को होने वाले जोख़िम के आकलन के लिए एक स्क्रीनिंग जाँच कराया जाना अति आवश्यक है। इससे पूर्व कि हम आगे

बढ़े, आइये थोड़ा रूककर स्क्रीनिंग जाँच और गर्भावस्था में उनके उपयोग के बारे में जानकारी ले लेते हैं।

स्क्रीनिंग जाँच क्या है?

स्क्रीनिंग जाँच को किसी बीमारी या चिकित्सीय दशा की पहचान के लिए इस तरह बनाया गया है कि किसी व्यक्ति में बीमारी के लक्षण दिखने या उससे प्रभावित होने के पूर्व ही बीमारी चिन्हित हो जायें। निश्चित रूप यह एक बेहतरीन विचार है कि इससे पूर्व कि कोई बीमारी वास्तविक रूप से पनपे और व्यक्ति या परिवार पर चिकित्सीय, सामाजिक या वित्तीय रूप से बोझ बने, उसकी पहचान कर ली जाये। स्क्रीनिंग जाँच उस स्थिति में अत्यंत उपयोगी है जहां किसी विशेष समुदाय में चिकित्सीय परिस्थिति का प्रचलन अधिक हो। उदाहरण के लिए थैलीसीमिया एक विशेष प्रकार की आनुवांशिक रक्त अल्पता है जो कुचिस और लोहाना अधिकतर लोगों को होती है। इसलिए यह उचित होगा कि सभी कुचिस व्यक्तियों में थैलीसीमिया की जाँच करायी जाए, अन्य सभी व्यक्तियों की नहीं। इसी तरह, टेसैच नामक बीमारी अस्केनाज़ी यहूदियों में अधिक होती है।

दूसरी ओर डाउन सिंड्रोम (ट्रीसोमी 21) जैसी दशायें भी हैं जिसमें बच्चे को निम्न बौद्धिक स्तर (आई.क्यू.) के कारण गंभीर विकलांगता से जूझना पड़ सकता है। डाउन सिंड्रोम सबसे ज़्यादा सामान्य क्रोमोसोम (गुण सूत्र) संबंधी विकृति या आनुवांशिक दोष है। वर्षों के अनुसंधान के उपरांत वैज्ञानिकों ने गर्भवती महिला के गर्भ में डाउन सिंड्रोम प्रभावित शिशु की पहचान हेतु कई स्क्रीनिंग जाँचों का आविष्कार किया है जिसमें अल्ट्रासोनोग्राफ़ी एवं गर्भवती महिला के रक्त नमूने में किसी निश्चित हार्मोन या प्रोटीन के स्तर की जाँच द्वारा इस जोख़िम का पता लगाया जाता है।

केवल डाउन सिंड्रोम के लिए ही स्क्रीनिंग क्यों और किसी अन्य दशा के लिए क्यों नहीं?

डाउन सिंड्रोम सबसे ज़्यादा पाये जाने वाली गुण सूत्र संबंधी विकृति है – प्रत्येक 700 बच्चों में से 1 डाउन सिंड्रोम से प्रभावित होता है। इसका किसी परिवार के लिए गंभीर परिणाम हो सकता है। विभिन्न स्क्रीनिंग जाँचों की

पहचान दर अलग-अलग है। माता के ऊपर किए गए प्रारंभिक परीक्षणों के परिणामों के आधार पर डॉक्टर शिशु के ऊतक की जाँच भी करते हैं ताकि यह सुनिश्चित किया जा सके कि शिशु डाउन सिंड्रोम से वास्तव में प्रभावित है अथवा नहीं। इन तकनीकों के संयोजन से, हम डाउन सिंड्रोम से ग्रस्त 90-95 प्रतिशत शिशुओं की जन्म पूर्व ही पहचान कर लेते हैं, इस प्रकार हम माता - पिता को तदनुसार तैयार होने का समय देते हैं।

एन टी स्कैन भी ऐसी ही एक जाँच है। इस स्कैन में सोनोलॉजिस्ट गर्भस्थ शिशु की गर्दन के पीछे ट्रॉस्ल्यूसेन्सी के विशेष क्षेत्र का आकलन करता है। डाउन सिंड्रोम से ग्रस्त शिशुओं में नकल (पश्च ग्रीवा) ट्रॉस्ल्यूसेन्सी बढ़ी हुई पायी जाती है। यह अत्यंत आवश्यक है कि स्कैन के समय गर्भस्थ शिशु सही स्थिति में हो तथा स्कैन करने वाला व्यक्ति विशेष रूप से कुशल हो।

एन टी स्कैन के साथ-साथ डबल मार्कर टैस्ट भी कराया जाता है जो गर्भावस्था के दो हॉर्मोनों का मूल्यांकन करता है - BHCG एवं PAPP A (प्रेग्नेंसी एसोसिऐटेड प्लाज़्मा प्रोटीन ए)। डाउन सिंड्रोम से ग्रस्त बच्चों में इन हॉर्मोनों का स्तर बदला हुआ होता है। डबल मार्कर जाँच एवं एन.टी. स्कैन के परिणामों तथा अन्य जानकारियों जैसे माता की उम्र, गर्भावस्था

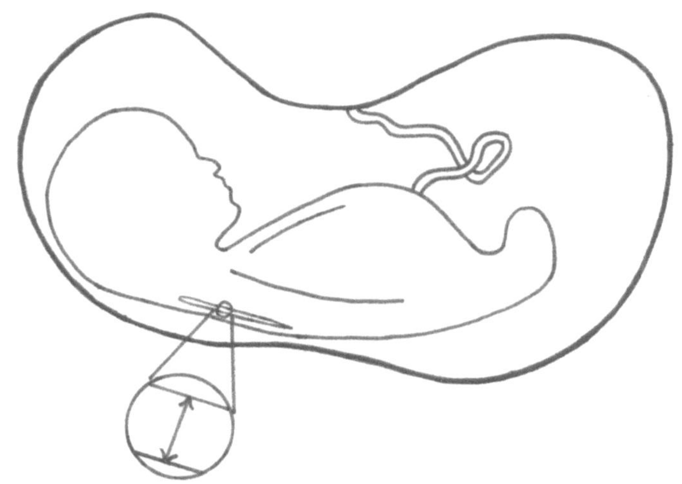

लाइन डायग्राम, जिसमें नकल ट्रॉस्ल्यूसेंसी का माप दर्शाया गया है। सौजन्य : रशद दमानिया

की अवधि एवं जाति समुदाय से संबंधित जानकारी को कम्प्यूटर प्रोग्राम में दर्ज़ किया जाता है जो तदुपरांत महिला के गर्भ में चल रहे शिशु के डाउन सिंड्रोम से प्रभावित होने के जोख़िम की गणना करता है और सिर्फ़ महिला की उम्र के कारण डाउन सिंड्रोम से ग्रस्त शिशु होने के जोख़िम से उसकी तुलना करता है।

उदाहरण के लिए, 40 वर्ष की महिला द्वारा डाउन सिंड्रोम से ग्रस्त संतान को जन्म देने की संभावना 100 में से 1 होती है। डबल मार्कर जाँच के बाद यह जोख़िम घटकर 1000 में 1 शिशु रह जाता है। यहां यह ध्यान रखना ज़रूरी है कि यह जाँच सिर्फ़ एक आकलन मात्र होती है और यह माता–पिता को यह नहीं बताती कि शिशु वास्तव में इस सिंड्रोम से प्रभावित है अथवा नहीं।

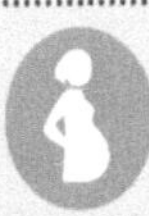

ध्यान देने योग्य बात

एक निश्चयात्मक उत्तर तभी प्राप्त हो सकता है जब शिशु की कोशिकाओं का आनुवांशिक अध्ययन किया जाये। इन कोशिकाओं को या तो एम्नियोटिक तरल (वह तरल जिसमें शिशु तैरता रहता है) से अथवा कोरियोनिक विली (वह ऊतक जो प्लासेंटा का निर्माण करता है) से प्राप्त किया जाता है। इन कोशिकाओं को प्राप्त करने के लिए थोड़ी आक्रामक प्रक्रिया से गुजरना पड़ता है जिसमें एक सुई को तरल एकत्र करने के लिए एम्नियोटिक सैक में प्रवेश कराया जाता है जिसे – एम्नियोसेंटेसिस–या कोरियानिक विली प्रक्रिया में – कोरियन विलस सैंपलिंग या सी वी एस कहते हैं। इन जाँचों में थोड़ा जोखिम रहता है। फलस्वरूप गर्भावस्था में बाधा, रक्त स्त्राव, संक्रमण या गर्भावस्था की हानि हो सकती है। अतः ऐसी जाँचे तभी की जानी चाहिए जब हानि एवं लाभ का भलीभांति मूल्यांकन कर लिया गया हो तथा जब इससे प्राप्त होने वाले लाभ संभावित जोखिम की तुलना में अधिक हों।

जाँचे

ज़्यादातर महिलाओं को गर्भावस्था की पहली तिमाही के दौरान कई तरह की जाँचों से गुजरना पड़ता है। इनमें शामिल हैं :

ब्लड ग्रुप

सभी व्यक्तियों को अपने ब्लड ग्रुप की जानकारी अवश्य होनी चाहिये। यदि किसी महिला को जीवन में एक बार रक्त चढ़ाने की आवश्यकता पड़ती है तो वह प्रसव उपरांत अवधि में पड़ती है और ऐसा प्रसव उपरांत रक्त स्त्राव के कारण होता है। महिला के ब्लड ग्रुप की जानकारी होने से डॉक्टर को ऐसी आपातकालीन स्थिति के प्रति तैयारी रखने में सहायता मिलती है। उच्च जोख़िम वाली गर्भावस्था में प्रसव दर्द एवं प्रसव के दौरान एक-दो बोतल रक्त, ब्लड ग्रुप का मिलान करके तैयार रखा जाता है ताकि महिला को आवश्यकता पड़ने पर तत्काल रक्त चढ़ाया जा सके।

संपूर्ण हीमोग्राम (हीमोग्लोबिन एवं संपूर्ण रक्त गणना)

हीमोग्लोबिन स्तर के ज्ञात होने से महिला के रक्त में ऑक्सीजन वहन क्षमता का सही-सही अंदाज़ा लगता है। गर्भावस्था के दौरान प्राकृतिक रूप से महिला का रक्त पतला हो जाता है। ऐसा उसके शरीर में आये परिवर्तनों के कारण होता है। अतः यदि गर्भावस्था के पूर्व महिला का हीमोग्लोबिन स्तर 12 ग्राम प्रतिशत है तो गर्भावस्था अवधि के दौरान यह गिरकर 10.5 या 11 ग्राम प्रतिशत हो सकता है। यह एक प्राकृतिक प्रक्रिया है तथा इसे लेकर चिंता करना आवश्यक नहीं है। लेकिन फिर भी, मेरे पास कई महिलायें यह चिन्ता लेकर आती हैं कि उनका हीमोग्लोबिन स्तर अचानक गिर गया है। एक अन्य तथ्य जो उन्हें परेशान करता है, वह यह है कि रिपोर्ट में इंगित हीमोग्लोबिन स्तर छपे मानक स्तर की तुलना में कम दिखायी देता है। यह जानकारी होना ज़रूरी है कि रिपोर्ट में पहले से छपा मानक हीमोग्लोबिन स्तर सामान्यतः गैर-गर्भावस्था वाला होता है। अतः भयभीत न हो तथा इसका निर्णय अपने डॉक्टर के ऊपर छोड़ दें कि कहीं कोई असामान्यता तो नहीं है।

रक्त शर्करा जाँच (उपवास एवं भोजन पश्चात अथवा रेन्डम या ग्लाइकोसीलेटेड हीमोग्लोबिन, स्क्रीनिंग जाँच)

गर्भावस्था और उसके साथ होने वाले हॉर्मोन संबंधी परिवर्तनों के कारण महिला का शक्कर के प्रति रूझान होना तय है। वास्तव में, गर्भावस्था मधुमेह या डायबिटीज़ को जन्म देने वाली हो सकती है और एक पूरी तरह स्वस्थ्य महिला गर्भावस्था के दौरान डायबिटीज़ की शिकार हो सकती है। जाहिर है, उच्च शर्करा स्तर माँ और शिशु दोनों के लिए अच्छा नहीं है। गर्भवती माँ

की शर्करा की स्थिति की जाँच करना गर्भावस्था के दौरान की गई जाँचों का एक हिस्सा है। अलग-अलग केन्द्रों पर अलग-अलग तरीक़ों का इस्तेमाल किया जाता है। उपवास, भोजनोपरांत या दोपहर भोज उपरांत आदि शब्द स्वतः व्याख्यात्मक हैं। रेन्डम शर्करा स्तर जाँच वह है जो किसी भी समय की जा सकती है अतः यह महिला के शर्करा स्तर को मापने का भरोसेमंद तरीक़ा नहीं है। ग्लाइकोसीलेटेड हीमोग्लोबिन, हीमोग्लोबिन जाँच का वह तरीक़ा है जो पिछले कुछ हफ्तों (2-4 सप्ताह से 3 माह तक) के शर्करा स्तर को बताता है।

स्क्रीनिंग जाँचों में महिला को ग्लूकोज़ की खुराक जैसे कि 50 से 75 ग्राम ग्लूकोज़ पेय, पीने को दी जाती है तथा 1 या 2 घंटे बाद शर्करा के स्तर को जाँचा जाता है। यदि प्राप्त शर्करा स्तर पूर्व निर्धारित सीमा से अधिक पाया जाता है तो महिला की आगे भी जाँच की जा सकती है। इन स्क्रीनिंग जाँचों का लाभ यह है कि इन जाँचों के लिये महिला को उपवास करने की आवश्यकता नहीं होती और वह जब भी क्लीनिक आए, यह जाँच की जा सकती है।

वी डी आर एल, एच बी एस ए जी, एच सी वी एवं एच आई वी जाँच

संक्रमणों की पहचान हेतु कराये जाने वाली जाँच प्रत्येक क्लीनिक के अनुसार पृथक है तथा वास्तव में इसका कोई पूर्व निर्धारित मानक नहीं है।

वी.डी.आर.एल. जाँच सिफिलिस हेतु करायी जाती है। सिफिलिस एक यौन संक्रामक रोग है जो माँ और शिशु दोनों को प्रभावित कर सकता है। यदि माँ की जाँच रिपोर्ट में सिफिलिस संक्रमण पाया जाता है तो उसे पेनिसिलीन या अन्य ऐंटीबॉयोटिक देकर बीमारी का उपचार किया जा सकता है।

एच बी एस ए जी (HBsAG) की जाँच हेपेटाइटिस बी का पता लगाने के लिए करायी जाती है जो यकृत या लिवर से जुड़ा संक्रमण है। यदि माँ हेपेटाइटिस से प्रभावित है तो यह संक्रमण उसके शिशु को भी हो सकता है। ऐसी स्थिति में, जन्म के समय बच्चे को वैक्सीनकरण एवं इम्युनोग्लोबुलिन दिया जाना आवश्यक है।

एच.सी.वी. की जाँच हेपेटाइटिस सी की पहचान हेतु की जाती है। एच.आई.वी. जाँच द्वारा यह पता लगाया जाता है कि महिला कहीं ह्यूमन इम्युनोडिफ़िशियेन्सी वायरस (HIV) से प्रभावित तो नहीं है। यदि महिला की

जाँच रिपोर्ट पॉज़िटिव आती है तो यह वायरस बच्चे को भी संक्रमित कर सकता है, परिणामस्वरूप एक इम्युनो काम्प्रमाइज़्ड स्थिति पैदा हो सकती है जिसमें शिशु संक्रमण के प्रति अति संवेदनशील हो जाता है। अच्छी ख़बर यह है कि एंटी-रिट्रोवायरल (एच आई वी की रोकथाम हेतु प्रयोग होने वाली दवायें) की उपलब्धता के कारण, शिशु को संक्रमण से लगभग पूरी तरह बचाना अब संभव हो गया है।

टी.एस.एच. या कम्प्लीट थायरॉइड प्रोफ़ाइल

थायराइड ग्रंथि से स्रावित होने वाले हॉर्मोन मनुष्य व प्राणियों में सामान्य चयापचय दर (मेटाबॉलिक रेट) के रखरखाव के लिए आवश्यक हैं। यदि थायराइड ग्रंथि थायराइड हॉर्मोन का उत्पादन पूरी तरह नहीं कर पाती, तब मस्तिष्क टी एस एच को अधिक मात्रा में स्रावित करके ग्रंथि को उत्तेजित करने का प्रयास करता है। शिशु के मानसिक विकास के लिए भी थायराइड हॉर्मोन आवश्यक हैं। अतः गर्भवती महिला की थायराइड ग्रंथि के क्रियाकलाप का मूल्यांकन समझदारी होगा। यदि टी एस एच स्तर अधिक पाया जाता है तो महिला को थायराइड हॉर्मोन प्रतिपूरक दिये जाते हैं।

सामान्य मूत्र जाँच एवं (आवश्यकता पड़ने पर) कल्चर अध्ययन

मूत्र परीक्षण से कई तथ्य सामने आ सकते हैं। सर्वप्रथम इससे संक्रमण का पता लगता है। मूत्र मार्ग संक्रमण होने से महिला को समय पूर्व प्रसव होने का ख़तरा रहता है तथा ऐसे संक्रमणों का उपचार आवश्यक है। मूत्र मार्ग के संक्रमण के उपचार हेतु सामान्यतः ऐंटीबायोटिक औषधियां सेवन हेतु दी जाती हैं। यदि दोबारा किए गए मूत्र परीक्षण में भी यह पाया जाता है कि संक्रमण दूर नहीं हुआ है तो ऐसी स्थिति में कल्चर अध्ययन कराने का परामर्श दिया जाता है ताकि संक्रमण फैलाने वाले सूक्ष्म जीव की प्रजाति की पहचान की जा सके एवं विशिष्ट एंटीबायोटिक के सेवन का परामर्श दिया जा सके।

सामान्य मूत्र जाँच से प्रोटीन्यूरिया या मूत्र में प्रोटीन की उपस्थिति का खुलासा हो सकता है जो प्रीइक्लैम्सिया का लक्षण है। प्रीइक्लैम्सिया लक्षण वाली गर्भवती महिला में उच्च रक्तचाप एवं सूजन के अलावा/ अथवा मूत्र में एल्ब्युमिन की उपस्थिति पायी जाती है। जिस महिला को गर्भावस्था के दौरान बहुत ज़्यादा जी मिचलाने एवं उल्टी की शिकायत हो, उसे हाइपरमसिस

ग्रेविडारम हो सकता है। यह वह दशा है जिसमें महिला का चयापचय तंत्र प्रभावित होता है। मूत्र परीक्षण द्वारा कीटोन अंशों का पता लगाया जा सकता है जो इस दशा के लक्षण हैं।

इस पुस्तक के बाद के अंशों में प्री-इक्लैम्पिया और हाइपरएमेसिस ग्रेवीडारम पर विस्तार से चर्चा की गई है।

यह तो जाँचों की एक डरावनी लंबी सूची दिखायी दे रही है। क्या मुझे वास्तव में इन जाँचों को कराने की ज़रूरत है?

यह सूची लंबी एवं डरावनी लग सकती है परंतु इसमें सिर्फ़ एक बार रक्त नमूने का एकत्रण और एक-दो सोनोग्राफ़ी जितनी ही परेशानी होती है। जाँच हेतु रक्त नमूने को सामान्यतः भुजाओं की शिराओं से लिया जाता है और यदि एक प्रशिक्षित कुशल तकनीशियन यह कार्य कर रहा हो, तो इसमें ज़्यादा असुविधा नहीं होनी चाहिए। अल्ट्रासोनोग्राफ़ी भी काफ़ी सुविधापूर्ण होती है। यदि उदर अल्ट्रासोनोग्राफ़ी की जाती है तो सोनोलॉजिस्ट उदर के निचले भाग में एक जैली फैलाता है एवं उदर पर ट्राँसड्यूसर चलाता है और मॉनीटर पर चित्र दिखायी देता है। उदरीय ट्राँसड्यूसर का आकार एक पतले चतुष्कोणीय डिब्बे की तरह होता है। आप अल्ट्रा सोनोग्राम को दिखाये जाने की मांग कर सकते हैं यद्यपि एक छोटे से काले ब्लिप को अपने शिशु के रूप में पहचानने में कल्पना का समावेश भी आवश्यक है। योनि मार्ग के द्वारा किए जाने वाली अल्ट्रा सोनोग्राफ़ी में ट्राँसड्यूसर को योनि में प्रवेश कराया जाता है। यह ट्राँसड्यूसर एक छड़ी के आकार का होता है जिसका व्यास लगभव 2 से.मी. होता है। कई महिलाओं को इसमें शर्मिंदगी का अनुभव होता है परंतु इसके परिणामस्वरूप प्राप्त चित्र बेहतर होते हैं।

यदि आपको कराये जाने वाली जाँचों की सूची के संबंध में कोई संदेह है तो अपने डॉक्टर के साथ चर्चा करें। कुछ केन्द्रों पर दो माह समाप्त होने तक अल्ट्रासाउंड नहीं कराया जाता परंतु ऐसा उस केन्द्र के प्रोटोकॉल के कारण किया जाता है, किसी वैज्ञानिक तर्क के आधार पर नहीं। कुछ युगल अल्ट्रासाउंड और एक विशेष रक्त जाँच को पूरी तरह से टाल देते हैं और ऐसा करना उनका व्यक्तिगत चयन है।

कुछ अन्य प्रश्न

डॉक्टर साहब, कृपया मेरी मदद करें। मुझे रक्त अल्पता है। मेरा हीमोग्लोबिन 10.5 ग्राम प्रतिशत है तथा प्रयोगशाला से प्राप्त रिपोर्ट में इसे असामान्य दर्शाया गया है तथा यह सामान्य संदर्भ स्तर से कम है। वास्तव में, रिपोर्ट में कई जाँचों के परिणाम असामान्य बताए गए हैं। क्या मुझे आयरन का इंजैक्शन लेना चाहिए या क्या मुझे रक्त चढाए जाने की आवश्यकता है?

घबराये नहीं! गर्भावस्था के दौरान महिला का रक्त कुछ हद तक पतला हो जाता है। गर्भस्थ शिशु तक रक्त पहुंचाने के लिए ये प्रकृति का एक तरीक़ा है। इस कारण से रक्त के हीमोग्लोबिन स्तर में गिरावट आती है। अन्य मानदंडों में भी परिवर्तन देखा जा सकता है। याद रखें कि रिपोर्ट में छपे संदर्भ स्तर गैर-गर्भवती महिलाओं के लिए है अतः सबसे अच्छा यही होगा कि जाँच रिपोर्ट पर निष्कर्ष निकालने का काम आप अपने डॉक्टर पर छोड़ दें। हो सके तो इंटरनैट पर ज़्यादा अध्ययन न करें। ज़्यादातर महिलाओं को गर्भावस्था के दौरान आयरन की गोलियां सेवन के लिए दी जाती हैं। लेकिन रक्त के हीमोग्लोबिन स्तर को बढ़ाने का सर्वश्रेष्ठ और स्वादिष्ट तरीक़ा यही है कि अपने भोजन में लौह तत्व वाले फल और सब्ज़ियों जैसे – पालक, गुड़, हरी पत्तियों वाली सब्ज़ियाँ और लाल गोश्त (विशेषकर प्लीहा और यकृत) आदि का समावेश करें।

मैं अभी–अभी गर्भवती हुयी हूँ और काफी बीमार महसूस कर रही हूँ। मैं भोजन देखना भी नहीं चाहती और कॉफी की गंध तक बर्दाश्त नहीं कर पाती, जो पहले मुझे बहुत पसंद हुआ करती थी। मुझे हर समय उल्टी आती रहती है। मैं क्या करूँ?

गर्भावस्था का प्रारंभिक दौर कुछ महिलाओं के लिए कठिनाई से भरा हो सकता है। इन दिनों जी - मिचलाना एक आम बात है। तीखी गंध वाले भोजन और पेय पदार्थ विशेष रूप से कष्टप्रद हो सकते हैं। लेकिन एक अच्छा समाचार है। हर समय उल्टी आते रहने की स्थिति पूरी गर्भावस्था अवधि तक

नहीं चलेगी। इस दौरान आप इन साधारण उपायों के द्वारा राहत पा सकते हैं - सुबह उठकर शुष्क बिस्कुट जैसे कि क्रीम क्रैकर का सेवन करें। बल्कि आप इसे सुबह दाँतों को ब्रश करने के पूर्व ही सेवन करें। दिन में तीन बार डटकर खाने के बजाए थोड़ी-थोड़ी देर में कुछ खाते रहें। बेस्वाद और गंध रहित चीज़ों को कम मात्रा में सेवन करना आसान होता है। पहली तिमाही में आपका वज़न कम हो सकता है, लेकिन चिंता न करें, गर्भावस्था के प्रारंभिक दौर में यह एक स्वीकार्य स्थिति है।

डॉक्टर साहब, क्या मैं ऑटो में सफर कर सकती हूँ? मेरा परिवार सोचता है कि गर्भावस्था के दौरान ऑटों में सफर करना अच्छा नहीं है।

ऑटो के हल्के झटकों के कारण आपके गर्भ में पल रहे शिशु पर ख़तरा नहीं है। शिशु इतने नाजुक नहीं होते! वे गर्भावस्था की आंतरिक परतों से जुड़े रहते हैं। ऑटो रिक्शा में सफर करना उतना ही सुरक्षित और असुरक्षित है, जितना सामान्य तौर पर होता है। हालांकि यह सुनिश्चित कर लें कि ऑटो चालक तेज गति से गाड़ी न चला रहा हो, लेकिन यह सावधानी तो किसी भी स्थिति में आवश्यक है। सिर्फ़ उच्च जोख़िम वाली गर्भावस्था और ऐसी महिलाओं के मामले में डॉक्टर थका देने वाली या तनाव पूर्ण गतिविधियों को नहीं करने का परामर्श देते हैं, जिन्हें गर्भपात का ख़तरा हो या पूर्व में कई बार गर्भपात हो चुका हो।

मेरी मदद करें। मुझे रक्त स्त्राव हो रहा है। इसका क्या मतलब है?

आप तत्काल डॉक्टर के पास जायें। यह गर्भपात की शुरुआत हो सकती है अथवा ऐसा किसी अन्य कारण से भी हो सकता है जैसे हल्का जख़्म, जिसमें गर्भावस्था पर कोई प्रतिकूल प्रभाव नहीं पड़ता। अधिक जानकारी के लिए उच्च जोख़िम गर्भावस्था पर केन्द्रीय अध्याय में पढ़ें, जहां मैने विस्तार से वर्णन किया है।

मुझे प्रारंभिक दो महीनों में रक्त स्राव हुआ था और मुझे गर्भपात का ख़तरा है। मुझे क्या करना और क्या नहीं करना चाहिए?

आप सामान्य एवं शांत चित्त रहें। मैं कभी कभार ही बिस्तर पर पूरा आराम करने का परामर्श देती हूँ क्योंकि वैज्ञानिक रूप से इस बात के बहुत कम साक्ष्य हैं कि ऐसा करने से परिणाम में कोई अंतर आता है। कभी–कभी तो बेड पैन पर बैठना और ज़ोर लगाना असुविधाजनक हो सकता है और चूँकि कोई सत्यापित लाभ नहीं है, इसलिए बेहतर यही होगा कि शौचालय जाकर स्वयं को स्वच्छ करें व सुकून दें। निश्चित रूप से, मैं आपको बंजी जंपिंग करने या मैराथन दौड़ने का परामर्श नहीं दे रही हूँ लेकिन हल्की-फुल्की गतिविधि यकीनन नुक़सानदेह नहीं है। मुझे संदेह है कि ज़्यादातर डॉक्टर संभवतः इसीलिए पूर्ण आराम करने की सलाह देते हैं किसी ससुरालवाले को गर्भवती महिला से काम कराने का ख़्याल ना आये इसके अलावा, यह भी बेहतर होगा कि रक्त स्राव के दौरान सहवास न करें।

क्या मैं पपीता और चिकन खा सकती हूँ? मैंने कहीं सुना है कि शरीर में गर्मी पैदा करते हैं तथा गर्भावस्था के लिए ठीक नहीं है।

वैज्ञानिक रूप से बात करें तो इस बात के कोई प्रमाण नहीं है कि कोई विशेष खाद्य सामग्री गर्मी पैदा करती है। परंतु यदि आपके परिवार सदस्यों को किसी विशेष खाद्य पदार्थ ग्रहण न करने के बारे में मजबूत धारणा हो तो बेहतर यही होगा परिवार की शांति बनाए रखने के लिए इन सामग्रियों का सेवन न करें। इनका सेवन करने के लिए आपका पूरा जीवन पड़ा है।

खान पान संबंधी कुछ आम सावधानियाँ - भलीभांति पका हुआ खाद्य पदार्थ ग्रहण करें। सुनिश्चित करें कि फल और सब्जियों को सेवन करने के पूर्व उन्हें अच्छी तरह से धो लिया गया हो। इन्हें बिना पकाए ही सेवन करें और माँस सेवन के पूर्व भली-भांति पका हुआ हो। कच्चे अंडे से बनी मेयोनेज़ के सेवन से बचें।

विशेषज्ञों की राय

गर्भावस्था के दौरान त्वचा में होने वाले परिवर्तन

डॉ. स्नेहल श्रीराम, कॉस्मेटिक त्वचा रोग विशेषज्ञ (www.drcorp.org)

गर्भावस्था के दौरान त्वचा में क्या–क्या परिवर्तन हो सकते हैं?

गर्भावस्था के दौरान आपकी त्वचा में कई परिवर्तन हो सकते हैं। कुछ महिलाओं को ये परिवर्तन, जैसे त्वचा के रंग में चमक आना, अच्छे लगते हैं, जबकि कुछ अन्य परिवर्तन कष्टप्रद हो सकते हैं। त्वचा पर गहरे धब्बे पड़ना या हाइपरपिग्मेंटेशन सबसे ज़्यादा कष्टप्रद हो सकता है। महिलाओं के चेहरे पर भूरे धब्बे पड़ने शुरू हो जाते हैं। सूर्य या पराबैगनी किरणों (UV) के संपर्क में आने से यह समस्या बढ़ सकती है, तथा एक अच्छी सनस्क्रीन क्रीम, जो यू वी ए तथा यू वी बी के प्रति प्रभावी हो तथा जो एस पी एफ-20 या उससे अधिक हो, के प्रयोग से धब्बों की रोकथाम या उन्हें कम करने में सहायता मिलती है। धब्बों के गहरे रंग के अनुसार इनका उपचार क्रीम, त्वचा पील क्रीम या पिग्मेंट लेजर पद्धति द्वारा किया जा सकता है। इनमें से कुछ उपचार गर्भावस्था के दौरान भी किए जा सकते हैं लेकिन कुछ उपचारों के लिए प्रसव होने तक इंतज़ार करने की आवश्यकता है। सामान्यतः ये उपचार 4-6 माह तक चलता हैं, हालांकि इसके बाद भी देखभाल आवश्यक है।

गर्भावस्था के दौरान महिला के पेट पर कभी-कभी सफ़ेद रेखायें उभर आती हैं। गर्भावस्था के बाद के दौर में उदर की त्वचा में तेजी से खिंचाव होता है, इसलिये त्वचा की भीतरी परत में मौजूद इलास्टिन फाइबर टूट जाते हैं। इसके साथ–साथ त्वचा की ऊपरी परत के पतला हो जाने से ये त्वचा पर स्ट्रेच मार्क्स के रूप में उभर कर आते हैं। पर्याप्त मात्रा में तरल पदार्थ ग्रहण करने एवं विटामिन ई व ऐलोवेरा मिश्रित मॉइश्चराइजर के प्रयोग से कुछ हद तक इन स्ट्रेच मार्क्स को कम करने में सहायता मिलती है। हाल ही में हुए अध्ययन में सेन्टेला एशियाटिका नामक वनस्पति में स्ट्रेच मार्क्स की रोकथाम करने के कुछ लाभदायक प्रभाव पाए गए

हैं। आवश्यकता पड़ने पर, आपके त्वचा रोग विशेषज्ञ आपको सूजनरोधी क्रीम के इस्तेमाल का परामर्श भी दे सकते हैं। इन निशानों के उपचार हेतु महिला को मज्जा (कोलेजन) पुननिर्माण एवं त्वचा की टूट-फूट की मरम्मत की आवश्यकता होगी। यह उपचार जितनी जल्दी शुरू किये जायें, हो सके तो प्रसव के एक या दो माह के उपरांत से ही, उतने बेहतर परिणाम सामने आते हैं। वास्तव में, पुराने स्ट्रेच मार्क्स उपचार के प्रति कुख्यात रूप से प्रतिरोधी हो सकते हैं। स्ट्रेच मार्क्स के रंग (लाल, सफ़ेद या काले) और उनकी गहनता के आधार पर उपचार किया जाता है। त्वचा की दशा के आधार पर उपचार विकल्पों में रेटिनोइक ऐसिड वाली क्रीम, त्वचा पील, त्वचा न होने वाला आंशिक लेजर उपचार, त्वचा को कसने वाली प्रणाली इत्यादि शामिल हैं।

तिल और मुँहासे भी त्वचा से जुड़ी एक अन्य समस्या है जिसका सामना कुछ गर्भवती महिलाओं को करना पड़ता है। गर्भावस्था के दौरान स्रावित हुए हार्मोन आपकी तैलीय ग्रंथियों का आकार बढ़ा देते है। इन ग्रंथियों की नली जाम हो सकती है जिससे मुँहासे उभर आते हैं। यदि आपकी त्वचा में पहले से ही मुँहासे रहे हों तो इनकी संख्या और आकार में वृद्धि हो सकती है। हल्के साबुन रहित क्लीनज़र का दिन में 3-4 बार एवं उसके बाद दिन में 2 बार एल्कोहल रहित टोनर (या आप ग्लिसरीन और गुलाब जल के मिश्रण का प्रयोग कर सकती हैं) के प्रयोग से मुँहासे दूर हो सकते हैं। जीवाणुरोधी एन्टीबेक्टीरियल एजेन्ट युक्त क्लीनज़र अत्यंत तैलीय त्वचा के लिए लाभदायक साबित हो सकते हैं। मिली जुली या मिश्रित एवं संवेदनशील त्वचा के मामले में चेहरे की सफ़ाई के बाद जल आधारित मॉइश्चराइजर के इस्तेमाल की आवश्यकता हो सकती है। यदि आप जल्द उपचार शुरू कर देती हैं तो इन मुँहासों की गंभीरता और दाग-धब्बों की संभावना कम हो सकती है। बिना चिकित्सक के परामर्श के दवायें ग्रहण न करें क्योंकि कुछ दवायें गर्भावस्था के लिए हानिकारक हो सकती हैं। उपयुक्त जीवाणुरोधी एंटी बैक्टीरियल एवं बेन्जॉइल पैराऑक्साइड जैल सामान्यतः सुरक्षित और प्रभावकारी होते हैं।

150 में से एक महिला में गर्भावस्था के दौरान खुजली वाली घमौरियां (खुश्की) अथवा प्रुरिटिक अर्टिकैरियल पापूलेस एण्ड प्लाक्स (पी.यू.पी.पी) की समस्या होती है। ये खुश्की और खुजली सामान्यतः उदर क्षेत्र में शुरू होती है और जल्द ही भुजाओं, पैरों और कभी-कभी पीठ तक फैल जाती है। चकत्तों और धब्बों में दूसरी तिमाही के दौरान बढ़ोत्तरी होती है तथा प्रसव के उपरांत ये समाप्त हो जाते हैं। वैसे तो पी.यू.पी.पी. की पूरी तरह से रोकथाम संभव नहीं है, लेकिन हल्के साबुन रहित शॉवर जैल या ओटमील बॉडी वॉश, अच्छा मॉइश्चराइजिंग लोशन के इस्तेमाल तथा दिन में 10-12 गिलास पानी पीने से त्वचा भलीभांति आद्रित और नम रहेगी जिससे खुजली में कमी एवं खुश्की के विस्तार की रोकथाम होगी। कैलामाइन, एलोवेरा और हल्के तरल पैराफीन युक्त आरामदायक लोशन लगाने से भी आपको सुकून मिलेगा। मरीज़ की दशा के आधार पर खुजली रोधी टेबलेट एवं त्वचा पर लगाने वाली हल्की स्टेरॉयड क्रीम का प्रयोग करने का परामर्श दिया जा सकता है। कुछ मामलों में, आपके डॉक्टर कोलेस्टेसिस की संभावना का पता लगाने के लिए लीवर फंक्शन जाँच की सिफ़ारिश कर सकते हैं।

4

दूसरी तिमाही

बधाई हो! आपने पहली तिमाही सफलतापूर्वक पूरी कर ली है। अब आप अपनी गर्भावस्था के सर्वश्रेष्ठ भाग के लिए तैयार है : यानि बीच के तीन महीने। आपका जी मिचलाना और उल्टियाँ अब कम हो गयी हैं तथा आपकी भूख लौट आई है और ऊर्जा स्तर पूर्ववत हो गए हैं। गर्भावस्था के अंतिम कुछ सप्ताहों की थकान, जब आप बढ़े हुए वज़न के साथ बेचैनी से अपने होने वाले शिशु की प्रतीक्षा कर रही होंगी, अब भी बहुत दूर है।

मेरे शरीर को क्या हो रहा है?

यही वह समय है जब गर्भाशय - जो अब तक श्रोणि प्रदेश का एक अंग था, आपके श्रोणि प्रदेश से बाहर झांकने लगता है। सामान्यतः गर्भाशय का आकार एवं रचना नाशपाती के समान होती है और यह श्रोणि प्रदेश के अंदर स्थित होता है, जिसे बाह्य परीक्षण द्वारा महसूस नहीं किया जा सकता। परंतु जैसे-जैसे गर्भावस्था आगे बढ़ती है, गर्भाशय के आकार में धीरे-धीरे वृद्धि होने लगती है और यह सामान्य उदर भाग में बढ़ने लगता है। दूसरी तिमाही के प्रारंभ में, यदि कोई परीक्षक उदर के निचले भाग में श्रोणि अस्थि या जघन सहवर्धन (प्यूबिक सिम्फायसिस) के स्तर के ठीक ऊपर अपना हाथ रखता है तो वह एक उभरती हुई आकृति को महसूस कर सकता है, जो श्रोणि प्रदेश से बाहर उभरती हुई प्रतीत होती है - यानि गर्भाशय। चूँकि गर्भाशय अब श्रोणि प्रदेश में ही सीमित नहीं है, यह बेचारे मूत्राशय पर दबाव डालना कम कर देता है। इसका मतलब यह है कि पहली तिमाही के दौरान बार-बार मूत्र त्याग की आवृत्ति अब कम होने लगती हैं जिससे आप पूरी

रात तुलनात्मक रूप से बिना किसी बाधा के चैन की नींद सो सकती हैं।

गर्भावस्था के 24 वें सप्ताह तक गर्भाशय का शीर्ष, जिसे फंडस भी कहते हैं, अब लगभग आपकी नाभि के स्तर पर होता है। कई युगल यह भलीभांति जानते हैं कि गर्भाशय का इसी तरह से बढ़ना चाहिए ओर वे इसकी वृद्धि पर नज़र रखने लगते हैं। गर्भाशय सख़्त महसूस होता है जबकि शेष उदर तुलनात्मक रूप से मुलायम ही महसूस होता। इसके पहले कि आप अपने फंडस का नाभि के स्तर तक पहुँचना महसूस करना शुरू करें और काल्पनिक चिंताओं में उलझे, यह याद रखें कि यह सिर्फ़ एक स्थापित नियम ही है। हर महिला अपने आप में विशिष्ट है और हर महिला में नाभि का स्तर अलग ही होता है। नाभि से लेकर ज़ाइफ़िस्टेरनम स्टर्नम ज़ाइफ़िस्टेरनम तक जो कि स्टेरनम का निचला सिरा है (ब्रेस्ट बोन) पहुँचने में अभी 12 सप्ताह बाक़ी हैं, अतः 36 वें सप्ताह में गर्भाशय आपके डायाफ्राम (वह पेशी जो आपके पेट को छाती से अलग करती है) पर दबाव बनाने लगता है।

द्वितीय तिमाही की शुरूआत में गर्भस्थ शिशु की हृदय धड़कन सुनने के लिए अल्ट्रासोनोग्राफ़ी कराने की आवश्यकता होती है लेकिन छठवें माह की समाप्ति तक यह धड़कन साधारण स्टेथोस्कोप से भी सुनी जा सकती है। चूँकि गर्भस्थ शिशु गर्भावस्था के दौरान निरंतर बढ़ता रहता है, अतः डॉक्टर को उसके शरीर को महसूस करने में आसानी होती जाती है और दूसरी तिमाही की समाप्ति तक शिशु के शरीर के विभिन्न अंग जैसे – सिर और पीठ को आसानी से पहचाना जा सकता है। जैसे–जैसे शिशु बड़ा और ताकतवर होता जा रहा है, अतः आप भी इसकी हरकतें पहचानना शुरू कर देंगी। गर्भ की गतिविधि के पहले एहसास को 'क्विकनिंग' कहते हैं। पहली बार गर्भवती हुई महिलाओं या 'प्रीमिग्रेविडा' को यह एहसास होने में 18–20 सप्ताह का वक़्त लग सकता है कि उनके पेट के निचले हिस्से में जो धीमी हरकत हो रही है, वह शिशु के हिलने डुलने से है, गैस बनने से नहीं ! अनुभवी महिला को, जो पहले भी शिशु को जन्म दे चुकी होती हैं, को गर्भस्थ शिशु की हरकत पहचानने में कम वक़्त लगता है और वह 16–18 सप्ताह में ही पहचानने लगती हैं। गर्भस्थ शिशु की हरकत सबसे पहले पेट के निचले हिस्से में एक स्पंदन की तरह होती है लेकिन धीरे–धीरे इसकी तीव्रता बढ़ती जाती है और अन्ततः इसे पेट की सतह पर भी लहर की तरह देखा जा

सकता है। इससे होने वाले पिता को भी अपनी संतान गतिविधि का अनुभव करने का मौका मिलता है।

डॉक्टर से मुलाक़ात करने के पूर्व अपने प्रश्नों को लिखना न भूलें क्योंकि कभी-कभी हड़बड़ी में आप आवश्यक बातें पूछना भूल सकती हैं।

मुझे किस बात के लिये तैयार रहना चाहिए?

यह समस्त विकास और विस्तार यूँ ही नहीं हो जाते। बढ़ते हुए शिशु को समाहित करने के लिए त्वचा में निरन्तर खिंचाव होता रहता है और गर्भावस्था पूरी होने के बाद ज़्यादातर महिलाओं में निशानी के तौर पर स्ट्रेच मार्क या धारियां (स्ट्रे ग्रेविडेरम) रह जाती हैं। बीच की रेखा भी गहरी हो जाती है जिसे लीनिया निग्रा कहते हैं। यह कालापन मीलानोसाइट उत्तेजित करने वाले हॉर्मोन के कारण होता है। चकत्ते या त्वचा के रंग परिवर्तन भी हो जाता है और कुछ महिलायें त्वचा के रंग के गहराने के कारण विशेष रूप से परेशान रहती हैं।

गर्भावस्था के दौरान स्तनों में भी कई परिवर्तन होते हैं। दुग्ध ग्रंथि बड़ी हो जाती है क्योंकि वह स्तनपान जैसे महत्त्वपूर्ण कार्य के लिये तैयार होने लगती है, अतः स्तन का आकार बढ़ जाता है। स्तन के ऊतक दोनों भुजाओं के बगल तक पहुँच जाते हैं और ऊतक के आकार में हुई बढ़ोत्तरी से कुछ महिलायें असुविधा महसूस करती हैं। कुछ महिलाओं को सामान्यतः स्तन ऊतक में झुनझुनी या अकड़न महसूस होती है जो गर्भावस्था के दौरान हॉर्मोन संबंधी परिवर्तनों के कारण होती और परिणामस्वरूप दुग्ध ग्रंथियों में होने वाली गतिविधि के कारण होती है। स्तन के चूचक और उसके आस-पास के घेरे में भी गैर गर्भावस्था स्थिति की तुलना में बढ़ोत्तरी हो जाती है। पूरी गर्भावस्था के दौरान त्वचा और स्तन में परिवर्तन होते रहते हैं परंतु महिलायें सामान्यतः इस पर दूसरी तिमाही के अंत और उसके बाद से ही ध्यान देना शुरू करती हैं।

उदर क्षेत्र में हो रही वृद्धि ज़ाहिर तौर से पीठ पर प्रभाव डालती है। जैसे-जैसे गर्भाशय और शिशु के आकार में लगातार वृद्धि होती जाती है, रीढ़ की हड्डी में थोड़ा झुकाव होता है जो महिला को उनकी ठेट शारीरिक मुद्रा - थोड़ा सा झुकी हुई, प्रदान करने में सहायक होता है।

अपने शिशु को बढ़ने में सहायता करें

'ओ दीवार पर टंगे दर्पण, क्या मेरा बच्चा संसार का सबसे अच्छा बच्चा होगा?' प्रत्येक माता-पिता यह प्रयास करते हैं कि उनका बच्चा पूरी तरह से विकसित और स्वस्थय हो। होने वाली माँ अपने आहार में पोषक तत्वों को ग्रहण करती है तथा कभी-कभी तो दवाओं की सूची एक उपन्यास से भी लंबी होती है। क्या ये अनुपूरक चीज़ें वास्तक में आवश्यक हैं? एक स्वस्थय महिला के मामले में संतुलित एवं स्वास्थ्य वर्धक भोजन, जिसमें ताजे फलों और पर्याप्त मात्रा में पानी का समावेश हो, बढ़ते हुये शिशु की आवश्यकताओं को पूरा करने के लिये पर्याप्त हैं। बाज़ार में भरे हुए सभी विटामिन और प्रोटीन अनुपूरकों का सेवन वास्तव में तब तक आवश्यक नहीं है जब तक कि महिला कुपोषित न हो एवं उनकी रोजाना की खुराक कम न हो। गर्भावस्था के उत्तरार्ध में महिला को 1000 मिग्रा. कैल्सियम एवं 30 मिग्रा. आयरन प्रतिदिन सेवन करने की आवश्यकता होती है और ज़्यादातर डॉक्टर इन अनुपूरकों के सेवन का परामर्श देते हैं।

अपने गर्भ में पल रहे शिशु से बात करें। संभवतः अपने जन्म के बाद बच्चा अपनी माँ की आवाज़ पर सबसे ज़्यादा प्रतिक्रिया इसलिए देता है क्योंकि उसने वह आवाज़ गर्भावस्था के दौरान कई बार सुनी होती है। अपने शिशु को संगीत सुनायें। हल्का सुगम संगीत ही श्रेष्ठ है यद्यपि आप अपने स्तर पर भी प्रयोग कर सकती हैं। गर्भस्थ शिशु पर शास्त्रीय संगीत के प्रभाव को लेकर कई अध्ययन किये गए हैं और मोजार्ट को सर्वश्रेष्ठ माना गया है। यद्यपि भारतीय शास्त्रीय संगीत भी अच्छा है। पर यह सुनिश्चित करें कि जो संगीत आप बजा रहे हैं, वह आपको भी पसंद हो।

जाँचें

दूसरी तिमाही की शुरुआत तक, होने वाली माँ के स्वास्थ्य से जुड़ीं समस्त मूलभूत जाँचें संपन्न हो चुकी होती हैं। यदि किसी कारणवश आप दूसरी तिमाही में ही पहली बार डॉक्टर के पास गयी हैं तो पूर्व अध्याय में वर्णित जाँचे दूसरी तिमाही में ही की जाएगीं। लेकिन डबल मार्कर और एन टी स्कैन जैसी जाँचें, जो पहली तिमाही में शिशु में डाउन्स सिंड्रोम की जाँच हेतु की जाती हैं, दूसरी तिमाही में संभव नहीं हैं अतः अब ट्रिपल मार्कर एवं क्वाड्रुपल मार्कर जाँचों को कराना होगा।

ट्रिपल मार्कर जाँच : यदि आपने पहली तिमाही में डबल मार्कर जाँच नहीं करायी है, तो आपके पास ट्रिपल मार्कर जाँच कराने का विकल्प है। यह जाँच 16-20 सप्ताह में करायी जाती है। जैसा कि इसके नाम से ही पता चलता है, यह जाँच तीन हॉर्मोनों : बी एच सी जी, अल्फा फीटो प्रोटीन (ए.एफ.पी) और ओईस्ट्रीऑल के संयुग्म का विश्लेषण करता है। इसके मिश्रित परिणामों को एक कम्प्यूटर प्रोग्राम में दर्ज़ किया जाता है और डाउन्स सिंड्रोम से प्रभावित होने के जोख़िम का विश्लेषण किया जाता है।

क्वाड्रुपल मार्कर जाँच : क्वाड्रुपल मार्कर जाँच, चौथे मार्कर, जो कि हॉर्मोन अवरोध है, का विश्लेषण करता है। यहां यह समझना ज़रूरी है कि ये जाँचें केवल स्क्रीनिंग जाँचें हैं और अंतिम निष्कर्ष ऊतकों के वास्तविक नमूने अर्थात बायोप्सी के द्वारा ही प्राप्त होता है जिसमें गर्भपात का जोख़िम भी होता है। इन स्क्रीनिंग जाँचों में दोनों ही प्रकार के गलत परिणाम–फ़ॉल्स पॉज़िटिव (जिसमें जाँच का परिणाम शिशु के असामान्य होने के उच्च जोख़िम की पुष्टि करे जबकि वास्तव में शिशु सामान्य हो) और फ़ॉल्स नेगेटिव (जहाँ जाँच परिणाम सामान्य हो जबकि वास्तव में शिशु असामान्य हो) प्राप्त होने की संभावना है। जाँच का परिणाम शिशु के असामान्य होने की पुष्टि करे लेकिन वास्तव में शिशु सामान्य हो तथा इसके विपरीत जाँच परिणाम शिशु के सामान्य होने की पुष्टि करें और वास्तव में शिशु असामान्य हो।

अनियमित्ता स्कैन (एनोमली स्कैन) : यह स्कैन लगभग 18 से 20 वें सप्ताह में किया जाता है। इस स्कैन के दौरान सोनोलॉजिस्ट गर्भस्थ शिशु के प्रत्येक अंग का विधिपूर्वक से मूल्यांकन करता है कि कहीं कोई अनियमित्ता तो नहीं है और वह शारीरिक रूप से सामान्य है। यह याद रखना ज़रूरी है कि यद्यपि स्कैन का इस्तेमाल अनियमित्ता की जाँच करने के लिए किया जाता है परंतु प्रत्येक अनियमितताओं में नहीं आती। सटीक मूल्यांकन के लिए शिशु को उचित अवस्थिति में होना चाहिए। अल्ट्रासोनोग्राफ़ी के द्वारा शारीरिक बनावट से जुड़ी अनियमितता और अन्य मूल समस्याओं, जैसे एम्नियोटिक तरल में शिशु का ज़्यादा सक्रिय न होना, की पहचान होती है। यह एंजाइम दोष जैसी कार्यात्मक अनियमितता को नहीं पकड़ पाता और अल्ट्रासोनोग्राफ़ी में सामान्य दिखने वाला शिशु भी मानसिक रूप से विकलांग हो सकता है। अतः किसी अन्य आधुनिक चिकित्सीय उपकरण की तरह अल्ट्रासोनोग्राफ़ी

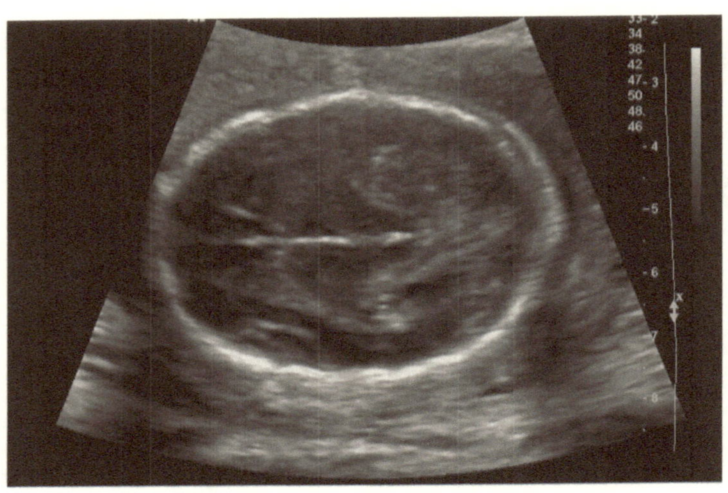

शिशु के सिर का भाग दर्शाती अल्ट्रा साउण्ड छवि, जिसमें सफ़ेद गोल भाग खोपड़ी है।
सौजन्य से : डॉ. मोहित सिंह

भी माता-पिता को कुछ हद तक संतुष्ट करने का एक माध्यम है। अंतिम उत्तर तभी प्राप्त होता है जब माता-पिता की बाहों में शिशु का इस दुनिया में स्वागत होता है और बाद में जब शिशु बढ़ना शुरू करता है। दुर्भाग्यवश हमारे देश में अधिकतर माता-पिता अपनी संतान को शिक्षा, खेलकूद और अन्य क्षेत्रों में शीर्ष पर देखना चाहते हैं। काश कि हम यह समझकर खुश हो पाते कि हमारी संतानें हँस सकती हैं गा सकती है और खेल सकती है और कक्षा में पहले या दसवें स्थान पर आना वास्तव में कोई महत्त्व नहीं रखता।

अनियमितता स्कैन सामान्यतः गर्भावस्था के 18 से 20 वें सप्ताह में संपन्न किया जाता है और भारत में चिकित्सीय गर्भपात की अनुमति केवल 20 सप्ताह तक ही है। अतः यदि कोई जन्मजात विकृति की पहचान होती है तो सही समय पर गर्भपात कराया जा सकता है। लेकिन कुछ निश्चित अंगों, जैसे शिशु के हृदय को लगभग 22 वें सप्ताह में ही ठीक से देखा जा सकता है और डॉक्टर इस समय माँ को पुनः बुला सकते हैं। अनियमितता स्कैन के बाद सामान्यतः एक और स्कैन शिशु के स्वास्थ्य और सामान्य वृद्धि के मूल्यांकन हेतु किया जाएगा। उच्च जोख़िम वाली माँ को समय-समय पर अल्ट्रासोनोग्राफ़ी के लिए बुलाया जा सकता है।

आगे होने वाली जाँचें

यदि किसी महिला के गर्भ में डाउन सिंड्रोम वाली संतान होने का ख़तरा पाया जाता है तो उसे एक और जाँच कराने की आवश्यकता होगी जो शिशु के ऊतकों का विश्लेषण करती है। यह एक विशेष जाँच है जो सामान्यतः नहीं की जाती।

एम्नियोसेन्टेसिस

द्वितीय तिमाही में शिशु की आनुवांशिक बनावट के मूल्यांकन के लिए सबसे अच्छा तरीक़ा एम्नियोटिक तरल, जो गर्भस्थ शिशु के चारों ओर रहता है, में से भ्रूण कोशिकाओं का विश्लेषण करना है। यह जाँच तभी की जाती है यदि स्क्रीनिंग जाँच पॉजीटिव आयी हो अथवा डॉक्टर को अल्ट्रासोनोग्राफ़ी के दौरान गर्भस्थ शिशु में कोई असामान्यता होने का संदेह हो और वह शिशु की सटीक आनुवांशिक बनावट को तय करना चाहता हो। यह जाँच कभी-कभी तब भी की जाती है जब परिवार में आनुवांशिक विकार का इतिहास रहा हो अथवा शिशु के माता-पिता उसका सामान्य होना सुनिश्चित करना चाहते हों। कभी-कभी गर्भ के आंतरिक भाग में संक्रमण का संदेह होने पर भी यह जाँच करायी जाती है जिसमें डॉक्टर यह जानना चाहते हैं कि कहीं शिशु तो संक्रमण से प्रभावित नहीं है।

इसमें डॉक्टर, महिला को एक पूर्व निर्धारित तिथि पर बुलाता है। एक प्रारंभिक अल्ट्रासोनोग्राफ़ी की जाती है जिसके माध्यम से सुई प्रवेश कराने के सटीक मार्ग को तय किया जाता है। पेट की त्वचा को एंटीसैप्टिक घोल से साफ़ किया जाता है। इसके उपरांत अल्ट्रासोनोग्राफ़ी मशीन के संकेतों के अनुसार एक पतली सुई गर्भगुहा में प्रवेश करायी जाती है और प्राप्त तरल को जाँच के लिए भेजा जाता है। इसमें इंजैक्शन लगने जितना ही दर्द होता है।

एम्नियोसेन्टेसिस में सी.वी.एस. की तुलना में कम कौशल की आवश्यकता होती है। इस प्रक्रिया के कारण शिशु को खो देने का जोख़िम भी कम है। इसका एक पक्ष यह भी है कि होने वाले माता-पिता अपने अजन्में शिशु के प्रति अधिक लगाव रखने लगते है और इस प्रकार प्रतिकूल जाँच रिपोर्ट काफ़ी दुःखद हो सकती है। दूसरी तिमाही में गर्भपात में - डॉक्टर हल्के प्रसव के लिए दवायें देते हैं। परंतु इसमें ज़्यादा समय लगता है और

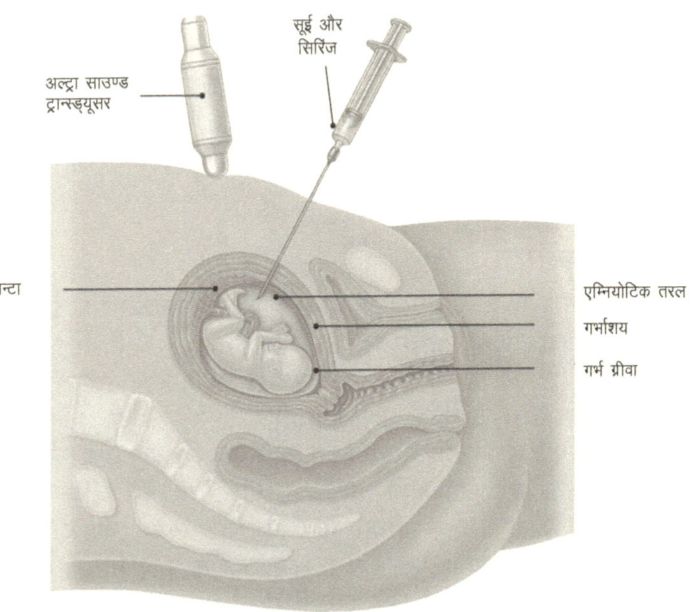

एम्नियोसेंटेसिस : यह ध्यान रखा जाता है कि ऐसा स्थान खोजें जहाँ भ्रूण या प्लासान्टा को धुये बिना ही तरल को निकाला जा सके।

पहली तिमाही की तुलना में गर्भपात कराने में अधिक प्रतिकूल प्रभाव जैसे रक्त स्त्राव और अपूर्ण गर्भपात इत्यादि की संभावनाएँ अधिक होती हैं।

कुछ और प्रश्न

क्या मैं वाहन चला सकती हूँ?

निश्चित रूप से! पर सुनिश्चित करें कि सीट बैल्ट लगी हुई हो। अब आपके ऊपर अपनी और अपने गर्भस्थ शिशु – दोनों की देखभाल की ज़िम्मेदारी है।

मुझे विदेश यात्रा पर जाना है। क्या मैं हवाई यात्रा कर सकती हूँ? मुझे कौन–कौन सी सावधानियाँ बरतनी चाहिए?

अवश्य, परंतु कुछ सावधानियों के साथ। ऐसी कोई वज़ह

नहीं है कि आप हवाई यात्रा नहीं कर सकतीं, जब तक कि डॉक्टर द्वारा आपको विशेष रूप से मना न किया गया हो। सभी एयर लाइन कंपनियां गर्भवती महिलाओं से "फिट टू फ्लाई" यानि "उड़ान के लिए शारीरिक रूप से फिट" प्रमाणपत्र मांगती है जिसे आपके डॉक्टर द्वारा यात्रा के एक सप्ताह के भीतर जारी किया गया हो। और यह सुनिश्चित कर लें कि आपने गर्भावस्था के दौरान हवाई यात्रा संबंधी एयर लाइन की नीतियों को समझ लिया है। ज़्यादातर एयर लाइन्स आपको गर्भावस्था के 34 से 36 वें सप्ताह तक यात्रा की अनुमति देती हैं। अपने लौटने की तिथि को समय रहते तय कर लें क्योंकि पायलट ऐसे यात्री को हवाई जहाज से उतारने का अधिकार रखते हैं जिसके बारे में उन्हें ऐसा लगे कि इसे हवाई यात्रा के दौरान प्रसव हो सकता है, भले ही उसके पास चिकित्सीय प्रमाण पत्र हो। सुनिश्चित करें कि यात्रा के दौरान हर 2-3 घंटे में पर्याप्त मात्रा में पानी और अन्य पेय ग्रहण करते रहें तथा गलियारे में टहलती रहें। अपने चिकित्सीय रिकॉर्ड और परामर्श पत्रों (प्रेस्क्रिप्शनों) को अपने साथ रखें तथा अपने साथ अपनी समस्त दवायें पर्याप्त मात्रा में साथ लेकर जायें क्योंकि हो सकता है कि विदेश में आपको उसी ब्रांड उचित खुराक की दवा न मिले।

क्या मैं लंबी दूरी की रेल और बस यात्रा कर सकती हूँ?

यहाँ भी वही नियम लागू होते हैं। ध्यान रखें कि थोड़ी-थोड़ी देर के बाद आप गलियारे में टहलती रहें। यदि आप ऐसा नहीं करेंगी तो आपके निचले अंगों में रक्त का परिसंचरण रुकने लगेगा है और ऐसी संभावना है कि यात्रा के अंत में आपके पैरों और ऐड़ियों में सूजन आ जायेगी। यदि आप कार से यात्रा कर रही हैं तो हर कुछ घंटों में इसी उद्देश्य हेतु यात्रा को राकें। यह सुनिश्चित करें कि आपके गंतव्य स्थान पर पर्याप्त चिकित्सा सुविधा मौजूद हो विशेषकर यदि आपको उच्च जोख़िम गर्भावस्था हो।

मुझे कार्यालय में देर तक कम्प्यूटर पर काम करना पड़ता है। क्या इससे मेरे शिशु को ख़तरा हो सकता है?

कम्प्यूटर से आपके शिशु को कोई ख़तरा नहीं है। लेकिन हर कुछ घंटों में टहलने की आदत डाल लें। यदि आपका कार्यालय वातानुकूलित है तो दिन भर पर्याप्त मात्रा में जल ग्रहण करती रहें। संक्षेप में, आप चाहे जितने भी महत्त्वपूर्ण कार्य में व्यस्त हों, नियमित अंतराल पर पानी पीना, नाश्ता करना एवं दोपहर को भोजन करना न भूलें। आपकी शर्करा से ही शिशु को भी शर्करा की आपूर्ति होती है और यदि आप देर तक भूखी रहती हैं तो आपका शर्करा - स्तर सामान्य स्त्री, 'जो गर्भवती न हो' की तुलना में अधिक गिर सकता है।

मुझे थोड़ी मात्रा में योनि स्राव होता रहता है। क्या यह सामान्य है?

गर्भावस्था में हॉर्मोन स्तर में अभिवृद्धि होती ही है, जिनमें से कुछ योनि स्राव का कारण बनते हैं। सामान्यतः ये स्राव रंगहीन या गेहुंआ तथा गंधहीन होते हैं। लेकिन, अधिक मात्रा में स्राव होने पर या दुर्गंधपूर्ण स्राव होने पर या स्राव के रंग में परिवर्तन (हरा या भूरा) होने पर कृपया अपने डॉक्टर से संपर्क करें।

क्या हम संभोग कर सकते हैं?

यदि आपकी गर्भावस्था सामान्य है और उच्च जोख़िम वाली नहीं है, तब दोनों लोग आपसी सहमति से संभोग कर सकते हैं। गर्भावस्था अवधि बढ़ने पर संभोग के समय आपको अन्य आसन अपनाने पड़ सकते हैं ताकि आगे निकल आए पेट पर दबाव न बने।

दूसरी ओर, यदि आपको समयपूर्व प्रसव, रक्त स्राव की शिकायत रह चुकी हो अथवा प्लासेंटा निचले स्थान पर है तो बेहतर यही होगा कि आप संभोग न करें क्योंकि इससे गर्भ के संकुचन या रक्त स्राव होने का अंदेशा है।

विशेषज्ञ की राय

गर्भावस्था के दौरान विकिरण

डॉ. अभिजीत राउत रेडियोलॉजिस्ट (सी टी स्कैन एवं एम आर आई विशेषज्ञ) (www.drcorp.org)

क्या गर्भावस्था के दौरान एक्स–रे हानिकारक हैं?

गर्भावस्था के दौरान विकिरण से प्रभावित होना चिंता की बात है। आपकी प्रसूति रोग विशेषज्ञ या रेडियोलॉजिस्ट तभी विकिरण परीक्षण कराने का परामर्श देंगे, जब यह चिकित्सीय रूप से आवश्यक हो। विकिरण के जोख़िम को कम करने के लिए रेडियोलॉजिस्ट अपने अध्ययन को सुधार सकता है।

याद रखने योग्य बातें निम्नवत हैं :

- आयोनाइज़िंग रेडियेशन (आयनीकृत विकिरण) से बढ़ते हुए भ्रूण पर विपरीत प्रभाव पड़ सकता है।

- विकिरण का प्रभाव गर्भावस्था की अवधि, भ्रूण की कोशिका-मरम्मत प्रणाली (cell repair mechanism) एवं अवशोषित विकिरण की मात्रा पर निर्भर करता है।

- 2 से 15 हफ्ते के दौरान भ्रूण विकिरण के प्रभावों के प्रति अधिक संवेदनशील होता है। इस अवधि के पहले या बाद विकिरण जनित असामान्यता प्रायः नहीं पायी जाती है।

- सामान्य एक्स–रे, फ्लोरोस्कोपी एवं सी टी स्कैन जैसे रेडियोलॉजिकल परीक्षणों का संभाव्य जैविक प्रभाव होता है। कम्प्यूटेड टोमोग्राफ़ी में एक्स–रे की तुलना में अधिक विकिरण स्तर होता है। लेकिन फिर भी ज़्यादातर अवसरों पर सी टी स्कैन कराने का परामर्श दिया जाता है, क्योंकि इससे रेडियोग्राफ़ की तुलना में अधिक चिकित्सीय जानकारी प्राप्त होती है।

- यदि गर्भवती स्त्री का गर्भाशय विकिरण क्षेत्र से बाहर है तो यह बिखरे हुए विकिरण से प्रभावित होता है एवं भ्रूण पर विकिरण का कम प्रभाव पड़ता है।

- उपयुक्त इमेजिंग अध्ययन द्वारा सटीक और सही समय पर मिलने वाले निदान के लाभ की तुलना में भ्रूण के लिए विकिरण से होने वाले जोख़िम का सावधानी पूर्वक आकलन किया जाना चाहिए।

- जहाँ तक संभव और उपलब्ध हो, गर्भवती महिला की दशा की जाँच हेतु अल्ट्रासोनोग्राफ़ी एवं मैग्नेटिक रिजोनेंस इमेजिंग जैसे वैकल्पिक तरीक़ों का प्रयोग किया जाना चाहिए।

- यदि आप गर्भवती हैं, तो रेडियोलॉजिस्ट को सूचित करें। यदि रेडियोलॉजिकल प्रक्रिया जटिल एवं तत्काल प्रकृति की है तो रेडियोलॉजिस्ट गर्भवती महिला एवं भ्रूण को विकिरण से बचाने के लिए मानक इमेजिंग प्रोटोकॉल में फेरबदल कर विकिरण दर को कम कर सकता है। वह सटीक निदान प्राप्त करने हेतु विकिरण को समायोजित करके अपने अध्ययन को कम कर सकता है।

मुझे पहली तिमाही में रेडियोग्राफ़ी करानी पड़ी थी। क्या मुझे गर्भपात कराना पड़ेगा?

गर्भपात या गर्भ समाप्ति का निर्णय लेने के पूर्व अपने स्त्री रोग विशेषज्ञ या रेडियोलॉजिस्ट से परामर्श करें। एक्स–रे की शक्ति को रैड्स, ग्रे और सीवर्ट में मापा जाता है। ज़्यादातर रेडियोलॉजिकल परीक्षणों में मरीज़ को 50 मिलीग्रे (mGy) से कम विकिरण प्रदान किया जाता है। यद्यपि विकिरण की घातक मात्रा अभी तक अज्ञात है, परंतु 50 मिलीग्रे (5 रैड्स) से कम विकिरण होने पर अब तक गर्भ समाप्ति या भ्रूण विसंगति के मामले सामने नहीं आए हैं।

5

तीसरी तिमाही

अंतिम तीन महीने – रोमांचक होने के साथ-साथ थका देने वाले भी हो सकते हैं। आपकी प्रसव या डिलेवरी तिथि नज़दीक आ रही है और अब आपसे और इंतज़ार नहीं हो पा रहा है। मैं जब भी अपने मरीज़ों को शिशु जन्म की अपार खुशी का बेसब्री से इंतज़ार करते हुये देखती हूँ, तब मैं उनसे कहती हूँ कि कुछ दिन और अपनी नींद के मजे ले लो क्योंकि उन्हें यह अंदाज़ा नहीं है कि उन्हें आगे क्या अनुभव होने वाला है। मैं यह बात पूरी गंभीरता से कह रही हूँ कि चाहे जितना आप और आपका परिवार नवागंतुक के स्वागत के लिए तैयार हो, वास्तव में आप कभी भी पूरी तरह से तैयार नहीं होते। लेकिन अभी शिशु के आगमन में 3 माह का व़क्त शेष है और अभी आपको लंबा रास्ता तय करना है (माफ़ कीजिए)।

आठवे महीने से डॉक्टर सामान्यतः आपको हर पंद्रह दिन में प्रसवपूर्ण परीक्षण के लिए बुलाते हैं और आख़िरी महीने में हर सप्ताह। हर मुलाक़ात में डॉक्टर महिला से उसके स्वास्थ्य और कुशलक्षेम के बारे में पूछते हैं। उसका वज़न और रक्तचाप मापा जाता है। उसकी हथेलियों, जीभ व आँखों से रक्त अल्पता की चिकित्सीय जाँच की जाती है। उसके पैरों और एड़ी की सूजन की जाँच की जाती है। गर्भस्थ शिशु के विकास की जाँच तथा गर्भ में उसकी स्थिति की जाँच के लिए उदर का परीक्षण किया जाता है। शिशु के हृदय की धड़कनों पर भी ध्यान दिया जाता है। आवश्यकता पड़ने पर डॉक्टर आंतरिक रूप से भी जाँच कर सकते हैं।

मेरे शरीर को क्या हो रहा है?

तीसरी तिमाही की शुरुआत होने तक, आपका शरीर गर्भाशय और उसमें पल रहे शिशु के साथ अधिकतम समायोजन कर चुका होता है। गर्भस्थ शिशु की आवश्यकताओं की पूर्ति हेतु माँ की हृदयगति बढ़ जाती है। उसकी नाड़ी में 10 धड़कन प्रति मिनट तक की बढ़ोत्तरी हो जाती है और हृदय तेजी से धड़कता है। कई महिलायें शरीर में बढ़े इस वज़न के प्रति अवगत होती हैं और कभी कभार ही उन्हें घबराहट होती है। गर्भाशय बढ़ते-बढ़ते डायफ्रम को स्पर्श करने लगता है।

तीसरी तिमाही तक शिशु के अंग लगभग पूरी तरह से विकसित हो चुके होते हैं। सिर्फ़ इसके वज़न और आकार में ही वृद्धि होना शेष रहती है। एक स्वस्थ शिशु एम्नियोटिक तरल में इधर-उधर हिलता रहता है। प्रारंभिक महीनों में एम्नियोटिक तरल की मात्रा शिशु के आकार की तुलना में कहीं ज़्यादा होती है और वास्तव में शिशु गर्भ में कलाबाजियाँ खाता रहता है और प्रायः अपनी गर्भनाल में उलझ जाता है जो पूरी तरह से एक सामान्य परिघटना है एवं इस बारे में बेवज़ह चिंता करने की ज़रूरत नहीं है। नौवे महीने में शिशु का आकार पर्याप्त बड़ा हो चुका होता है अतः उसका हिलना डुलना सीमित हो जाता है परंतु वह अभी भी अपने हाथ-पैर चला सकता है, अपनी पीठ सीधी कर सकता है तथा अपनी श्वसन गतिविधि को उत्तेजित कर सकता है। आमतौर पर सभी माँओं को शिशु की इन हलचलों के बारे में जानकारी होती है और अवचेतन रूप से इस पर नज़र रखती है और कई पिता भी ऐसा करते हैं। बहुत अधिक स्थूलकाय या मोटी महिलाओं को कभी कभार इन हलचलों के अनुभव में कठिनाई आती है।

मुझे किस चीज़ के लिए तैयार रहना चाहिए?

चूँकि आपका गर्भाशय अब डायफ्रम को स्पर्श कर रहा है, अतः आपको प्रायः बेचैनी और कभी कभार साँस लेने में कठिनाई हो सकती है। गर्भाशय इसके पीछे अवस्थित बड़ी रक्त वाहिका पर भी दबाव डालता है जिससे लगभग 50 प्रतिशत गर्भवती महिलाओं को पैरों और टखनों में सूजन की शिकायत रहती है। सभी डॉक्टर अपने मरीज़ों को एक तरफ़ करवट लेकर आराम करने तथा सोते समय पैरों के नीचे तकिया रखने की सलाह देते हैं। इससे सूजन को दूर करने तथा शरीर के निचले भाग से रक्त को पुनः हृदय तक वापस

भेजने में सहायता मिलती है। रक्त वाहिकाओं पर कम दबाव होने पर ही शिशु को रक्त की आपूर्ति बेहतर तरीक़े से सुनिश्चित की जा सकती है। यदि आपको एक ओर करवट लेकर सोने में असुविधा होती तथा सीधे लेटने में आराम मिलता है तो सीधे लेटते समय एक ओर अपने नीचे तकिया रख लें।

कई महिलायें स्तन में से स्राव की शिकायत करती हैं परंतु यह पूरी तरह से सामान्य है। यह आपके स्तन से निकल रहा दुग्ध है जो उत्पादन हेतु तैयार है। ऐसा गर्भावस्था में किसी भी समय हो सकता है परंतु प्रायः यह आख़िरी महीनों में देखा जाता है। बेहतर होगा कि इन स्रावों पर ध्यान न दें।

जाँचें: माता व भ्रूण के स्वारथ्य की जानकारी हेतु

होने वाली माँ के स्वास्थ्य से संबंधित ज़्यादातर जाँचें पहले ही पूरी हो चुकी होती हैं। अंतिम तिमाही में जैसे-जैसे गर्भावस्था की अवधि बढ़ती है, हॉर्मोन में होने वाले परिवर्तन महिला के चयापचय तंत्र को प्रभावित कर सकते हैं जिसके परिणामस्वरूप गर्भावस्था के अंतिम भाग में मधुमेह हो सकता है। इसी तरह, यदि होने वाली माँ पहले से ही थायरॉइड उपचार हेतु औषधियाँ ले रही है तो उन्हें हॉर्मोन के स्तर में हो रहे परिवर्तनों के अनुसार समय-समय पर पुनः निर्धारित किए जाने की आवश्यकता पड़ सकती है।

कभी-कभी, गर्भावस्था के सांतवे महीने के दौरान मधुमेह की जाँच हेतु रक्त परीक्षण किया जा सकता है। होने वाली माँ को इस जाँच के लिए उपवास नहीं करना होता, वास्तव में उसे ग्लूकोज़ की एक निश्चित मात्रा पीने को दी जाती है और एक नियमित अंतराल पर रक्त शर्करा की जाँच की जाती है। यदि जाँच के परिणाम असामान्य पाये जाते हैं तो गर्भावस्था मधुमेह की जाँच के लिए और भी परीक्षण कराना आवश्यक हो जाता है। उदाहरण के लिए, 50 ग्राम ग्लूकोज़ स्क्रीनिंग जाँच में महिला को 50 ग्राम ग्लूकोज़ पीने को कहा जाता है और एक घंटे बाद रक्त में ग्लूकोज़ स्तर की जाँच की जाती है।

आपका शिशु अब पर्याप्त रूप से विकसित हो चुका है। इसका तंत्रिका तंत्र और अन्य तंत्र लगातार विकसित और परिपक्व हो रहा है। इसलिए, गर्भस्थ शिशु के स्वास्थ्य की जाँच हेतु कुछ निश्चित जाँचें कराये जाने की आवश्यकता होती है। ये जाँचें सभी महिलाओं पर नहीं करायी जाती

हैं। सामान्यतः गर्भस्थ शिशु के स्वास्थ्य और कुशलक्षेम का आकलन उसकी गतिविधि पर सामान्य नज़र रखकर ही किया जा सकता है।

फिर भी, डॉक्टर के पास शिशु के कुशलक्षेम की निगरानी हेतु कई माध्यम होते हैं। यद्यपि ये जाँचें उच्च जोखिम वाली गर्भावस्था वाले मामलों में ही करायी जाती है, ताकि शिशु के व्यवहार नजर रखी जा सके, लेकिन निम्न जोखिम वाली गर्भावस्था में निगरानी हेतु साधारण तरीकों का इस्तेमाल भी किया जाता है।

पैरों की हलचल की गणना तालिका

डॉक्टर द्वारा गर्भस्थ शिशु के स्वास्थ्य की निगरानी का एक आसान तरीका यह भी है कि वे होने वाली माँ से एक तालिका या चार्ट बनाने को कहते हैं जिसमें गर्भस्थ शिशु द्वारा दिनभर पैर से मारी गई ठोकरों की गणना दर्ज़ की जाये। दिन भर में एक तय समय (उदाहरण के लिए प्रातः 09 बजे) से शुरू करके महिला से यह दर्ज़ करने को कहा जाता है कि शिशु ने 10 वीं ठोकर कब मारी है। इस अभ्यास को सामान्यतः "कार्डिफ काउंट टू टैन" नाम से जाना जाता है क्योंकि इसका सर्वप्रथम विवरण वेल्श नगर के डॉक्टरों ने दिया था। सामान्यतः ज़्यादातर शिशु 3 से 4 घंटे की भीतर ही 10 बार गतिविधि कर लेते हैं। यदि शिशु को गर्भाशय के भीतर किसी तरह की परेशानी हो रही है तो होने वाली माँ को 10 गतिविधियों के पूरा होने में हो रहे विलंब महसूस हो सकता है।

गर्भस्थ शिशु के स्वास्थ्य की निगरानी हेतु एक अन्य तरीका यह भी है कि माँ को सुबह, दोपहर और शाम को एक घंटे की अवधि में शिशु की गतिविधि की गणना करने को कहा जाता है। भ्रूण द्वारा की जाने वाली गतिविधि की इस तरह से निगरानी की विधि को सर्वप्रथम साडोवस्की, पॉलीशुक और याफे द्वारा सामने लाया गया था। हो सकता है कि गर्भस्थ शिशु किसी विशेष समय में निष्क्रिय रहे, परंतु उसे दिनभर निष्क्रिय नहीं रहना चाहिए।

सामान्यतः यह जाँच उच्च जोखिम गर्भावस्था में शिशु के स्वास्थ्य की निगरानी हेतु प्रयोग में लाई जाती है। माँ के अलावा और कौन जान सकता है कि उसके गर्भ में पल रहा शिशु सामान्य गतिविधि कर रहा है अथवा नहीं? यद्यपि कुछ महिलायें, मोटी और दुबली दोनों, आसानी से शिशु की गतिविधि

को अनुभव करने में कठिनाई महसूस करती हैं, लेकिन कुल मिलाकर यह एक सरल-सी जाँच है जो हमें बताती है कि गर्भस्थ शिशु सकुशल है।

हालांकि, कुछ अन्य परिष्कृत जाँचे भी है जिनसे भ्रूण या गर्भस्थ शिशु के स्वास्थ्य की जानकारी प्राप्त की जा सकती है।

भ्रूण हृदय धड़कन दर की इलैक्ट्रॉनिक निगरानी (ई.एफ़.एच.आर.एम)

इलैक्ट्रॉनिक भ्रूण हृदय धड़कन दर मॉनीटर वह मशीन है जो ग्राफ़ पेपर पर शिशु की हृदयगति या धड़कन को दर्ज़ करती है। इस उपकरण का प्रयोग गर्भावस्था और प्रसव, दोनों के दौरान किया जाता है। यह एक छोटा-सा मॉनीटर होता है जो पलंग के किनारे रखा होता है। महिला के पेट पर ट्रॉस्ड्यूसर या रिकॉर्डर लगी बैल्ट बांधी जाती है। बैल्ट के ट्रॉस्ड्यूसर या रिकॉर्डर को ठीक उस जगह रख जाता है जहाँ से भ्रूण की हृदय धड़कन सबसे अच्छी तरह सुनायी देती है। ट्रॉस्ड्यूसर हृदय की धड़कन को दर्ज़ करता है तथा मशीन में भेजता है जो रिकॉर्डिंग को एक चलते हुए ग्राफ़ पेपर पर दर्ज़ करती है। इस रीडिंग या आँकडों से दो प्रमुख पैरामीटर सामने आते हैं : गर्भस्थ शिशु की हृदयगति एवं उसकी गतिविधियाँ। भ्रूण की गतिविधि को सामान्यतः गतिविधि मार्कर की सहायता से दर्ज़ किया जाता है। गतिविधि मार्कर एक बटन होता है जिसे होने वाली माँ अपनी मुट्ठी में रखती है। हर बार जैसे ही महिला को गतिविधि का अनुभव होता है, वह बटन दबाती है और यह ग्राफ़ पेपर पर दर्ज़ होता है। मशीन उन गतिविधियों को भी दर्ज़ कर लेती है, जिनका अनुभव होने वाली माँ को भी नहीं होता। इस प्रकार ग्राफ़ को देखते ही डॉक्टर को भ्रूण की हृदय धड़कन एवं उसकी गतिविधि की सटीक जानकारी प्राप्त हो जाती है।

गैर-तनाव जाँचें

ई एफ़ एच आर एम दो तरह से की जा सकती है। पहली जिसमें साधारण रिकॉर्डिंग ही की जाती है, को गैर-तनाव जाँच अथवा एन एस टी कहते हैं। इस जाँच में शिशु को कोई अतिरिक्त तनाव या उत्तेजक नहीं दिया जाता। यह एक साधारण रिकॉर्डिंग है जिसमें गर्भस्थ शिशु की हृदय धड़कन को दर्ज़ किया जाता है। जब भी आप नाचते या दौड़ते हैं, आपकी हृदय धड़कन तेज़ हो जाती है। इसी तरह जब एक स्वस्थ्य गर्भस्थ शिशु गतिविधि करता है तो

उसके हृदय की धड़कन बढ़ जाती है। यह ग्राफ़ पेपर पर बढ़त के रूप में दर्ज़ होती है। लेकिन यदि ग्राफ़ पेपर पर कोई बढ़त दर्ज नहीं होती है तो ऐसी संभावना है कि गर्भस्थ शिशु पूरी तरह स्वस्थ न हो। हालांकि ऐसा भी हो सकता है कि शिशु स्वस्थ्य हो, पर निष्क्रिय अवस्था में हो। ऐसी स्थिति में, डॉक्टर सर्वाधिक तर्क संगत काम करते हैं : वे इस आशा में जाँच की अवधि को बढ़ा देते हैं कि शिशु नींद से जाग जाएगा, या वे बाद में जाँच करते हैं।

तनाव जाँचें

जैसा कि नाम से ही पता चलता है, इस जाँच में शिशु को थोड़ा-सा तनाव दिया जाता है तथा उसकी प्रतिक्रिया का अध्ययन किया जाता है। इस बात की चिंता न करें कि शिशु पर अवांछित तनाव डाला जा रहा है। इसमें कोई बहुत ज़्यादा तनाव नहीं दिया जाता, यह तनाव एक तेज आवाज़ के रूप में हो सकता है जो महिला के पेट के नज़दीक की जाती है अथवा यह एक कंपन पैदा करने वाला यंत्र हो सकता है जो इलैक्ट्रॉनिक टूथब्रश के समान कंपन पैदा करता है।

जब भी आपके नज़दीक कोई पटाखा बजता है, तब आप चौंक जाते हैं और आपके हृदय की धड़कन बढ़ जाती है। स्वस्थ्य शिशु भी ऐसा ही करता है। वास्तव में कई महिलाओं को अपने गर्भ में उस समय हलचल का अनुभव होता है जब आसपास कोई तेज़ ध्वनि हुई हो या तेज़ स्वर के साथ दरवाज़ा बंद हुआ है। वास्तव में ये उस तेज़ ध्वनि के प्रति शिशु की प्रतिक्रिया है। होने वाली माँ के पेट के नज़दीक तेज आवाज़ करने या कंपन देने से गर्भस्थ शिशु की चौंकने की प्रतिक्रिया प्राप्त की जा सकती है। इन्हें वाइब्रो-एकाउस्टिक स्टीम्यूलेशन टेस्ट कहा जाता है। डॉ. कैज़ाद दमानिया, प्रोफ़ेसर एवं वरिष्ठ स्त्री एवं प्रसूति रोग विशेषज्ञ हैं जिन्होंने भ्रूण के स्वास्थ्य की जानकारी हेतु इन जाँचों पर काफी कार्य किया है, और साथ ही साथ अल्ट्रासोनोग्राफ़ी करते हुए इन बाहरी उद्दीपकों के प्रति गर्भस्थ शिशु की प्रतिक्रिया का अध्ययन भी किया है। वे उच्च जोख़िम वाली गर्भावस्था में इस जाँच को कराने की पुरज़ोर सिफ़ारिश करते हैं तथा उन्होंने शिशु को होने वाले जोख़िम की और अधिक स्कोरिंग सटीक जानकारी प्राप्त करने हेतु एक प्रणाली का भी विकास किया है।

संकुचन तनाव जाँच

यह पूरी तरह से अलग तरीक़े की जाँच है जिसमें होने वाली माँ को ऐसी दवायें दी जाती है जिससे गर्भाशय में संकुचन या सिकुड़न होती है और प्रसव पीड़ा होती है। इस संकुचन के प्रति गर्भस्थ शिशु के हृदय की प्रतिक्रिया का अध्ययन किया जाता है। यदि गर्भ में पल रहा भ्रूण स्वस्थ है तो उसकी हृदय धड़कन पर कोई प्रभाव नहीं पड़ता। दूसरी ओर यदि गर्भस्थ शिशु किसी तरह से कमज़ोर है तो प्रत्येक संकुचन पर उसकी हृदय की धड़कन मंद पड़ती है। इससे डॉक्टर को यह जानकारी प्राप्त होती है कि गर्भस्थ शिशु प्रसव के दौरान होने वाले तनाव को सहने की स्थिति में नही है और उसे सिज़ेरियन सेक्शन द्वारा ही गर्भ से बाहर निकालना चाहिए। इस प्रकार संकुचन तनाव जाँच प्रसव पीड़ा के दौरान शिशु की क्षमता को तय करने का एक तरीक़ा है। सामान्यतः ये जाँच नहीं करायी जाती क्योंकि इससे कभी कभार महिला को समय पूर्व प्रसव भी हो सकता है।

बायोफिजीकल प्रोफ़ाइल

गर्भस्थ शिशु के सामान्य कार्यकलाप जैसे – हिलना डुलना एवं श्वसन आदि के द्वारा उसके स्वास्थ्य को जानने के लिए सोनोग्राफ़ी का प्रयोग किया जा सकता है। यह गर्भस्थ शिशु की बनावट की भी जाँच करता है। यह भी भ्रूण के स्वास्थ्य का एक अन्य सूचक है। एक अन्य मापदंड है गर्भस्थ शिशु के चारों ओर रहने वाले एम्नियोटिक तरल की मात्रा या एम्नियोटिक फ्लूइड इन्डेक्स। एन एस टी जैसी अन्य जाँचों के साथ-साथ इन मापदंडों या बायोफिजीकल प्रोफ़ाइल द्वारा गर्भस्थ शिशु के स्वास्थ्य एवं कुशलक्षेम की सटीक जानकारी प्राप्त हो सकती है।

कब और क्यों?

जब भी डॉक्टर गर्भस्थ शिशु या भ्रूण के स्वास्थ्य के बारे जानकारी करना चाहते हैं, वे जाँचें कराते हैं। ये जाँचें उस समय की जाती हैं जब गर्भस्थ शिशु एक निर्धारित सीमा तक शारीरिक रूप से परिपक्व हो चुका होता है और वांछित प्रतिक्रिया देने योग्य हो जाता है अथवा उस समय जब उसे गर्भाशय में कोई अवांछित तनाव महसूस हो रहा हो और उसे गर्भ से बाहर निकालने के लिए डॉक्टर के हस्तक्षेप की आवश्यकता हो। ये जाँचें उस समय

करायी जाती हैं जब डॉक्टर को ऐसा लगता है कि गर्भस्थ शिशु के स्वास्थ्य की निगरानी आवश्यक है जैसा कि उच्च जोख़िम वाली गर्भावस्था में होता है, जिसमें शिशु को इन्ट्रा यूटेराइन ग्रोथ रेस्ट्रिक्शन (आई.यू.जी.आर) का सामना करना पड़ता है।

यदि डॉक्टर आपको इनमें से किसी एक जाँच को कराने का परामर्श देते हैं, तो आपको घबराना नहीं चाहिए। आप अपने डॉक्टर से इन जाँचों को कराने का कारण पूछ सकते हैं। यदि यह उच्च जोख़िम गर्भावस्था है तो क्रमिक रूप से ये जाँचें करायी जायेंगी ताकि यह सुनिश्चित किया जा सके कि शिशु का उचित विकास हो रहा है। अलग-अलग डॉक्टर अपनी पसंद से विभिन्न जाँचों को कराने का परामर्श देते हैं जो शहर विशेष में उपलब्ध जाँच सुविधाओं और उस जाँच विशेष पर डॉक्टर की संतुष्टि पर निर्भर करता है।

क्या शिशु का विकास उचित तरीक़े से हो रहा है?

शिशु का विकास सर्वाधिक महत्त्वपूर्ण मानदंडों में से एक है जिसका ख्याल प्रत्येक डॉक्टर किसी भी गर्भावस्था में रखता है। एक स्वस्थ्य शिशु आकार - लंबाई और वज़न में बढ़ता है, जबकि अस्वस्थ्य शिशु के विकास में थोड़ा अवरोधित होता है– जिसे परंपरागत रूप से आई.यू.जी.आर. कहा जाता है। इसका यह तात्पर्य नहीं है कि इन शिशुओं का विकास स्थायी रूप से अवरुद्ध रहेगा। जैसे ही इन शिशुओं का जन्म होता है, वे अपने विकास में हुई कमी को पूरा कर लेते हैं तथा जल्द ही अन्य शिशुओं जैसे हो जाते हैं। आई.यू.जी.आर. कई कारणों से हो सकता है: कभी-कभी मातृत्व कारणों से, कभी-कभी भ्रूण और कभी-कभी दोनों कारणों से। इसके अलावा, कभी कभार गर्भ में शिशु के विकास को अवरुद्ध करने वाला कारण अंत तक एक रहस्य बना रहता है। कभी-कभी होने वाली माँ की दीर्घकालिक चिकित्सा दशा जैसे कि उच्च रक्तचाप होना भी शिशु के विकास को बाधित करता है। कभी-कभी प्लासेंटा भी दोषपूर्ण हो सकता है जो शिशु तक खाद्य और ऑक्सीजन की आपूर्ति नहीं कर पाता, एक अवरुद्ध पाइपलाइन की तरह नहीं जिसे कभी साफ़ नहीं किया जा सकता। बहुत कम मामलों में ऐसा भी होता है कि शिशु को आनुवांशिक दोष हो जो उसके सामान्य विकास को अवरुद्ध करता है। धूम्रपान और अत्यधिक मद्यपान भी शिशु के सामान्य विकास में कदापि सहायक नहीं है। "मैने कभी धूम्रपान नहीं किया है", आपका ऐसा

कहना एक सफ़ेद झूठ है। लगभग सभी व्यक्ति अप्रत्यक्ष धूम्रपान से प्रभावित होते हैं और यदि आपके परिवार में कोई ज़्यादा धूम्रपान करता हो तो इससे आप और गर्भस्थ शिशु दोनों पर विपरीत प्रभाव पड़ सकता है। कभी कभार एक आध गिलास शराब पीना हृदय के लिए अच्छा है और गर्भावस्था के दौरान इसका सेवन प्रतिबंधित नहीं है और मैं अपने चिकित्सा छात्रों को यही बताती भी रही हूँ, जब तक कि एक छात्र ने मुझसे यह नहीं कहा कि, "महिला को शायद यह जानकारी न हो कि उसे कब तक पीना है और कब रूक जाना है।"

डॉक्टर शिशु के विकास की निगरानी कैसे करते हैं? यह पता लगाने का सबसे आसान तरीक़ा है गर्भावस्था के दौरान माँ के वज़न में हुयी बढ़ोत्तरी। पहली तिमाही के दौरान जी मिचलाने और उल्टी होने के कारण महिला का वज़न कम हो सकता है। इसके बाद ज़्यादातर महिलाओं का प्रत्येक 10 सप्ताह में 3.5 किग्रा वज़न बढ़ता है। गर्भावस्था के उत्तरार्ध भाग में, ज़्यादातर महिलाओं का वज़न 0.5 किग्रा. प्रति सप्ताह अथवा 2 किग्रा. प्रति माह बढ़ता है। यदि महिला में द्रव प्रतिधारण अधिक हो अथवा जुड़वा संतान हो अथवा विशेष रूप से बड़ा शिशु हो (जैसा कि अनियंत्रित मधुमेह वाली महिलाओं में दृष्टिगोचर होता है), तो अवांछित वज़न बढ़ोत्तरी हो सकती है। अपर्याप्त वज़न वृद्धि यह दर्शाती है कि शिशु का विकास पर्याप्त रूप से नहीं हो पा रहा है अथवा माँ को दीर्घकालिक बीमारी है।

अभिवृद्धि को मांपने का एक अन्य आसान तरीक़ा है, महिला के उदर क्षेत्र की टेप द्वारा माप लेना और गर्भ की ऊँचाई मापना यानि जंघन अस्थि (प्यूबिक बोन) से लेकर गर्भाशय के शीर्ष तक माप। डॉक्टर विभिन्न मातृत्च शारीरिक मानदंडों जैसे गर्भनाल और स्टर्नम (उरोस्थि) इत्यादि की तुलना गर्भाशय की ऊँचाई से करके भी शिशु के विकास का अनुमान लगाते हैं।

अत्यधिक अनुभवी डॉक्टर उदर पर हाथ थपथपाकर ही यह अनुमान लगा सकते हैं कि गर्भस्थ शिशु के सिर के साथ शरीर का विकास प्रारंभ हुआ है अथवा नहीं।

इस तरीक़े के द्वारा डॉक्टर गर्भाशय में मौजूद तरल का भी सटीक अनुमान लगा सकते हैं। जिन मामलों में शिशु का विकास अवरुद्ध हो, वहां यह संभव है कि गर्भाशय में एम्नियोटिक तरल पर्याप्त मात्रा में न हो, इसलिए डॉक्टर को उदर दीवार को स्पर्श कर गर्भस्थ शिशु के अंगों को पहचानने

में आसानी होती है जबकि पर्याप्त एम्नियोटिक तरल वाले गर्भाशय में पल रहे शिशु के अंगों को पहचानने में कठिनाई होती है। वास्तव में, कभी-कभी तो एम्नियोटिक तरल की मात्रा इतनी कम होती है कि डॉक्टर के थपथपाते हुए हाथों को ऐंठें हुए गर्भाशय में शिशु फंसा हुआ सा महसूस होता है। यदि किसी कारण से गर्भावस्था के अंतिम चरण में गर्भस्थ शिशु का पोषण और विकास बाधित होता है तो प्रकृति स्वतः ही मस्तिष्क, महत्त्वपूर्ण अंगों तक रक्त आपूर्ति सुनिश्चित कर लेती है। इसलिए गर्भस्थ शिशु का सिर अपेक्षित दर के अनुसार विकसित होता रहता है जबकि भोजन को भंडारित करने वाला यकृत अपेक्षाकृत दुर्बल और कमज़ोर होने लगता है, परिणामस्वरूप गर्भावस्था के किसी विशेष चरण में उदर की परिधि अपेक्षित दर की तुलना में छोटी होती है। अल्ट्रासोनोग्राम में उदर की परिधि, सिर की परिधि की तुलना में पीछे रह जाती है। चिकित्सीय भाषा में इसे हैड-स्पेयरिंग

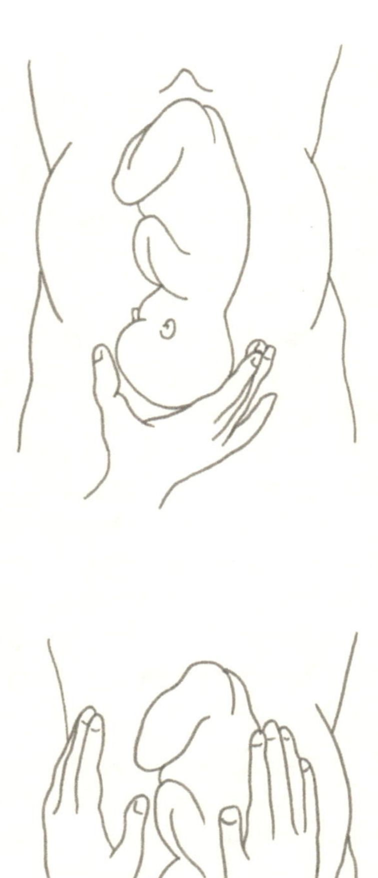

शिशु के सिर और पीठ को महसूस करना
सौजन्य से : डॉ. विवेक पाई

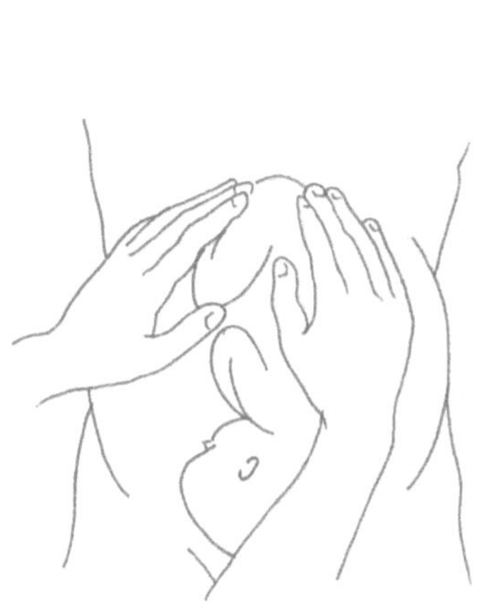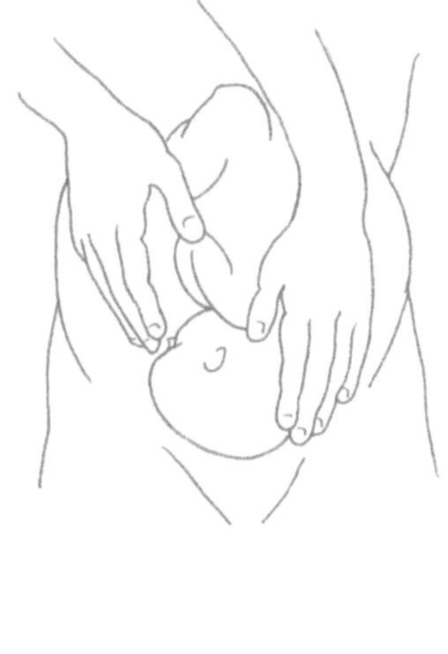

शिशु के नितम्ब और सिर को थपथपाना
सौजन्य से : डॉ. विवेक पाई

आई.यू.जी.आर. या असममात्रिक आई.यू.जी.आर. कहते हैं। दूसरी ओर यदि गर्भावस्था के प्रारंभिक महीनों में किन्हीं कारणवश गर्भस्थ शिशु की वृद्धि प्रभावित होती है तो उसके शरीर के सभी भाग समान रूप से प्रभावित होते हैं। अतः गर्भधारण के कई सप्ताह तक गर्भस्थ शिशु के सिर और शरीर की वृद्धि अपेक्षित वृद्धि की तुलना में कम होती है – सममात्रिक आई.यू.जी.आर।

यदि डॉक्टर को गर्भस्थ शिशु के विकास को लेकर कोई संदेह होता है तो वह अल्ट्रासोनोग्राफ़ी कराने का आदेश देता/देती है। शिशु के शरीर के विभिन्न मानदंडों की माप की जाती है जिनमें उसका सिर (द्विपार्श्विक व्यास एवं सिर की परिधि), उदर परिधि और विभिन्न अस्थियों विशेषकर फीमर अस्थि की लंबाई की माप शामिल होती है। गर्भस्थ शिशु के चारों ओर रहने वाले तरल की मात्रा की भी माप की जाती है क्योंकि यह शिशु के विकास और कुशलक्षेम को जानने का अप्रत्यक्ष तरीक़ा है।

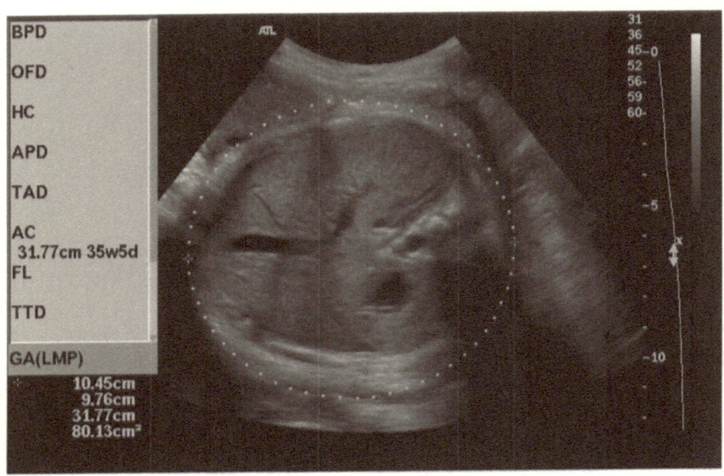

शिशु के उदर को दर्शाती और उदर की परिधि को मापती हुई अल्ट्रासाउण्ड छवि
सौजन्य से : डॉ. मोहित शाह

कुछ अन्य प्रश्न

मुझे मातृत्व अवकाश कब लेना चाहिये?

यह पूरी तरह से आप पर और आपके डॉक्टर पर निर्भर करता
है (आपको नियोक्ता की सुविधा का भी ध्यान रखना होगा)।
बहुत सी महिलायें प्रसव के दिन तक काम करती हैं जबकि
कुछ अन्य अंतिम महीने से अवकाश लेना पसन्द करती हैं।
यदि आपमें उच्च रक्त चाप जैसे उच्च जोख़िम कारक हैं
तो आपके डॉक्टर और पहले से ही अवकाश का परामर्श दे
सकते हैं।

यदि आप शिशु को जन्म देने के लिए अपने गृह जनपद
या अपने मायके जाने की योजना बना रही हैं तो आपको
एयर लाइंस द्वारा यात्रा अनुमति सीमा (34 -36 सप्ताह) का
ध्यान रखना होगा। यद्यपि रेल्वे में यात्रा हेतु किसी भी तरह
के स्वास्थ्य प्रमाण पत्र की आवश्यकता नहीं होती लेकिन फिर
भी जहाँ तक संभव हो अनुमानित प्रसव तिथि के आस-पास
यात्रा न करें : आप ट्रेन में अपने शिशु को जन्म देना नहीं

चाहेंगी। इसके अलावा अंतिम महीने में यात्रा करना काफ़ी असुविधाजनक होता है। अतः अपनी यात्रा योजना एवं आरक्षण पहले से ही सुनिश्चित कर लें।

मैं अपनी गर्भावस्था के आख़िरी महीने में हूँ। क्या इसके लिए कोई विशेष तैयारी करनी होगी?

जी हाँ। कृपया सुनिश्चित करें कि आपका परिवार और जीवन नए मेहमान के स्वागत के लिए तैयार है। अतः यह तैयारी शुरू कर दें कि शिशु जन्म के बाद किन-किन लोगों की आपको कब ज़रूरत होगी – माता-पिता, सगे संबंधी, सेवक और मित्र। इस बात में कोई सार नहीं है कि शिशु जन्म के प्रारंभिक व्यस्त दिनों में सभी आपसे मिलने आए और उसके बाद परिस्थिति से जूझने के लिए आप अकेली पड़ जायें। घर में शिशु के आगमन के बाद आपको स्वयं भी पता नहीं होता कि आप किस व्यूह में फंस गयी हैं।

मेरे बैग में क्या–क्या चीज़ें होनी चाहिये?

इसकी पड़ताल अपने डॉक्टर व अस्पताल से करें। अलग-अगल जगहों पर अलग-अलग आवश्यकतायें होती हैं। सामान्यतः आपको निम्नलिखित की आवश्यकता होगी :

- आपके चिकित्सीय दस्तावेज़ एवं स्वास्थ्य बीमा कागज़ात।
- वस्त्र। आपको प्रसव या डिलेवरी के पूर्व ही गर्भवती माँ के लिए सुविधाजनक वस्त्रों को पहनने की आवश्यकता पड़ सकती है। याद रखें कि आपके वस्त्र ऐसे हो जिससे आसानी से स्तनपान कराया जा सके - यानि नर्सिंग ब्रा और ढ़ीले ऊपरी वस्त्र। इसके अलावा एक वस्त्र ऐसा भी रख लें जो अस्पताल से लौटते वक़्त धारण करना हो।
- दैनिक उपयोग की सामग्रियाँ जैसे - टूथ ब्रश, टूथ पेस्ट, साबुन, शैम्पू, कंघा, मॉइश्चराइजर, तौलिया, नैपकिन्स सैनिटरी नैपकिन्स इत्यादि।
- नवजात शिशु के वस्त्र जैसे - लगोटी, मौसम के अनुरूप वस्त्र, टोपी, मोजे, शॉल / कंबल आदि।

- शिशु के लिए टॉयलेटरीज़ जैसे तेल एवं साबुन।
- क्रेडिट कार्ड/नकद।

मुझे पेट में जकड़न या ऐंठन महसूस होनी शुरू हो रही है। क्या यह प्रसव दर्द हैं?

अंतिम हफ़्तों में, गर्भाशय प्रसव के लिए तैयार होने लगता है और कभी कभार इसमें संकुचन होता है। आपको प्रसव दर्द नहीं है। इसे "ब्रैक्सटन हिक्स कॉन्ट्रेक्शन" कहते हैं। इन संकुचनों से कोई असुविधा नहीं होती। सभी महिलाओं को इसका अनुभव नहीं होता।

छद्म प्रसव पीड़ा क्या होती है?

ऐसे अनियमित दर्द जो शरीर में विभिन्न जगहों पर उठते हैं परंतु जिनसे गर्भाशय ग्रीवा में फैलाव नहीं होता एवं प्रसव नहीं होता, उसे छद्म प्रसव पीड़ा कहते हैं। वास्तविक प्रसव पीड़ा के विपरीत इन संकुचनों की तीव्रता एवं इनकी बारंबारता में वृद्धि नहीं होती। वास्तव में, होने वाली माँ द्वारा दर्द निवारक औषधि लेने पर ये दर्द ग़ायब हो जाते हैं।

मैं यह कैसे पहचानूं कि प्रसव पीड़ा शुरू हो गयी है?

प्रसव पीड़ा गर्भाशय के ऊपर महसूस होती है और पीठ तक जाती है। इसके साथ थोड़ी मात्रा में रक्त मिश्रित स्त्राव होता है जिसे "शो" कहते हैं। गर्भाशय के मुख पर स्थित म्यूकस प्लग खुल जाता है। कभी कभार झिल्ली फट जाती है और एम्नियोटिक तरल बहने लगता है - इस परिघटना को सामान्य तौर पर "पानी छोड़ना" (वॉटर ब्रेकिंग) कहते है।

प्रारंभ में, यह दर्द कुछ सेकेण्ड के लिए होता है और सामान्यतः हल्का होता है। परंतु धीरे-धीरे इसकी तीव्रता, अवधि और गहनता में वृद्धि होने लगती है, यहाँ तक कि प्रत्येक 10 मिनट में 2-3 दर्द उठते हैं तथा 30 से 45 सेकेण्ड तक बने रहते हैं। इनसे गर्भाशय ग्रीवा में फैलाव होता है।

विशेषज्ञ की राय

गर्भावस्था के दौरान कब्ज़

डॉ. विनय थापर, सामान्य एवं लैप्रोस्कोपिक सर्जन (www.drcorp.org)

मुझे इतनी कब्ज़ क्यों है?

कब्ज़, गर्भावस्था के दौरान होने वाली सामान्य समस्या है जिससे लगभग 40-50 प्रतिशत गर्भवती महिलाओं को जूझना पड़ता है। गर्भाशय में हुई बढ़ोत्तरी के फलस्वरूप मलाशय पर दबाव, प्रातःकाल बीमारी (मॉर्निंग सिकनेस) के कारण आहार में बदलाव एवं गर्भावस्था हॉर्मोन, जो आपके पाचन तंत्र में खाद्य पदार्थ की आगे बढ़ने की गति को धीमा कर देते हैं, यही इस कब्ज़ के लिए प्राथमिक रूप से उत्तरदायी होते हैं। यदि आप आयरन और कैल्सियम की गोलियों का सेवन कर रही हैं तो इससे आपकी समस्या और गहरा सकती है।

मैं गर्भावस्था के दौरान होने वाली कब्ज़ का उपचार कैसे करूँ?

कब्ज़ से छुटकारा पाने का सबसे अच्छा तरीक़ा है अपनी जीवन शैली और आहार में परिवर्तन करना। अधिक रेशेदार खाद्य पदार्थों और समुचित मात्रा में तरल आहार का सेवन करें। मैदा एवं नूडल्स आदि से परहेज करें। अपने आहार में खजूर, बेर और किशमिश जैसे मेवों को शामिल करें। आप पुलाव और खीर में किशमिश डाल सकती हैं और रोटी व परांठे में अलसी पाडडर का छिड़काव कर सकती हैं। यह सुनिश्चित करें कि आप टहलने, तैरने, स्थिर साइकिल चलाने जैसे व्यायाम अवशय करती रहें और योगाभ्यास भी कब्ज़ दूर करने में सहायक हो सकता है। डॉक्टर के परामर्श के बिना किसी भी तरह के विरेचकों का इस्तेमाल न करें। गर्भावस्था के दौरान अरंडी का तेल और त्रिफला जैसे प्राकृतिक विरेचकों का उपयोग ठीक नहीं है।

क्या कब्ज़ से गर्भावस्था में समस्या पैदा हो सकती है?

ज़्यादातर यह एक असुविधा है। लेकिन ज़्यादा गंभीर कब्ज़ होने से मल सख़्त हो सकता है, जिससे बबासीर और फिशर जैसी परेशानियाँ हो सकती है।

6

प्रसव एवं शिशु जन्म

संभवतः प्रसव और शिशु जन्म (डिलेवरी) ही ऐसा एक विषय है जिसमें आधुनिक महिलायें अपने पूर्वजों की तुलना में वास्तव में कम ज्ञान रखती हैं। पुराने जमाने में महिलायें कई बच्चों को जन्म देती थीं, जिनमें से ज़्यादातर प्रसव आस-पास रहने वाली दाईयों और अन्य महिलाओं द्वारा घर में ही कराए जाते थे। अतः ज़्यादातर महिलाओं को प्रसव और शिशु जन्म के बारे में पर्याप्त जानकारी और अनुभव हुआ करता था। इसके विपरीत आज के एकल संतान वाले छोटे परिवारों में ज़्यादातर युगलों में प्रसव एवं शिशु जन्म के बारे में जानकारी का सर्वथा अभाव पाया जाता है। हालांकि हर चीज़ की जानकारी प्राप्त करने के लिए आज के युग में इंटरनैट जैसी सुविधा है, लेकिन अन्य जानकारियों की ही तरह इस विषय पर भी इंटरनैट में भ्रामक जानकारी मौजूद है।

ऐसा ही वाकया 'पिया' के साथ हुआ जो बेहद डरी हुई प्रसव क्लीनिक में आयी थी। वह आठ माह की गर्भवती थी और वह इंटरनैट पर गर्भावस्था के अनुभव पढ़ती रही थी। इंटरनैट पर अन्य महिलाओं के अनुभवों को पढ़ने के बाद वह इस निष्कर्ष पर पहुँची थी कि वह शिशु जन्म की पीड़ा बर्दाश्त नहीं कर सकेगी। वह इंटरनैट पर मौजूद भ्रामक जानकारियों के कारण अपनी इच्छा आपरेशन द्वारा संतान को जन्म देना चाहती थी। इसके अलावा जिस अन्य विकल्प को वह स्वीकार कर रही थी, वह थी दर्द रहित डिलेवरी, जिसमें वह प्रसव पीड़ा शुरू होने के पहले ही दर्द निवारक का प्रयोग करना चाहती थी। और काफ़ी समय बाद वह इस स्थिति में आ पायी कि उसे कुछ समझाया जा सके। और जो कुछ मैं नीचे लिखने जा रही हूँ,

वह सभी शक्ति गर्भवती महिलाओं पर समान रूप से लागू है।

सबसे पहली बात। आपका प्रसव आपके और आपके जीवन साथी के लिए अद्वितीय होने जा रहा है। कोई भी यह पहले से नहीं बता सकता कि वास्तविक स्थिति के दौरान आपकी क्या प्रतिक्रिया होगी। यद्यपि प्रसव पीड़ा तनावपूर्ण हो सकती है और कुछ महिलायें इस दौरान बहुत हो हल्ला भी मचाती है परंतु ज़्यादातर महिलायें बहुत अधिक शोर शराबे के बिना भी इस प्रक्रिया से गुजर जाती हैं।

कोई भी गर्भावस्था पूर्णतः सुरक्षित नहीं बनायी जा सकती। सिर्फ़ उसी समय दावे के साथ यह कहा जा सकता है कि कोई जटिलता नहीं है, जब सही सलामत प्रसव हो जाये। सबसे आसान गर्भावस्थाओं में भी कई जटिलतायें अप्रत्याशित रूप से सामने आ सकती है। यह पहले भी कहा जा चुका है और समय-समय पर साबित भी हुआ है कि सबसे कम उलझन और मरणशीलता वाली डिलेवरी वही है जो प्राकृतिक हो। एक बार अपने डॉक्टर का चयन कर लेने के बाद आपको उन पर भरोसा रखना चाहिए। इस तथ्य को भलीभांति समझ लें कि प्रसव और शिशु जन्म की प्रक्रिया के दौरान कई बार ऐसी स्थिति पैदा हो जाती है कि आपके डॉक्टर को पूर्व पलक झपकते ही बदलाव करने पड़ते हैं, इसलिए आपको ऐसे परिवर्तनों के लिए तैयार रहना चाहिए।

वास्तव में प्रसव में क्या होता है

प्रसव को तीन चरणों में बांटा जाता है। पहला चरण वह है, जब प्रसव पीड़ा शुरू होती है और गर्भाशय ग्रीवा या मुख-खुलना शुरू होता है, जब तक कि यह अपनी पूरी क्षमता, लगभग 10 सेमी., तक न फैल जाये। इसे पूर्ण फैलाव प्राप्ति भी कहा जाता है।

जैसे-जैसे प्रसव प्रक्रिया आगे बढ़ती है, गर्भस्थ शिशु प्रजनन नली पर आगे सरकना शुरू होता है। गर्भाशय ग्रीवा के पूरी तरह फैलने पर गर्भाशय से लेकर योनि द्वार तक एक सतत पथ बन जाता है जिसमें से गर्भस्थ शिशु सरकता है। गर्भाशय ग्रीवा के पूर्ण फैलाव से शिशु के जन्म तक का यह भाग प्रसव का दूसरा चरण कहलाता है। गर्भाशय ग्रीवा में इतना फैलाव हो जाता है कि शिशु का सिर और शरीर माँ के गर्भाशय से बाहर आ सके। पहले भी शिशु को जन्म दे चुकी महिला के मामले में यह अवस्था कुछ

मिनट तक रह सकती है, जबकि पहली बार माँ बनने जा रही महिला के मामले में यह अवस्था 1-2 घंटे तक बनी रह सकती है। ऐसी महिलायें जिन्होंने एपीड्यूरल दर्द निवारक औषधि ग्रहण की हुई होती है, उनका दूसरा चरण प्रायः लंबा होता है। तीसरा चरण वह है, जब प्लासेंटा बाहर आता है। डॉक्टर चौथे चरण को भी मान्यता देते हैं जो शिशु जन्म के बाद का समय होता है।

ऊतकों और हड्डियों की एक पोटली, जिसका वजन लगभग 3-3.5 किग्रा. होता है, निश्चित रूप से शिशु के वर्णन करने का यह अनुचित तरीक़ा है, लेकिन यह सच है कि उसे किसी तरह अंग्रेज़ी के 'J' – आकार की सुरंग में से गुजरना होता है जो माँ और शिशु दोनों के लिए आसान नहीं है। पहली बार शिशु को जन्म देना एक विशेष घटना हो सकती है, परंतु उसके बाद शिशु को जन्म देना एक आसान सी बात होकर रह जाती है। मनुष्यों में प्रसव और शिशु जन्म दो प्रमुख कारणों से विशेष रूप से कठिन है : मनुष्य के बच्चे का मस्तिष्क सबसे बड़ा होता है और इसीलिए सम्पूर्ण प्राणी जगत में मनुष्य के बच्चे का सिर जन्म के समय सबसे बड़ा होता है। मनुष्यों में प्रजनन पथ या नलिका 'J' आकार की होती है क्योंकि अन्य प्राणियों के विपरीत मनुष्य दो पैरों पर चलता है। अन्य प्राणियों (बड़े अथवा छोटे) में प्रजनन पथ सीधी एवं खाली सिलेंडर की तरह होती है जिससे संतान का जन्म बिना किसी विशेष प्रयास के आसानी से हो जाता है। यही विकास की प्रक्रिया की कीमत है। किसी ने यह कभी नहीं सुना होगा कि हाथी के बच्चे का जन्म ऑपरेशन द्वारा हुआ है। प्राणी जगत में सिर्फ़ मनुष्य के बच्चे को वास्तव में एक घुमावदार सकरे प्रजनन पथ से गुजरना पड़ता है।

जैसे-जैसे शिशु आगे बढ़ता है, यह मूत्राशय और मलाशय पर दबाव डालता है। इससे मूत्राशय भरा हुआ महसूस हो सकता है और महिला को प्रसव प्रक्रिया के दौरान नियमित रूप से मूत्र उत्सर्जित करते रहना चाहिए। गर्भाशय ग्रीवा के पूर्ण फैलाव की स्थिति में महिला स्वयं मूत्र उत्सर्जन में समर्थ नहीं होती अतः उसे मूत्राशय को खाली करने के लिए कैथेटर की आवश्यकता हो सकती है।

जैसे-जैसे शिशु और आगे बढ़ते हुए योनि द्वार तक पहुँचता है, होने वाली माँ को मल त्याग करने की तीव्र इच्छा होती है क्योंकि मलाशय पूर्णतः सपाट हो चुका होता है। महिला को नीचे की ओर धक्का देने की इच्छा

होती है। महिला को गहरी साँस लेने, दर्द सहने तथा संकुचन महसूस होने पर शिशु को नीचे धकेलने पर अपना ध्यान केन्द्रित करने को प्रोत्साहित किया जाता है। जैसे ही वह गर्भस्थ शिशु को नीचे ढकेलती है। (इसमें उतनी ही ताकत लगानी पड़ती, जितनी सख़्त मल को उत्सर्जित करते समय लगानी होती है) शिशु का सिर योनि

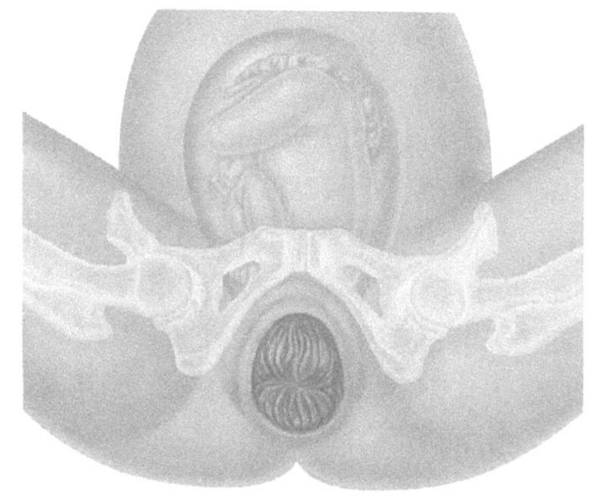

क्राउनिंग : आपके शिशु का सिर योनि द्वार पर दिखाई देने लगता है। जब ऐसा होता है तो आपकी दाई आपको इसकी सूचना देती है।

द्वार से दिखने लग जाता है। शिशु के बालों की पहली झलक उन लोगों के लिए खुशी की बात होती है जो प्रसव कर रही महिला के साथ होते हैं। "क्राउनिंग" नामक शब्द का इस्तेमाल उस बिंदु की व्याख्या में किया जाता है जब शिशु का सिर संकुचन के मध्य भी दिखायी देता रहता है और वापस पीछे नहीं जाता। और ज़्यादा दबाव डालने पर पहले शिशु का सिर, फिर कंधे और उसके बाद बाकी शरीर बाहर आता है। इस प्रक्रिया के दौरान डॉक्टर होने वाली माँ के पेरीनियम (योनि ओर गुदाद्वार के मध्य ऊतक) को सहारा देकर मदद करती है। शिशु के प्रजनन पथ से बाहर आते समय यदि ऊतक मार्ग देता है तो पेरीनियल में कटाव हो जाता है। यदि यह कटाव बड़ा है तो टाँके लगाने की आवश्यकता होगी।

एपीसियोटॉमी क्या है?

यदि डॉक्टर या दाई को यह महसूस होता है कि योनि द्वार इतना सकरा है कि पेरीनियल ऊतक में बड़े कटाव के बिना शिशु का बाहर निकलना मुश्किल है तो वे प्रजनन पथ के मुख पर हल्का सा काट लगाकर उसे चौड़ा कर देते हैं। इस प्रक्रिया को एपीसियोटॉमी कहते हैं। त्वचा, मॉसपेशी और योनि म्यूकोसा या लाइनिंग में काट लगाने के पूर्व इंजेक्शन द्वारा लोकल एनेस्थीसिया दिया जाता है : यह काट 2 से 5 सेमी. तक लंबी हो सकती है। कुछ समय

पूर्व तक पहली डिलेवरी के दौरान डॉक्टर सामान्यतः एपीसियोटॉमी किया करते थे परंतु आजकल ज़्यादातर डॉक्टर ऐसा तभी करते हैं जब यह पूर्णतः आवश्यक हो। एपीसियोटॉमी उस समय भी की जाती है जब जन्म ले रहा शिशु सिर के बजाए चेहरे, पीठ या अन्य असामान्य तरीक़े से बाहर आ रहा हो। इसका प्रयोग इस समय भी किया जाता है, जब शिशु को बाहर निकालने के लिए फ़ोरसैप या वैक्यूम का प्रयोग किया जा रहा हो। शिशु के बाहर आ जाने के बाद काटी गई परत पर टांका लगाया जाता है। ऊपरी तौर से ऐंटीसेप्टिक क्रीम इस्तेमाल करने का परामर्श दिया जाता है। महिला जब भी शौचालय जाये, निचले भाग को पानी से अच्छी तरह से साफ़ करे तथा क्रीम लगाए। गर्म पानी से भरे टब में बैठने से भी बहुत आराम मिलता है। आपके नितंब या निचले अंगों में कुछ दिन के लिए तकलीफ़ और पीड़ा हो सकती है लेकिन इस जगह तेजी से सुधार होता है तथा कुछ ही दिनों में यह पुनः पहले की तरह ठीक हो जाता है।

मुझे यह कैसा पता चलेगा कि मुझे प्रसव पीड़ा हो रही है?

बहुत महत्त्वपूर्ण प्रश्न है यह! जब भी कोई महिला मुझसे पूछती है कि उसे प्रसव पीड़ा कब शुरू होगी, तो मैं उससे यही कहती हूँ कि ये प्रश्न उसे अपने शिशु से पूछना चाहिए। वे थोड़ा अचंभित होती है, लेकिन यह सत्य है : प्रसव पीड़ा को शुरू करने के लिए सिगनल देने वाले हॉर्मोन सबसे पहले शिशु के हॉर्मोन द्वारा दिये जाते हैं जो शिशु की हाइपोथैलमा-पिट्यूटरी-एड्रीनल ग्रंथियों से स्रावित होते हैं। इन संकेतों को माँ के शरीर द्वारा ग्रहण किया जाता है एवं उसके बाद उसका शरीर भी प्रसव हेतु हॉर्मोन स्रावित करने लगता है।

गर्भावस्था के आख़िरी चरण में प्रसव हेतु गर्भाशय में यदा-कदा संकुचन प्रारंभ हो जाता है। ये संकुचन जिन्हें ब्रैक्सटन हिक्स संकुचन के नाम से भी जाना जाता है, दर्द रहित होते हैं और महिला को उदर क्षेत्र में जकड़न या तनाव की अनुभूति के बारे में पता हो सकता है। मूलतः, वास्तविक प्रसव पीड़ा सर्वप्रथम निम्न उदर क्षेत्र में ही महसूस होती है और पीठ तक जाती है। प्रारंभ में ये संकुचन हल्के और रुक-रुक कर होते हैं; धीरे-धीरे उनकी आवृत्ति, समयावधि एवं गहनता बढ़ती जाती है और स्थापित प्रसव में होने वाली माँ को हर 10 मिनट के अंतराल में 3-4 संकुचन महसूस होते हैं जो

30-45 सेकेण्ड तक चलते हैं। यदि हल्के संकुचन के दौरान डॉक्टर महिला की उदर पर हाथ रखते हैं तो वह गर्भाशय को नीचे दबाने में समर्थ होती है और हल्की सी प्रतिक्रिया भी महसूस करती है इसके दूसरी ओर, जब प्रसव पीड़ा अपने चरम पर हो तब ये संकुचन इतने मजबूत होते हैं कि वह अपनी परीक्षण करने वाली उंगलियों से संकुचित योनि की सतह को दबा नहीं पाती।

प्रसव पीड़ा में प्रारंभिक "शो" भी दृष्टिगोचर होता है : ऐसा तब होता है जब प्रसव की शुरूआत में गर्भाशय के मुख पर स्थित श्लेष्मिक झिल्ली (म्यूकस प्लग) के हटने पर थोड़ा-सा रक्त स्राव होता है। कुछ मामलों में महिला को झिल्ली के फटने का भी अनुभव होता है तथा बड़ी मात्रा में जलीय उत्सर्जन होता है। यह जल उत्सर्जन इतनी मात्रा में हो सकता है कि सारे कपड़े भीग जायें। सही समय होता है अपने डॉक्टर के पास जाने का।

अस्पताल में भर्ती होने के बाद क्या होता है?

ज़्यादातर अस्पताल एक समान ही काम करते हैं। जैसे ही आप आकस्मिक विभाग या स्वागत कक्ष में पहुँचते हैं, आपसे आपकी गर्भावस्था एवं प्रसव से जुड़े संक्षिप्त इतिहास को बताने के लिए कहा जाएगा। आपकी नाड़ी, रक्तचाप एवं अन्य महत्त्वपूर्ण मानदण्डों को मापने के उपरांत डॉक्टर आपके उदर का परीक्षण जच्चा और बच्चा की स्वास्थ्य दशा को जानने के लिए एवं यह तय करने के लिए करते हैं कि आपको वास्तविक प्रसव पीड़ा हो रही है अथवा नहीं। उदर परीक्षण से डॉक्टर को कई तथ्यों की जानकारी प्राप्त होती है : क्या महिला को प्रसव पीड़ा हो रही है? क्या गर्भाशय संकुचन पर्याप्त हैं? क्या गर्भस्थ शिशु जन्म हेतु उचित अवस्था में है अर्थात उसका सिर नीचे की ओर हैं ताकि सामान्य प्रसव सुनिश्चित हो सक? यहाँ तक कि क्रमिक उदर जाँच द्वारा प्रसव की प्रगति की निगरानी भी की जा सकती है। इसके बाद डॉक्टर एक आंतरिक परीक्षण भी करेंगे जिससे निम्नलिखित को निर्धारित करने में सहायता प्राप्त होती है :

- फैलाव – योनि द्वार का फैलाव कितना है?
- विलोपन – क्य गर्भग्रीवा शिशु के सिर के चारों और फैल गई है या ये अभी भी लम्बी और ट्यूब के आकार की है?
- झिल्लियाँ – क्या झिल्लियों का थैला अभी भी सुरक्षित है?

- सामने आने वाला अंग - यह शिशु का सिर है या कुल्हे?
- स्टेशन - शिशु का सिर श्रोणि गुहा में कितनी गहराई तक नीचे आ गया है?
- अवस्था - शिशु का सिर नीचे की ओर घूम गया है अथवा नहीं?
- श्रोणिक पर्याप्तता - क्या श्रोणि मार्ग से सामान्य प्रसव हो सकता है अथवा ऑपरेशन करना आवश्यक है?

क्या आप विलोपन (इफ़ेसमेंट) शब्द को पारिभाषित कर सकती हैं?

सर्विक्स या गर्भाशय का मुख एक सिलिंड्रिकल रचना होती है जो इस अंग के निचले भाग में स्थित होता है। सर्विक्स का विस्तार योनि के शीर्ष भाग तक होता है ताकि यदि आंतरिक रूप से परीक्षण किया जाता है तो योनि मार्ग से सर्विक्स को टटोला जा सके। सामान्य रूप से सर्वाइकल कैनाल बंद

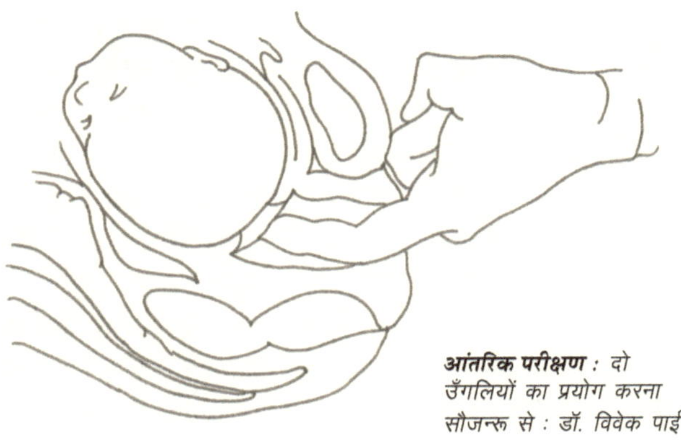

आंतरिक परीक्षण : दो उँगलियों का प्रयोग करना
सौजन्य से : डॉ. विवेक पाई

होती है। प्रसव दर्द के शुरू होते ही, न केवल सर्विक्स में फैलाव होने लगता है बल्कि यह निम्न गर्भाशय दीवार का एक हिस्सा बनने के लिए छोटा होना और खिंचना शुरू होता है।

घूमने या चक्कर लगाने से आपका क्या तात्पर्य है?

जब गर्भस्थ शिशु का सिर श्रोणि क्षेत्र में प्रवेश करता है तब शिशु माँ के श्रोणि प्रदेश के एक ही भाग की ओर होता है। यदि शिशु को सफलतापूर्वक जन्म लेना है या बाहर निकलना है तो उसके सिर के पिछले भाग को आगे की ओर घूमना पड़ेगा।

ध्यान देने योग्य बात

होने वाली माँओं द्वारा मुझसे अक्सर यह प्रश्न पूछा जाता है कि उन्हें प्रसव के दौरान क्या खाना चाहिए। जब तक आपका प्रसव स्थापित न हो गया हो, आप पूर्ण आहार ले सकती हैं। जैसे ही एक बार यह सुनिश्चित होता है कि आपको सक्रिय प्रसव शुरू हो गया है तो ज्यादातर डॉक्टर आपको सिर्फ तरल पदार्थ ग्रहण करने का परामर्श देंगे। यदि आपकी गर्भावस्था में उच्च जोखिम कारक जुड़े हुए हैं तो इस बात की अधिक संभावना है कि आपकी मौखिक खुराक रोक दी जाए एवं आपका पोषण इन्ट्रा वीनस फ़्लूइड्स द्वारा किया जाए। ऐसे उच्च जोखिम वाले मामलों में आपके रक्त नमूने को प्रासंगिक जाँच हेतु भेजा जाएगा। यदि ऐसी संभावना पायी जाती है कि आप ऑपरेशन द्वारा शिशु को जन्म देगी, तो ब्लड बैंक में आपके ब्लड ग्रुप का मिलान किया जाएगा। एक महिलाएँ जो ऑपरेशन द्वारा शिशु को जन्म देती है, उसका लगभग एक लीटर रक्त बह सकता है। इसी प्रकार जुड़वा संतानों को जन्म देने वाली महिला का भी अधिक मात्रा में रक्त बह सकता है। बहुत कम महिलाओं को रक्त चढ़ाने की आवश्यकता पड़ती है लेकिन फिर भी बेहतर यही होगा कि अंतिम समय में भागदौड़ करने के बजाए पहले से ही रक्त का इंतजाम रखा जाये।

प्रसव के दौरान मुझे किस अवस्था में रहना चाहिये?

यह पूरी तरह से आप पर निर्भर है। अपनी सुविधा के अनुसार आप कई तरह की गतिविधियाँ कर सकती हैं।

टहलना

अकेले या किसी साथी के साथ टहलना प्रसव पीड़ा को सहने के लिए एक कारगर उपाय है, विशेषकर, प्रसव की प्रारंभिक अवस्था में, जब दर्द इतना

न हो कि टहला ही न जा सके। टहलने और खड़े रहने से गुरुत्वार्षण बल भी शिशु को नीचे की ओर ढ़केलने में मदद करता है।

कुर्सी या गेंद पर बैठना

कई महिलाओं द्वारा ऐसा उस समय किया जाता है जब दर्द कुछ बढ़ गया हो और टहलना संभव न हो। एक कुर्सी जिस पर पीठ को दृढ़ता से टिकाया जा सके हमेशा बेहतर होती है। कुछ विशेष दशाओं में गेंद पर इस तरह बैठना भी सुविधाजनक होता है कि आपके पैर कंधों की चौड़ाई के बराबर फैले हुए हों और ज़मीन पर जमे हुए हों।

कुर्सी पर उल्टे बैठना

इसमें आपको कुर्सी पर उल्टा बैठना होता है कि आपकी छाती और उदर कुर्सी की ओर हों। इस अवस्था में, आप अपनी भुजाओं को सहारा देने के लिए कुर्सी के पृष्ठभाग पर रख हैं। इसके अलावा, आपका साथी आसानी से आपकी पीठ पर मालिश कर सकता है।

करवट लेकर लेटना

कुछ महिलायें बिस्तर पर एक करवट लेटकर तकिए को बाहों में लेकर लेटने में आराम महसूस करती है। इसका एक मात्र नुक़सान यही है कि लेटने से गुरुत्वाकर्षण बल का प्रभाव नहीं हो पाता।

बिस्तर पर टिककर बैठना

चाहे टिककर बिस्तर पर बैठे या अस्पताल की पलंग को सिर की तरफ़ से उठा दें ताकि इससे पीठ को सहारा मिले।

पैर के ऊपर पैर (क्रॉस लैग) रखकर बैठना

जो लोग इस स्थिति में बैठने के अभ्यस्त हैं वे बिस्तर या फर्श पर भारतीय शैली में बैठ सकते हैं।

पालथी मारकर बैठना

पालथी मारकर बैठने से श्रोणि प्रदेश चौड़ा हो जाता है। इस तरह बैठने से योनि द्वार कुछ फैल जाता है और कुछ महिलायें प्रसव के दौरान इस स्थिति

में बैठना पसंद करती है। हालांकि डॉक्टर एवं दाई को इस स्थिति में शिशु जन्म कराने में कुछ कठिनाई हो सकती है।

पीठ के बल लेटना एवं पेट ऊपर

डॉक्टर द्वारा शिशु जन्म के दौरान फ़ोरसैप या वैक्यूम का प्रयोग करते समय आपको इस स्थिति में लिटाया जा सकता है। डॉक्टर को इस स्थिति में डिलेवरी कराने में सुविधा होती है लेकिन इस स्थिति में भी यही नुक़सान है कि डिलेवरी में गुरुत्वाकर्षण बल की सहायता प्राप्त नहीं होती।

भुजाओं और घुटनों पर

कुछ महिलायें इस अवस्था में भी डिलेवरी कराना पसंद करती है।

मेरे प्रसव की निगरानी कैसे होगी?

प्रसव करने वाली महिला में निम्नलिखित तीन कारकों की निगरानी की जाती है :

- होने वाली माँ (जच्चा) का स्वास्थ्य।
- भ्रूण या गर्भस्थ शिशु का स्वास्थ्य।
- प्रसव के दौरान यदि झिल्लियों का थैला स्वत।

होने वाली माँ (जच्चा) का स्वास्थ्य :

शिशु जन्म बेहद थका देने वाला अनुभव हो सकता है। प्रसव के दौर से गुज़री किसी महिला से इसका उल्टा कह के देखिए! अतः सभी महिलाओं के स्वास्थ्य और प्रसव प्रगति की लगातार निगरानी सुनिश्चित की जाती है। इसकी जाँच का सबसे आसान तरीक़ा नियमित अंतराल में उसकी नाड़ी मापना है। उसके श्वसन, रक्तचाप और जलीयकरण (हाइड्रेशन) जैसे अन्य कारकों की भी निगरानी की जाती है। माँ की चिकित्सीय दशा के आधार पर अन्य मानदंडों पर भी ध्यान दिया जाता है। उदाहरण के लिए, यदि किसी महिला को प्रसव में उच्च रक्तचाप होता है तो इस बात की संभावना है कि उसके मस्तिष्क तक कम रक्त की आपूर्ति हो पा रही है तथा वह मस्तिष्क शोध अथवा सूजन अथवा आंतरिक रक्त स्त्राव से प्रभावित हो और उसे दौरे भी आ सकते

हैं अतः महिला के सिरदर्द, धुंधली दृष्टि, ऊपरी उदर में दर्द तथा कम मूत्र उत्सर्जन की भी निगरानी की जाती है। इनमें से किसी भी लक्षण के पाये जाने पर डॉक्टर इस बात के प्रति चौकन्ने हो जाते हैं कि महिला को दौरे आ सकते हैं जिन्हें प्रसवाक्षेप या इक्लैप्सिया भी कहा जाता है।

भ्रूण या गर्भस्थ शिशु का स्वास्थ्य :

किसी व्यक्ति के जीवन की पहली यात्रा ही उसके जीवन की सबसे ख़तरनाक यात्रा होती है। जन्म नलिका में से गुजरना ख़तरों से भरा होता है। माँ के श्रोणि प्रदेश से गुजरते वक्त गर्भस्थ शिशु को वास्तव में दबाया और धक्का दिया जाता है। अपने जन्म के समय मानव शिशु को कई मोड़ों से गुजरना पड़ता है। समय-समय पर शिशु को गहन गर्भाशय संकुचनों का भी सामना करना पड़ता है। इसके अलावा, जैसे-जैसे यह नीचे उतरता है, इसका सिर श्रोणि-तल से टकराता है। अतएव, शिशु के स्वास्थ्य व कुशलक्षेम की निगरानी करना अत्यंत महत्त्वपूर्ण है। गर्भस्थ शिशु की हृदय धड़कन उसके स्वास्थ्य की सर्वश्रेष्ठ सूचक है। सामान्यतः एक शिशु के हृदय की धड़कन वयस्क मनुष्य की धड़कन से तेज होती है। एक सामान्य भ्रूण का हृदय एक मिनट में 120 से 160 बार धड़कता है। यदि गर्भस्थ शिशु की हृदय धड़कन इससे कम या अधिक है तो यह इस बात का संकेत है कि शिशु दबाव में है। कभी-कभी, गर्भस्थ शिशु की हृदय धड़कन गर्भाशय संकुचन के दौरान भी नीचे जाती है। इसे अवत्तरण या डीसेलरेशन कहते हैं जो कई प्रकार के हो सकते हैं तथा सभी का अलग-अलग महत्त्व है। कुछ यह संकेत देते हैं कि प्रसव के आख़िरी दौर में शिशु के सिर पर दबाव पड़ रहा है जबकि कुछ इस बात का संकेत देते हैं कि शिशु गंभीर संकट में है। कभी कभार, गर्भाशय के भीतर गर्भनाल दब जाती है जो अपने आप में एक विशेष प्रकार के अवत्तरण को जन्म देता है।

अवत्तरण, भ्रूण के संकट ग्रस्त होने का एक महत्त्वपूर्ण संकेत है। हालांकि अवत्तरण के लिए और भी कई कारक ज़िम्मेदार हैं। ये कितने गंभीर है? ये किस तरह के हैं? क्या प्रसव कराना आवश्यक है? आगे की कार्यवाही को तय करने के पूर्व इन सभी प्रश्नों पर विचार किया जाता है। कभी – कभी प्रसव कर रही महिला को करवट दिलाने या उसकी शारीरिक अवस्था में परिवर्तन करने से ही ये अवत्तरण ग़ायब हो जाते हैं।

प्रसव के दौरान :

यदि झिल्लियों का थैला स्वत नहीं फटता तो डॉक्टर द्वारा इसे कृत्रिम रूप से तोड़ा जा सकता है। जैसे ही झिल्ली फटती है, डॉक्टर उसमें से स्रावित हो रहे एम्नियोटिक तरल के रंग की जांच करते हैं। सामान्यतः इसका रंग साफ़ या कुछ-कुछ दुधिया ही होता है तथा इसमें कुछ गुच्छे भी होते हैं। दूसरी ओर इसमें शिशु के दस्त अथवा "मिकोनियम" भी मिश्रित हो सकता है और इसका रंग हरा हो सकता है जो चिंता की बात है। गर्भस्थ शिशु एम्नियोटिक तरल में तभी दस्त करता है जब उसे गर्भाशय में पर्याप्त ऑक्सीजन प्राप्त नहीं हो रही हो जिसके कारण उसकी गुदा पेशी शिथिल हो जाती है। एक शिशु जिसे पर्याप्त ऑक्सीजन प्राप्त न हो रही हो, वह निश्चित रूप से संकट में ही होगा। इस कथन का अपवाद तभी होता है जब पहले शिशु के नितंब बाहर आ रहे हों – जिसे 'ब्रीच प्रेज़ेन्टेशन' कहते हैं। ब्रीच प्रेज़ेन्टेशन में, शिशु के नितंब और श्रोणि पर जन्म नलिका द्वारा दबाव पड़ता है जिससे मिकोनियम या मल बाहर आ जाता है, टूथपेस्ट की ही तरह। मुझे आशा है कि यह जानने के बाद आप अपने दाँत चमकाना बन्द नहीं कर देंगे।

कभी-कभी, एम्नियोटिक तरल में रक्त के धब्बे भी दृष्टिगोचर होते है, जो कि अच्छा संकेत नहीं है क्योंकि यह आंतरिक रक्त स्राव का परिचायक है। कभी-कभी यदि शिशु पीलियाग्रस्त हो, तो इसका रंग सुनहरा पीला भी हो सकता है।

गर्भस्थ शिशु की हृदय की धड़कन सुनने के लिए प्रायः साधारण स्टेथोस्कोप या आला का प्रयोग किया जाता है। गर्भस्थ धड़कन को सुनने के लिए 'डाप्लर' नामक उपकरण का भी प्रयोग किया जा सकता है। इसके अतिरिक्त इलैक्ट्रॉनिक रूप से शिशु के स्वास्थ्य और कुशलक्षेम की निगरानी के लिए होने वाली माँ के पेट के चारों ओर एक बैल्ट बांधनी होती है जो इलैक्ट्रॉनिक फीटल हार्ट रेट मॉनीटर से जुड़ी होती है। भ्रूण की हृदय धड़कन को तीव्र स्वर को पूरे कमरे में सुना जा सकता है या इसे ई.सी.जी. की तरह एक चलती हुए काग़ज की पट्टी पर दर्ज किया जा सकता है।

उच्च जोखिम अवस्थाओं में, शिशु की खोपड़ी या कपाल पर एक एलेक्ट्रोड लगाया जा सकता है और उसमें से थोड़ा सा रक्त एकत्रित करके विश्लेषण के लिए भेजा जा सकता है जिससे शिशु के स्वास्थ्य और कुशलक्षेम की जानकारी प्राप्त होती है।

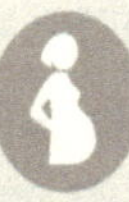

ध्यान देने योग्य बात

प्रसव केवल शिशु को जन्म देने वाली माँ का ही कार्य नहीं है। एक सफल शिशु जन्म के पीछे उस पूरी टीम की मेहनत होती है जो डिलेवरी कराती है। निस्संदेह उस टीम के केन्द्र में शिशु को जन्म देने वाली माँ ही होती है। ज़्यादातर प्राइवेट अस्पताल महिला के एक परिजन/मित्र को पूरे प्रसवकाल के दौरान उसके साथ रहने की अनुमति प्रदान करते हैं। परंतु कई कारणों से अधिकतर सरकारी अस्पतालों के बड़े–बड़े प्रसूति वार्डों में, जहाँ कई महिलायें एक साथ प्रसव के विभिन्न चरणों में होती हैं, ऐसा संभव नहीं हो पाता। नर्स या दाई इस टीम की महत्त्वपूर्ण सदस्य होती हैं। इस टीम में विभिन्न विशेषज्ञ डॉक्टर जैसे - स्त्री एवं प्रसूति रोग विशेषज्ञ, शिशु रोग विशेषज्ञ, एनेस्थिटिस्ट विशेषज्ञ इत्यादि होते हैं जो उच्च जोख़िम वाली गर्भावस्थाओं में अपनी विशिष्ट भूमिका अदा करते हैं। इसके अलावा इस टीम में तकनीशियन, मरीज़ की देखभाल करने वाले सहायक (वार्ड ब्वॉय या आया), सफ़ाई कर्मी और कई अन्य लोग भी होते है। जो सफल एवं बाधारहित प्रसव व डिलेवरी हेतु महत्त्वपूर्ण होते हैं। कुछ महिलाओं को इतने सारे व्यक्तियों को देखकर संकोच होता है जबकि कुछ महिलायें यह देखकर खुश होती हैं कि उसकी देखभाल के लिये इतने सारे लोग मौजूद हैं।

यदि मैं दर्द बर्दाश्त न कर पायी तो?

प्रसव पीड़ा के प्रति हर महिला का व्यवहार पृथक होता है। कुछ महिला इस अनुभव को इतना बुरा बताती हैं जैसे उनके पेट के ऊपर से ट्रक गुजर गया हो जबकि कुछ अन्य महिलाओं को ये पता ही नहीं चलता कि शिशु कब बाहर आ गया। प्रसव पीड़ा के प्रति किसी महिला के व्यवहार को पहले से नहीं बताया जा सकता। केवल पहली बार माँ बनने जा रही महिला के दिमाग़ में प्रसव पीड़ा को सहने की क्षमता के प्रति भय ही सर्वव्यापी है।

"डॉक्टर, मैं जरा भी दर्द बर्दाश्त नहीं कर पाती हूँ। मुझे पता है कि मैं प्रसव पीड़ा बर्दाश्त नहीं कर पाऊँगी। मुझे दर्द निवारक की आवश्यकता है।" ये बातें मुझे बार-बार सुनने को मिलती है। यह सत्य है कि दर्द निवारक या एपीड्यूरल लेने से प्रसव वास्तव में दर्द मुक्त हो सकता है, लेकिन इसके अलावा भी अन्य तरीक़े उपलब्ध हैं जो दर्द की तीव्रता को कम कर सकते हैं तथा उसे सहन करने योग्य बना सकते हैं।

प्रसव करने वाली महिला को मिलने वाले अन्य विकल्प व सुविधायें अस्पताल विशेष पर भी निर्भर करती है। यदि प्रसव पीड़ा असहनीय हो जाती है तो कुछ इकाईयों में होने वाली माँ को नाइट्रस ऑक्साइड सुंघाने का विकल्प होता है जो दर्द को कम करता है, जबकि कुछ जगहों पर दर्द निवारक इंजेक्शन दिये जाते हैं। बेहतर यही होगा कि इन विकल्पों के बारे में प्रसव पूर्व मुलाक़ातों में अपने डॉक्टर से परामर्श करें। यदि आप एपीड्यूरल एनालजेसिया के बारे में जानकारी प्राप्त करना चाहती हैं तो एनेस्थेटिस्ट से परामर्श लेने के बारे में पूछें।

सहायक मित्र/साथी या अनुभवी दाई के साथ होने से महिला को प्रसव का सामना बेहतर तरीक़े से करने से सहायता प्राप्त होती है। इसका विपरीत पक्ष यह है कि आपके आसपास ज़्यादा लोगों के होने से प्रसव कक्ष में सफ़ाई व्यवस्था और स्वच्छता बनाये रखने में थोड़ी कठिनाई होती है। प्रत्येक अस्पताल के अपने स्वयं के दिशा निर्देश होते हैं और इसलिए सबसे अच्छा यही होगा कि इन नियमों को पहले से ही भली-भांति समझ ले ताकि होने वाली माँ पहले से ही उस महत्त्वपूर्ण दिन के लिए तैयार रहे।

ध्यान देने योग्य बात

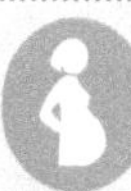

दर्द रहित प्रसव अथवा एपीड्यूरल एनालजेसिया क्या है? एपीड्यूरल एनालजेसिया वह तकनीक है जिसमें डॉक्टर रीढ़ की हड्डी के आसपास स्थित झिल्ली में इंजेक्शन द्वारा एनेस्थेटिक एजेंट देते हैं। यदि इस औषधि की अतिरिक्त मात्रा प्रवेश कराने की आवश्यकता हो तो सुई की जगह एक एपीड्यूरल कैथेटर (एक पतली पारदर्शी नलिका) लगा दिया जाता है। एपीड्यूरल लगते ही महिला को वास्तव में कोई प्रसव दर्द नहीं होता। कभी-कभी इसकी मात्रा को इस तरह नियंत्रित किया जाता है कि महिला को केवल दर्द का एहसास नहीं होता, परंतु वह आसपास टहल सकती है। पूर्ण फैलाव के समय, जैसे ही शिशु जन्म नलिका में नीचे सरकता है और उसका सिर श्रोणि निकास पर पहुँचता है, होने वाली माँ को एपीड्यूरल लगे होने के बाद भी मल त्याग करने की इच्छा होती है, पर महिला को ज़ोर लगाने और शिशु को बाहर धक्का देने के लिए प्रेरित किया जाता है। इसका विपरीत पक्ष यह है कि यह दूसरा चरण कुछ लंबा हो जाता है और योनि मार्ग द्वारा ऑपरेटिव शिशु जन्म की संभावना बढ़ जाती है जिसमें डॉक्टर वैक्यूम या फ़ोरसैप का इस्तेमाल शिशु को जन्म नलिका में से बाहर निकालने के लिए करते हैं।

यदि मैं एपीड्यूरल का चयन करूँ तो क्या होगा?

यदि आप एपीड्यूरल का चयन करती हैं तो एनेस्थेटिस्ट यह सुनिश्चित करेंगे कि इसे सुरक्षित तरीक़े से दिया जा सके। आपकी पीठ में रीढ़ पर कोई दोष यथा - स्कोलियोसिस अथवा काईफ़ोसिस नहीं होना चाहिए। इंजेक्शन लगाने की जगह पर कोई त्वचीय संक्रमण नहीं होना चाहिए। इसके अलावा महिला को रक्तस्राव दोष नहीं होना चाहिए। कुछ महिलाओं को जन्म से ही रक्त धक्का संबंधी दोष होता है : उन्हें जल्द ही चोट लग जाती है अथवा यदि उन्हें दुर्घटनावश चोट लग जाती है तो उनमें अन्य महिलाओं की तुलना में अधिक देर तक रक्त स्राव होता है। दूसरी ओर, कुछ महिलाओं को रक्त स्राव दोष बाद में हो सकता है। उदाहरण के लिए, पूर्व-गर्भक्षेप से ग्रस्त महिला में बीमारी के दौरान अत्यधिक रक्त स्राव की प्रवृत्ति अस्थायी रूप से विकसित हो सकती है। निश्चित रूप से यह बेहतर विचार नहीं है कि आपको रीढ़ की हड्डी के आसपास रक्त स्राव हो। अतः अत्यधिक रक्त स्राव की प्रवृत्ति वाली महिलाओं को एपीड्यूरल नहीं दिया जाता। आपकी पीठ को साफ़ एवं लेपित किया जाता है ताकि यह पूर्णतः कीटाणु मुक्त हो जाये, जैसा कि किसी भी ऑपरेशन में किया जाता है। डॉक्टर पीठ पर हथेली से सुई प्रवेश कराने की उचित जगह टटोलते हैं। सर्वश्रेष्ठ जगह की तलाश हो जाने के बाद इंजेक्शन द्वारा त्वचा के नीचे लोकल एनेस्थीशिया दिया जाता है ताकि उस क्षेत्र को सुन्न किया जा सके। इसके बाद एपीड्यूरल स्थल (ड्यूरा मैटर के आसपास का स्थान जो रीढ़ की हड्डी के चारों ओर स्थित झिल्ली होती है) पर एक लंबी और पतली सुई प्रवेश करायी जाती है। इसके बाद सुई के माध्यम से एक पतला कैथेटर अथवा लंबी नली प्रवेश करायी जाती है और पीठ के साथ बांध दी जाती है। इस कैथेटर का इस्तेमाल औषधि को प्रवेश कराने के लिए किया जाता है ताकि प्रसव दर्द रहित बनाया जा सके।

एपीड्यूरल के कारण द्वितीय चरण लंबा क्यों हो जाता है?

एपीड्यूरल योनि की माँसपेशियों का तनाव कुछ कम कर देता है क्योंकि यह निचले शरीर को शिथिल कर देता है। श्रोणि सतह की माँसपेशियों का तनाव शिशु के सिर को डिलेवरी हेतु सही स्थिति में पहुँचाने में सहायक होता है। यदि माँसपेशी तनी हुई न हो तो रोटेशन और डिलेवरी में देरी होती ही है। एक अन्य कारक जो प्रसव को लंबे समय तक खींच सकता है, वह यह

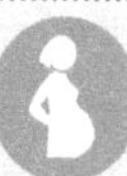

ध्यान देने योग्य बात

पानी में शिशु जन्म एक सिद्धांत है जो कई महिलाओं के लिए कौतूहल का विषय है। पानी में शिशु जन्म क्या होता है? महिला हल्के गर्म पानी में बैठती है - कृपया ज़्यादा गर्म पानी नहीं! - प्रसवकाल में ज़्यादातर समय महिला गर्म पानी में ही बैठती है और पानी में ही शिशु को जन्म देती है। गर्भाशय के अंदर शिशु एम्नियोटिक तरल में ही तैरता रहता है अतः गर्मपानी में जन्म लेने से उसे वही वातावरण मिलता है जिसका वह अभ्यस्त होता है अतः इस दुनिया में उसका स्वागत करने का यह एक अच्छा तरीक़ा माना जाता है। हालांकि सभी डॉक्टर शिशु जन्म के इस तरीक़े को पसंद नहीं करते। निश्चित ही इस तरीक़े में गंदगी होती है और यदि टब के पानी की स्वच्छता को लेकर सावधानी नहीं बरती जाये तो संक्रमण का ख़तरा हो सकता है। झिल्ली फटने के बाद पानी में माँ का एम्नियोटिक तरल और कुछ मात्रा में रक्त भी मिश्रित हो जाता है। यह कहा जाता है कि गर्म पानी प्रसव पीड़ा की तीव्रता को कम करता है कुछ माँऐं डॉक्टर शिशु के जन्म लेने तक गर्म पानी के टब में बैठने का विकल्प चुन सकते हैं और उसके बाद माँ शिशु के जन्म के लिए टब से बाहर निकल सकती है।

है कि एपीड्यूरल के कारण होने वाली माँ प्रसव पीड़ा से अनभिज्ञ होती है जिससे गर्भाशय संकुचनों से वह समन्वय स्थापित नहीं कर पाती, परिणाम स्वरूप प्रसव प्रक्रिया थोड़ी बेअसर हो जाती है।

शिशु जन्म (डिलेवरी) के अन्य तरीक़े

सभी महिलाओं को सामान्य प्रसव नहीं होता। हर तरह के शिशु जन्म तरीक़ों के अपने फ़ायदे और नुक़सान होते हैं चाहे वह सामान्य प्रसव हो, या फिर फ़ोरसैप, वैक्यूम या ऑपरेशन द्वारा। कोई भी तरीक़ा जटिलताओं से मुक्त नहीं होता। सबसे ज़रूरी यह होता है कि परिस्थितियों के अनुसार सबसे उपयुक्त तरीक़े का चयन करें और फिर सामने आने वाली किसी भी समस्या के लिए तैयार रहें।

फ़ोरसैप और वैक्यूम

कभी-कभी गर्भस्थ शिशु श्रोणि प्रदेश में नीचे तो सरक आता है परंतु उसके बाद आगे बढ़ने से मना कर देता है। सामान्यतः जब शिशु निकास बिंदु तक

पहुँच जाता है तो माँ को ज़ोर लगाने की तीव्र इच्छा होती है। वह जैसे ही दबाव डालती है, शिशु दबता है और जन्म नाल में कुछ आगे सरकता है और योनि के मुहाने तक पहुँच कर दिखने लगता है। कुछ और दबाव के बाद शिशु का पहले सिर और बाद में बाक़ी शरीर बाहर निकल आता है।

लेकिन कभी-कभी ऐसा होता है कि इस महत्त्वपूर्ण बिंदु तक पहुँचते-पहुँचते महिला पूरी तरह थक जाती है और उसे शिशु को जन्म देने के लिए सहायता की आवश्यकता होती है। कुछ अन्य अवसरों पर शिशु के सिर पर इस हद तक दबाव पड़ता है कि गर्भाशय के प्रत्येक संकुचन के साथ उसकी हृदय गति गिरती है जो भ्रूण के संकट में होने का प्रतीक है। कुछ मामलों में, शिशु का सिर श्रोणि प्रदेश के अंदर ठीक तरह से नहीं घूमता परिणाम स्वरूप प्रसव अवरोध की स्थिति पैदा हो जाती है। कुछ अन्य परिस्थितियाँ होती हैं जब शिशु जन्म के समय पर किन्हीं कारणों से डिलेवरी नहीं हो पाती। ऐसी सभी स्थितियों में बाहरी मदद की आवश्यकता होती है और इन्हीं स्थितियों में फ़ोरसैप या वैक्यूम के प्रयोग करना पड़ता है। कभी-कभी डिलेवरी प्रक्रिया को पूर्ण करने के लिए दोनों की ज़रूरत पड़ती है।

फ़ोरसैप में एक जोड़ी स्टील की ब्लेड होती हैं जो आपस में इंटरलॉक्ड होती है। अपने एक सिरे पर यह उभरी हुयी होती है ताकि जब इसे महिला के श्रोणि प्रदेश में प्रवेश कराया जाए तो यह अपने मध्य पिंजरे जैसी जगह बना लें जिसमें शिशु का सिर समा सके। ब्लेड का दूसरा सिरा सीधा होता है तथा डॉक्टर द्वारा एक हैंडिल के रूप में इस्तेमाल किया जाता है। जब

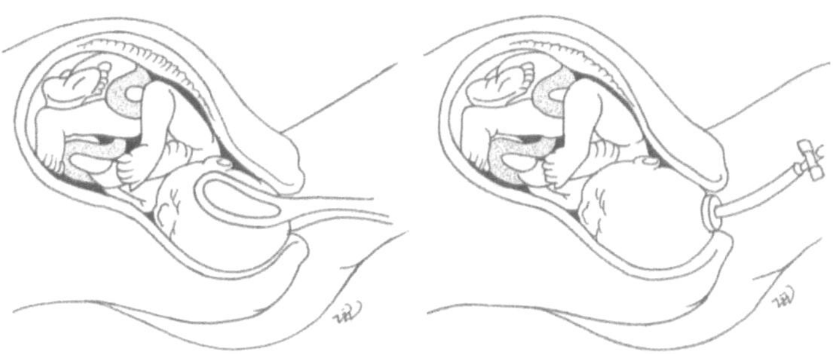

फ़ोरसैप और वैक्यूम का प्रयोग
सौजन्य से : डॉ. विवेक पाई

फ़ोरसैप उचित स्थिति में आ जाते हैं, डॉक्टर हैंडिल को नीचे की ओर खींचते हैं ताकि शिशु का श्रोणि की कैद से बाहर निकाल सके।

वैक्यूम या वैन्टोज़ एक कप के आकार का उपकरण होता है, जिसे शिशु के सिर पर लगाया जाता है। यह कप एक नलिका के माध्यम से मशीन से जुड़ा हुआ होता है जो नकारात्मक दबाव पैदा करती है। जैसे ही मशीन चालू होती है, नकारात्मक दबाव पैदा होता है और जैसे ही दबाव वांछित स्तर तक पहुँचता है, डॉक्टर नलिका को बाहर खींचते हैं ताकि शिशु धीरे-धीरे बाहर आ सके। जिन शिशुओं का जन्म इस तरीक़े से होता है, उनके सिर पर वैक्यूम के खिंचाव के कारण हल्की-सी सूजन आ जाती है जो शिनॉन (बाल संवारने की एक लोकप्रिय शैली, जिसमें सिर के शीर्ष पर बालों की गाँठ बांधी जाती है) की तरह दिखती हैं। जन्म लेने के कुछ घंटों के बाद से ही यह सूजन कम होनी शुरू हो जाती है और एक-दो दिन में पूर्णतः समाप्त हो जाती है।

उपकरण की सहायता से होने वाली डिलेवरी की अपनी अलग समस्या होती है। यद्यपि फ़ोरसैप की ब्लेड जन्म लेते समय शिशु के सिर के चारों ओर सुरक्षात्मक आवरण बनाती हैं परंतु शिशु को बाहर निकालते समय यह जन्म नलिका को जख़्मी कर सकती है, जिसका उपचार आवश्यक होता है। कभी-कभी, इससे शिशु के सिर पर भी चोट लग जाती है। दूसरी ओर, यद्यपि वैन्टोज़ से जन्म नलिका को कोई जख़्म नहीं होता परंतु यह कभी-कभी शिशु को जख़्मी कर सकती है। इस बात की भी बहुत संभावना होती है कि इन दोनों तरीक़ों का प्रयोग करने के बाद भी शिशु के जन्म में बाधा हो और तब डॉक्टर को ऑपरेशन द्वारा शिशु जन्म का विकल्प चुनना पड़ता है। जन्म नलिका इतनी संकरी होती है कि शिशु के सफलतापूर्वक बाहर आने का दावा उसके जन्म लेने के बाद ही किया जा सकता है।

सीज़ेरियन डिलेवरी (ऑपरेशन द्वारा शिशु जन्म)

यह कहा जाता है कि जूलियस सीज़र का जन्म ऑपरेशन द्वारा हुआ था। खैर, इस बारे में कोई दावा नहीं किया जा सकता लेकिन ऐसा होने की संभावना बहुत कम है क्योंकि सीज़र की माँ डिलेवरी के बाद भी जीवित रही थी, जो कि उस समय संभव नहीं था। उस काल में गर्भाशय खुला छोड़ दिया जाता था और उसमें टाँके नहीं लगाये जाते थे और अत्यधिक रक्त स्त्राव के

कारण सामान्यतः महिला की मृत्यु हो जाया करती थी। आधुनिक चिकित्सा विज्ञान के क्षेत्र में हुई प्रगति के फलस्वरूप आज ऑपरेशन द्वारा शिशु जन्म काफी सुरक्षित है, यद्यपि आज भी ऑपरेशन द्वारा शिशु जन्म की तुलना में सामान्य प्रसव में जटिलता होने की संभावना कम होती हैं

ऑपरेशन द्वारा शिशु जन्म या सी-सेक्शन कई कारणों से किए जाते हैं : जच्चा की स्थिति बच्चे की स्थिति अथवा दोनों। कभी-कभी होने वाली माँ की श्रोणि (शिशु के गुज़रने के लिए) बहुत छोटी होती है। इसका सबसे सामान्य संकेत भ्रूण का संकटग्रस्त होना है। कभी-कभी गर्भस्थ शिशु, प्रसव की शुरूआत में ही गर्भाशय के अंदर मलत्याग कर देता है और शिशु द्वारा मल या मैकोनियम निगलने अथवा फेंफडों में फंसने से वह खतरे में आ जाता है। मेरे कहने का तात्पर्य यह नहीं है कि गर्भ में मल त्याग करने वाले प्रत्येक शिशु का जन्म सी-सेक्शन द्वारा ही कराया जाना चाहिए।

गर्भस्थ शिशु के संकट में होने का सबसे आम संकेत उसकी हृदय की धड़कनों से प्राप्त होता है। हृदयगति का बहुत तेज़ या बहुत धीमा होना या उसमें गिरावट आना चिंता का कारण है। ऑपरेशन या सर्जरी द्वारा शिशु जन्म का एक अन्य कारण शिशु की अवस्थिति भी होती है। आदर्श रूप से शिशु का सिर पहले बाहर आना चाहिए, जो गर्दन पर भलीभांति झुका हुआ हो। लेकिन कभी-कभी शिशु अड़ियल रवैया दर्शाता है अथवा जन्म नलिका में उसका सिर थोड़ा सा टेढ़ा हो जाता है या पहले उसकी भौंहे दिखायी देती है - इस स्थिति में प्रसव में बाधा आती है। कुछ अवसरों पर, शिशु की गर्दन खिंच जाती है और शिशु का चेहरा सबसे पहले बाहर आता है। यद्यपि, ऐसे शिशु जिनका चेहरा पहले दिखायी देता है, योनि मार्ग द्वारा सामान्य रूप से जन्म ले सकते हैं, परंतु इस बात की संभावना अधिक होती हे कि उन्हें सी-सेक्शन द्वारा बाहर निकाला जाये। कभी-कभी सबसे पहले शिशु का कूल्हा बाहर आता है जिसे ब्रीच प्रस्तुति कहते हैं। ज़्यादातर वैज्ञानिक समुदाय यह मानता है कि ऐसे शिशु सी-सेक्शन द्वारा ही सर्वश्रेष्ठ तरीक़े से जन्म लेते हैं। हालांकि ब्रीच प्रस्तुति वाले शिशु को भी सामान्य प्रसव या योनि मार्ग द्वारा बाहर निकाला जा सकता है यदि उस महिला के सी-सेक्शन में कोई विशेष जोख़िम हो जिसके कारण वह सिज़ेरियन के लिये शारीरिक रूप से तैयार ना हो।

प्लासेंटा सामान्यतः गर्भाशय के शीर्ष पर स्थित होता है लेकिन

कभी-कभी यह नीचे की ओर गर्भाशय दीवार के साथ-साथ या गर्भाशय के मुख के ऊपर भी अवस्थित होता है : इस स्थिति को प्लासेंटा प्रीविया कहते हैं। निश्चय ही यह रास्ते में बाधा डालती है और पर्याप्त रक्त स्राव हो सकता है। ऐसी स्थिति में ऑपरेशन द्वारा शिशु जन्म अत्यावश्यक हो जाता है।

सीज़ेरियन प्रसव में क्या होता है? साधारण शब्दों में बात करें तो इसमें होने वाली माँ या जच्चा को एनेस्थिशीया देकर करके उसकी उदर दीवारों व गर्भाशय की विभिन्न परतों पर कट या चीरा लगाया जाता है और शिशु को बाहर निकाला जाता है। प्लासेंटा भी बाहर निकाल लिया जाता है और इसके बाद चीरा लगायी गयी सभी चीज़ें वापस यथास्थान पहुँचा दी जाती हैं। मैंने आगे के अध्याय में इस बारे में विस्तार से लिखा है।

क्या गड़बड़ हो सकती है?

कोई पहले से नहीं बता सकता कि प्रसव पूरी तरह उतार-चढ़ाव मुक्त होगा। कभी-कभी प्रसव बहुत लंबा और बाधित हो सकता है। कभी-कभी गर्भाशय में ठीक तरह से संकुचन नहीं होता या ऐसा भी होता है कि महिला को बेहतरीन संकुचन होने के बावजूद प्रसव में प्रगति नहीं होती। कभी-कभी ऐसा भी होता है कि तीव्र दर्द होने के बावजूद यदि गर्भस्थ शिशु का सिर श्रोणी से बड़ा होता है तो प्रसव प्रक्रिया में प्रगति नहीं होती।

कभी - कभार, प्रसव के दौरान और पश्चात अधिक रक्त स्राव होता है। प्रसव उपरांत रक्त स्राव कई कारणों से हो सकता है : गर्भाशय में ठीक प्रकार से संकुचन न होना, जनन पथ में शिशु जन्म के दौरान जख़्म होना; योनि, सर्विक्स अथवा निकास द्वार में कट या जख़्म होना। ऐसे जख़्म जो तुरंत दिखायी देते हैं, तुरंत सही भी हो जाते हैं। हालांकि, कभी-कभी जख़्म दिखायी नहीं देता परंतु शिशु जन्म की प्रक्रिया श्रोणि सतह को ढीला कर देती है जो कई वर्ष बाद, जैनियल प्रोलैप्स या शरीर उभार (जिसमें अंग नीचे की ओर श्रोणि के बाहर आ जाते हैं) को जन्म देती है।

यह भी संक्रमण की बड़ी वजह है क्योंकि जन्म नलिका गुदा द्वार के काफी नज़दीक होती है। मनुष्य का शरीर इस मायने में बेजोड़ है कि उसके समस्त उत्सर्जन पाइप नीचे की ओर खुलते हैं लेकिन इसी अवस्थिति के कारण शिशु जन्म और उसके बाद होने वाली समस्याओं की रोकथाम में

जटिलताओं का सामना करना पड़ता है।

कभी-कभी शिशु को कोई और भी परेशानी हो सकती है या फिर जन्म से पूर्व तनाव के कोई चिन्ह नहीं दर्शाने के बावजूद, सामान्य रूप से प्रसव के बाद भी शिशु आसानी से नहीं रोता। जन्म लेने के दौरान शिशु को कई चोटें लग सकती है। शिशु के कपाल के आंतरिक भाग में रक्त स्राव हो सकता है - जिसे सिफेल्हीमटोमा कहते हैं - अथवा उसकी खोपड़ी में जख़्म हो सकता है। यदि शिशु का जन्म चेहरे की ओर से हुआ है तो डिलेवरी के उपरांत उसका चेहरा सूजा हुआ और दिखने में भद्दा लग सकता है। कभी-कभी ऐसा भी होता है कि जैसे-जैसे शिशु संकरी जन्म नाल में सरकता है, उसकी तंत्रिकाओं पर दबाव या खिंचाव पड़ता है। प्रिय पाठक, यदि प्रकृति का चलन ऐसा होता कि खाँसने और छींकने से शिशु का जन्म हो पाता, तो क्या ये ज्यादा आसान तरीक़ा ना हो जाता?

कुछ अन्य प्रश्न

मैं चाहती हूँ कि मेरा बच्चा अमुक तिथि को सांय 9:34 बजे जन्म ले क्योंकि यह शुभ मुहुर्त है। जब मैं ऐसा अनुरोध करती हूँ तो मेरी डॉक्टर नाराज़ क्यों प्रतीत हुई?

प्राचीन काल से ही, शिशु उसी समय जन्म लेता है जो समय प्रकृति ने उसके लिये निर्धारित किया हुआ होता है। सी-सैक्शन के आविर्भाव के कारण शिशु जन्म के समय की योजना बनाना संभव हुआ है। यदि हम सुविधा की बात करें तो यकीनन एक पूर्व निर्धारित समय पर डिलेवरी की योजना बनाना संभव है। लेकिन इसके लिए कई महत्त्वपूर्ण कारकों को ध्यान में रखना आवश्यक है। ऑपरेशन थियेटर खाली होना चाहिये। भले ही ऑपरेशन थियेटर पहले से ही आपके लिए आरक्षित हो, क्या अन्य केस की आकस्मिक सर्जरी के चलते आपकी योजना धरी की धरी रह सकती है। भले ही आप ऑपरेशन थियेटर के भीतर ले जायी गयी हों, फिर भी कई चीज़ों का ध्यान रखना आवश्यक है। आपकी शिरा को चिन्हित करना पड़ता है ताकि एनेस्थीशिया के पूर्व इंजैक्शन लगाए जा सकें। मरीज़ को एनेस्थीशिया देने में लगने वाला समय भी हर मरीज़ में भिन्न होता है। सर्जरी शुरू हो जाने के बाद

शिशु जन्म के पूर्व कई चरण होते है। इन सभी जटिलताओं के चलते ठीक 9:34 बजे या किसी भी अन्य पूर्व निर्धारित समय पर शिशु जन्म होना लगभग असंभव हो जाता है। यद्यपि डॉक्टर आपात स्थिति में दिन - रात कभी भी ऑपरेशन कर सकते हैं, सबसे अच्छा यही होगा कि सर्जरी की योजना सामान्य कामकाजी समय में ही बनायी जाये क्योंकि उस समय पूरी टीम किसी भी स्थिति से निपटने के लिए मुस्तैद होती है।

कृपया मेरी मदद करें! मुझे यकीन नहीं है कि मैं प्रसव पीड़ा बर्दाश्त कर पाऊँगी अथवा नहीं? मुझे क्या करना चाहिए?

प्रसव पीड़ा के प्रति हर महिला का व्यवहार भिन्न होता है। अपने भय के बारे में डॉक्टर से चर्चा करें। जिस अस्पताल में आप शिशु जन्म हेतु जाने का विचार रखती हैं, उस अस्पताल के प्रसव दर्द निवारक के बारे में पूछताछ करें। क्या वहां एपीड्यूरल एनालजेसिया या प्रसव दर्द निवारक देने की सुविधा मौजूद है? आप डिलेवरी के दिन से पहले ही एनेस्थीशिया के विशेषज्ञ से भी बात करना चाहेंगी। कुछ महिलायें पहले से ही तय कर लेती हैं कि वे निश्चित रूप से एपीड्यूरल का विकल्प चुनेंगी। अन्य महिलायें परिस्थिति के अनुरूप निर्णय लेती हैं। यदि प्रसव पीड़ा बर्दाश्त के बाहर है, तो आप दर्द निवारक इंजैक्शन लेने का विकल्प चुन सकती हैं। यदि इससे आराम नहीं मिलता, तो आप एपीड्यूरल ले सकती हैं। लेकिन यदि पीठ में इंजैक्शन लेने के प्रति विपरीत संकेत प्राप्त हो रहे हों या डिलेवरी अत्यावश्यक हो तो डॉक्टर आपको ऐसा करने की अनुमति नहीं देंगे। कुछ अस्पतालों में प्रसव के लिए एनेल्जीसिया के रूप में नाइट्रस ऑक्साइड सुंघाया जाता है।

क्या एपीसियोटॉमी पूर्णतः आवश्यक है? मैं योनि के पास चीरा लगवाना नहीं चाहती।

भारत में, ज्यादातर स्त्री एवं प्रसूति रोग विशेषज्ञ सामान्य रूप से हर ऐसे मामलों में एपीसिटॉमी करती हैं जब महिला पहली बार माँ बन रही हो, जन्म लेने वाला शिशु आकार में बड़ा हो और बिना चीरा के उसका बाहर आना मुश्किल हो अथवा उन्हें

फ़ोरसैप या वैक्यूम का प्रयोग करना हो अथवा शिशु सिर की ओर से बाहर न आ रहा हो। आजकल डॉक्टर डिलेवरी के दौरान सामान्यतः एपिसियोटॉमी न करने के विकल्प पर चर्चा करने के लिए तैयार रहते हैं। हालांकि, इस बात की संभावना है कि कोई भी कट या चीरा पीछे मलद्वार की ओर बढ़ सकता है और स्फ़िक्टर को भी क्षतिग्रस्त कर सकता है जो कि मल त्याग संयम हेतु अत्यंत महत्त्वपूर्ण होता है, अतः इसका उपचार अत्यावश्यक हो जाता है।

मैं यह कैसे सुनिश्चित कर सकती हूँ कि मुझे एपीसियोटॉमी की आवश्यकता नहीं है?

ज़्यादातर महिलाओं को एपीसियोटॉमी की आवश्यकता होती है क्योंकि शिशु का सिर इतना बड़ा होता है कि पेरीनियम को क्षतिग्रस्त किए बिना जन्म नलिका से उसका बाहर निकलना मुश्किल होता है। डिलेवरी तिथि के कुछ सप्ताह पहले से एक चिकनाईयुक्त जैली की सहायता से आप अपनी अंगुलियों के द्वारा जन्म नलिका के सबसे निचले भाग यानि योनि द्वार को फैलाकर चौड़ा करने का प्रयास करती रहें। आप इसका तरीक़ा अपने डॉक्टर से समझ सकती हैं।

मैं अपने घर पर ही शिशु को जन्म देना चाहती हूँ। क्या यह संभव है?

कुछ भी असंभव नहीं है। पुराने जमाने में महिलायें घर पर ही शिशु को जन्म देती थीं। हालांकि, कुछ मामलों में जब जच्चा या बच्चा के जीवन पर ख़तरा पैदा होता जाता था, तब उन्हें अस्पताल लाया जाता था, परंतु तब तक देरी हो चुकी होती थी। यही पर चिकित्सा विज्ञान का महत्त्व समझ में आता है। आजकल तो प्रसव बहुत ज़्यादा चिकित्सकीय या मेडिकलाइज़्ड हो गई हैं और एक खुशनुमा घटना मात्र एक चिकित्सा प्रक्रिया होकर रह गई है। हम सभी बेहतर विकल्प की तलाश में रहते हैं परंतु मुझे नहीं लगता कि वर्तमान पर्याप्त मात्रा में विशेषज्ञ दाईयां मौजूद हैं जो घर पर शिशु जन्म करा सकें। यदि आपको सौभाग्य से ऐसा डॉक्टर मिल भी जाये जो आपके घर में डिलेवरी कराने के लिए तैयार हो

और जिसके पास घर पर डिलेवरी के लिए आवश्यक साजो सामान मौजूद हो, तब भी इसका फैसला आपको ही करना है। कम जोख़िम वाली गर्भावस्थाओं में ख़ासकर यदि आपको पहले भी सामान्य डिलेवरी हो चुकी हो तो दूसरी डिलेवरी में जोख़िम की संभावना कम होती है। पर इतना अवश्य ध्यान में रखें कि यदि कुछ गड़बड़ होती है तो आपको तुरंत अस्पताल जाना होगा और तुरंत अस्पताल ले जाये जाने के बावजूद भी कभी-कभी समस्या दूर करने का समय नहीं बचता।

मुझे अपने घर के नज़दीक स्थित नर्सिंग होम में डिलेवरी करानी चाहिये या एक बड़े स्पेशियालिटी अस्पताल में?

कोई भी निर्णय करने के पूर्व कई विषयों पर विचार करना आवश्यक है। आधुनिक एक बड़े अस्पताल की तुलना में एक छोटे नर्सिंग होम में आपको कम भय लग सकता है। छोटे नर्सिंग होम में आपको घरेलू माहौल मिलने की अधिक संभावना होती है। लेकिन बड़े अस्पतालों में वो सुविधायें होती हैं, जिनका छोटे नर्सिंग होम में अभाव होता है : ब्लड बैंक, नवजात शिशु गहन देखभाल इकाई और सभी शाखाओं के विशेषज्ञ डॉक्टर। लेकिन आपको अतिरिक्त सुविधाओं की आवश्यकता तभी होती है जब आपकी गर्भावस्था में उच्च जोख़िम कारक हो, सामान्य गर्भावस्था में नहीं। अपने डॉक्टर से परामर्श करें और संबंधित अस्पताल में मौजूद सुविधाओं का जायजा लें। क्या वे आपके पहले बच्चे को आपके पास आने की अनुमति देंगे? क्या कोई एक मित्र/परिजन आपके साथ रह सकता है? क्या उस अस्पताल के वातावरण और स्टाफ़ के प्रति आप संतुष्ट हैं? यदि आपको आपातकालीन सर्जरी की आवश्यकता हो तो क्या डॉक्टर तुरंत आ सकते हैं? उस जगह को देखने के बाद आप डिलेवरी के स्थल के बारे में निर्णय ले सकती हैं।

मैं हर संभव प्रयास करना चाहती हूँ कि मुझे सामान्य डिलेवरी हो। मुझे इस बात की चिंता है कि मुझे अवांछित रूप से सी-सैक्शन कराना पड़ सकता है। मेरी मित्र ने मुझसे कहा है कि जिस अस्पताल में मैं डिलेवरी करने की योजना बना रही हूँ, वहाँ यह पता लगा लूँ कि सी-सैक्शन

में कितना खर्च आएगा और वहां के डॉक्टर सी–सैक्शन को प्राथमिकता देते हैं या सामान्य डिलेवरी को? क्या आप सहमत हैं?

मेरी ओर से शुभकामनायें। ज़्यादातर सार्वजनिक एवं शैक्षणिक अस्पतालों (ऐसे अस्पताल, जो मेडिकल कॉलेज से संबद्ध हों और जहां डॉक्टरों को प्रशिक्षण दिया जाता है) में वार्षिक रूप से आंकड़े एकत्र किए जाते हैं, जिसमें सी-सैक्शन दर की भी गणना की जाती है लेकिन मुझे नहीं लगता कि वे इन आंकड़ों को स्वेच्छा पूर्वक आपको बताना पसंद करेंगे। लेकिन निजी नर्सिंग होम और बड़े कॉरपोरेट अस्पतालों के बारे में जहाँ विभिन्न विशेषज्ञ निजी प्रैक्टिस करते हैं। ऐसा नहीं कहा जा सकता। ऐसी स्थिति में आपको विश्वसनीय जानकारी शायद ही प्राप्त हो। आप सी-सैक्शन की दरें पता चल भी जायें तो भी इससे ज़्यादा फ़क़्र नहीं पड़ता। क्या आपके डॉक्टर निम्न जोखिम वाले मरीज़ों का भी उपचार करते हैं या सिर्फ़ उच्च जोखिम कारकों से ग्रस्त महिला का जिस अस्पताल में आप डिलेवरी कराने की योजना बना रही हैं क्या अन्य डॉक्टर भी उस अस्पताल में जटिल मरीज़ों को उपचार के लिए भेजते हैं और इसीलिए सी-सैक्शन की दरें ज़्यादा हैं? अब तक आप समझ गयी होंगी कि मैं क्या कहना चाह रही हूँ। भले ही आपकी मित्र ने सद्भावनापूर्ण परामर्श दिया है, परंतु यह व्यावहारिक नहीं है। आप सिर्फ़ वहाँ के डॉक्टर और वहाँ डिलेवरी करा चुकी महिलाओं से बात कर सकती हैं। उनका अनुभव कैसा था? सबसे ज़्यादा महत्त्वपूर्ण है, डॉक्टर के साथ आपका सहजता स्तर। आखिर आप उनके साथ अपने जीवन की एक महत्त्वपूर्ण घटना को बाँटने जा रही हैं। वह भी ऐसे समय पर जब आप किसी सामाजिक उत्सव में जाने की तरह सजी-संवरी नहीं है।

क्या आप मुझे पानी में शिशु जन्म के बारे में कुछ और जानकारी दे सकती हैं?

पानी में शिशु जन्म के तरीक़े के ज़ोरदार समर्थक और आलोचक दोनों ही मौजूद हैं। यद्यपि पानी में शिशु जन्म को लेकर बहुत सारा साहित्य उपलब्ध है परंतु इसे लेकर शायद

ही ऐसा कोई वैज्ञानिक प्रयास हुआ है, जो वैज्ञानिक जर्नल में प्रकाशित हुआ हो। डिलेवरी के प्रथम चरण में गर्म पानी में बैठने से यकीनन प्रसव पीड़ा में आराम मिलता है तथा एपीड्यूरल लेने की आवश्यकता कम हो जाती है। लेकिन आलोचक इस तरीक़े की डिलेवरी में जच्चा और बच्चा दोनों को संक्रमण होने की अधिक संभावना की ओर संकेत करते है। यदि दूसरा चरण भी पानी में संपन्न किया जाता है तो शिशु के पानी में डूबने अथवा उसकी श्वसन नलिका में पानी चले जाने का जोख़िम रहता है। यद्यपि कुछ व्यावसायिक संस्थायें निम्न जोख़िम वाली डिलेवरी पानी में कराने का समर्थन करती हैं परंतु इसमें कुछ न कुछ जटिलता आने की संभावना बनी ही रहती है।

यदि आप स्वाभाविक/प्राकृतिक रूप से फिट हैं और नियमित रूप से व्यायाम करती रही हो तो क्या प्रसव आसान होता है?

फिट रहना और नियमित रूप से व्यायाम करना हमेशा अच्छा रहता है। इस संबंध में कुछ अध्ययन भी सामने आये हैं जो यह दर्शाते हैं कि यदि महिला नियमित रूप से व्यायाम करे तो जच्चा और बच्चा दोनों को लाभ होता है। प्रत्यक्षतः इससे प्रसव की अवधि और ऑपरेशन की आवश्यकता कम होती है।

विशेषज्ञों की राय

गर्भावस्था में गुदा में फ़िशर और बवासीर

डॉ. विनय थापर, सामान्य एवं लैप्रोस्कोपिक सर्जन (www.drcorp.org)

गुदा में फिशर होना क्या है?

गुदा में फिशर होना एक बेहद कष्टप्रद दशा है जो गुदा क्षेत्र में कट लगने के कारण होता है। ऐसा सख़्त मल से खरोंच लगने के कारण होता है। यह दर्द कुछ मिनट से लेकर कुछ घंटों तक रह सकता है। यहाँ तक कि थोड़ा सा रक्त स्त्राव भी हो सकता है।

यद्यपि ज़्यादातर फिशर गहन होते हैं, परंतु वे दीर्घ कालिक भी बन सकते हैं, विशेषकर गर्भावस्था के दौरान। लगभग 10-15 प्रतिशत महिलाओं को गर्भावस्था के दौरान अथवा शिशु जन्म के उपरांत गुदा में फिशर की समस्या से जूझना पड़ता है।

मैं गुदा फिशर से कैसे बच सकती हूँ?

गुदा फिशर से बचने का सबसे कारगर तरीक़ा यही है कि खूब रेशेदार आहार ग्रहण करें, खूब पानी पियें और नियमित रूप से व्यायाम करें। यदि आपको कब्ज़ है तो मल त्याग करते समय जोर न लगायें और अपने डॉक्टर से रेशेदार आहार और मल को चिकना व नरम करने वाली दवा के बारे में जानकारी प्राप्त करें। नियमित रूप से विशेष व्यायाम करने से गुदा क्षेत्र के आसपास रक्त संचार बढ़ता है और माँसपेशियाँ मजबूत होती है, जिससे फिशर होने की संभावना कम होती है।

राहत पाने के लिए मैं क्या कर सकती हूँ?

दिन में कुछ बार 10-15 मिनट तक गर्म पानी के टब में बैठने से दर्द और असुविधा से राहत मिलती है। प्रतिदिन अधिक रेशेदार आहार जैसे- अनाज व दालें (राजमा, चना, रागी), अनाज निर्मित ब्रैड, आटे की चपाती, ताज़े फल व सब्ज़ियाँ ग्रहण करें व पर्याप्त मात्रा में पानी पियें। आप अन्य पेय पदार्थ जैसे - फलों का रस, नारियल पानी, नीबू पानी, लस्सी, छाँछ इत्यादि का सेवन कर अपने आहार में तरल पदार्थ की मात्रा बढ़ा सकती है। ये माना जाता है कि सुबह गर्म पानी में नींबू का रस मिलाकर पीने से पाचन तंत्र पर सकारात्मक प्रभाव पड़ता है।

गुदा फिशर की सामान्य उपचार पद्धति में एनेस्थेटिक जैल व डिल्टियाजैम (माँसपेशी को शिथिल करने वाला) मिश्रित क्रीम लगाना है। उचित उपचार के लिए अपने डॉक्टर से परामर्श करें।

बवासीर क्या होता है?

बड़ी आँत के मुहाने पर, जहाँ से व्यक्ति अपना मल त्याग करता है, गुदा द्वार पर स्थित रक्त वाहिकाओं की सूजन को

बवासीर कहते हैं। इनका आकार मटर के दाने के बराबर से लेकर अंगूर के आकार तक का हो सकता है और ये मलाशय के अंदर तथा गुदा द्वार के आसपास हो सकते हैं।

गर्भावस्था के दौरान, विशेषकर तीसरी तिमाही में, बवासीर होना सामान्य बात है। यदि आपको गर्भधारण के पूर्व भी बवासीर की शिकायत रही है तो गर्भावस्था के दौरान भी इसकी शिकायत होने की संभावना है। ये प्रसव के दौरान भी हो सकते हैं और प्रसवोपरांत यह एक आम समस्या है।

ज़्यादातर मामलों में गर्भावस्था के दौरान विकसित हुयी बवासीर का समाधान शिशु जन्म के बाद स्वतः हो जाता है, विशेषकर यदि आप कब्ज़ के प्रति सावधान रहती हैं।

बवासीर के क्या लक्षण हैं?

बवासीर में थोडी सी चुभन, असुविधा होती है अथवा यह दर्दनाक भी हो सकता है। कभी-कभी इसके कारण रक्त स्त्राव भी हो सकता है विशेषकर मल त्याग के वक़्त।

गर्भावस्था के दौरान बवासीर होने की संभावना अधिक क्यों होती है

गर्भावस्था के दौरान बवासीर और पैरों की नसों में सूजन, जिसे वैरीकोज़ वेन्स भी कहते हैं, विकसित होने की संभावना अधिक होती है। आपका बढ़ा हुआ गर्भाशय श्रोणि प्रदेश की नसों और निम्न वेना-कावा पर दबाव डालता है जिससे मलाशय और निम्न अंगों तक रक्त का आवागमन होता है। इससे रक्त की वापिसी धीमी हो जाती है जिसके कारण नसें चौड़ी हो जाती हैं अथवा उनमें सूजन आ जाती हैं।

इसके अलावा, गर्भावस्था हॉर्मोन में हुई बढ़ोत्तरी के फलस्वरूप नसों या वाहिकाओं की दीवार शिथिल हो जाती हैं। जिससे उनमें आसानी से सूजन आ जाती है।

गर्भावस्था के दौरान कब्ज़ होना एक अन्य समस्या है जो बवासीर में और भी बढ़ोत्तरी कर देती है क्योंकि सख़्त मल होने के कारण मल त्याग में कठिनाई होती है।

क्या मैं बवासीर से बच सकती हूँ?

रेशे युक्त आहार ग्रहण करने, प्रचुर परिमाण में पानी पीने और नियमित रूप से व्यायाम - विशेषकर कीज़ेल व्यायाम - करने से काफी हद तक बवासीर की रोकथाम की जा सकती है। यदि आपको कब्ज़ की शिकायत है तो मल त्याग करते समय जोर न लगाये बल्कि अपने डॉक्टर से विरेचक या मल को नरम करने वाली दवा के बारे में पूछें। देर तक बैठने और खड़े होने से परहेज करें। घर में सोते, पढ़ते और टी.वी. देखते समय बाँयीं करवट लेटें ताकि मलाशय की वाहिकाओं पर दबाव न पड़े।

आराम पाने के लिए और क्या कर सकती हूँ?

दिन में कुछ बार 10 से 15 मिनट तक गर्म पानी के टब में बैठने से दर्द और असुविधा कुछ कम होती है। अपने डॉक्टर से सुरक्षित एनेस्थेटिक या मेडिकल सपोज़िटरी के बारे में परामर्श लें।

7

सीज़ेरियन सेक्शन
(ऑपरेशन द्वारा शिशु जन्म)

'डॉक्टर, मुझे ऑपरेशन द्वारा प्रसव की सलाह दी गयी है। क्या आप इसे आवश्यक समझते हैं?

यह प्रश्न आजकल अत्यंत सामान्य हो गया है। निस्संदेह, आजकल ऑपरेशन से होने वाले प्रसवों की संख्या में वृद्धि इतनी अधिक हो चुकी है कि कई प्रकरणों में सामान्य प्रसव होने की स्थिति होने पर भी उन पर ध्यान नहीं दिया जाता। इस प्रश्न का संभवतः कोई उत्तर नहीं दिया जा सकता कि ऑपरेशन द्वारा प्रसव की इन बढ़ती हुयी घटनाओं में से कितने प्रसव ऐसे हैं जिनमें वास्तव में ऑपरेशन द्वारा प्रसव कराने की आवश्यकता थी तथा कितने ऐसे हैं, जिनमें स्थितियों को कृत्रिम रूप से बढ़ा चढ़ाकर ऑपरेशन द्वारा प्रसव कराया गया। आज के दौर में, स्त्रियाँ अपने कैरियर को प्राथमिकता देते हुये गर्भधारण को उस आयु तक टालती रहती है जब ऊतकों का अपेक्षित लचीलापन समाप्त होने लगता है जो सामान्य प्रसव के लिये अनुकूल नहीं होता। इसके अतिरिक्त उच्च रक्त चाप जैसी समस्यायें भी मामले को और अधिक कठिन बना देती हैं, इससे सदैव इस बात की आशंका बनी रहती है कि गर्भावस्था के दौरान कई समस्यायें आ सकती हैं, जैसे-बच्चे का विकास रुक जाना अथवा लम्बी प्रसव-पीड़ा। इस कारण, स्वाभाविक है कि ऑपरेशन द्वारा प्रसव की घटनायें बढ़ जायेंगी। पुराने समय में स्त्रियों के कम से कम 4-5 बच्चे हुआ करते थे। अब से दो पीढ़ियों पहले तक परिवार में एक दर्जन

बच्चे होने की ख़बरें सुनाई देती थीं। आश्चर्यजनक रूप से इतने बड़े परिवारों में इस दौरान यदि महिला 2-3 शिशुओं से वंचित भी हो जाती थी तो उस पर कोई विशेष गौर नहीं किया जाता था। दूसरी तरफ़ आज की परिस्थिति में व्यक्ति सर्वोत्तम की आकांक्षा करता है, जहाँ दो और दो हमेशा चार ही होते हैं, अतः दंपति केवल एक गर्भावस्था से पूर्ण परिणाम की अपेक्षा करते हैं। सर्वोत्तम से कम के लिए कोई स्थान नहीं है और जो डॉक्टर सर्वोत्तम परिणाम की डिलिवरी नहीं करवा पाता उसकी तो मुसीबत आई समझो। इन सब परिस्थितियों का भी, संभवतः, ऑपरेशन द्वारा प्रसव की घटनाओं को बढ़ाने में अपना योगदान दिया है। बहुत से लोग प्रतिकूल परिणाम के भय से सामान्य प्रसव नहीं कराना चाहते, उदाहरण के लिये मायूस या परेशान शिशु होने के भय से। वे इस तथ्य को नहीं स्वीकार कर सकते कि कुछ गलतियाँ प्राकृतिक रूप से भी होती है जिनका प्रसव प्रक्रिया से कोई लेना-देना नहीं है। दूसरी ओर, ऑपरेशन द्वारा अपेक्षित परिणाम लाकर डॉक्टर ने सब कुछ संभव कर दिया है, है ना?

दो प्रकार के ऑपरेशन

प्रसव कराने हेतु दो प्रकार के ऑपरेशन होते हैं : पहला वह जिसे आजकल प्राथमिकता दी जाती है - लोअर-सेग्मेंट सिज़ेरियन सेक्शन अथवा एल.एस. सी.एस. (LSCS) तथा दूसरा पुरानी पद्धति का जो आजकल आमतौर पर कम प्रयोग किया जाता है - क्लासिकल सेक्शन। एल एस सी एस में, गर्भाशय के निचले भाग में चीरा लगाया जाता है तथा सर्जरी के दौरान तथा सर्जरी के लिए इस प्रकार के चीरे के कई लाभ हैं। दूसरी ओर जब किन्ही कारणों से गर्भाशय का वह भाग पहुँच से बाहर होता है तब डॉक्टर को पुरानी पद्धति अर्थात क्लासिकल सेक्शन (ऑपरेशन) अपनाते हुये सर्जरी करनी पड़ती है, जिसमें गर्भाशय के ऊपरी हिस्से पर चीरा लगाना पड़ता है।

कब और क्यों?

एल एस सी एस तब किया जाता है जब डॉक्टर को यह लगता है कि गर्भावस्था जारी रखने का कोई लाभ नहीं है तथा सामान्य प्रसव माँ अथवा शिशु के हित में नहीं है। यदि पहले से ही ऑपरेशन द्वारा प्रसव की योजना बना ली जाये तो उसे एलेविस्ट एल एस सी एस कहते हैं, और जब

परिस्थितिवश अचानक ही ऐसा करना पड़े तो इसे एमरजेन्सी एल एस सी एस कहते हैं। कितना सरल है ना?

जहाँ तक संभव होता है एल एस सी एस तभी किया जाता है जब शिशु अपनी पूर्ण विकसित अवस्था में पहुँच जाता है किन्तु कई अवसरों पर यह समय से काफी पहले भी करना पड़ सकता है। समय से पूर्व ऑपरेशन करने के दो कारण हो सकते हैं : गर्भाशय का पूर्ण आकार न ले पाना, (जो लगभग एक भरे हुये किरमिच के थैले जितना होना चाहिये) जो सर्जन के लिये अपने आप में एक समस्या है। तथा प्रसव के पश्चात् शिशु को विशेष निगरानी के लिये शिशु गहन चिकित्सा इकाई (ICU) में रखने की आवश्यकता पड़ सकती है तथा संभवतः कृत्रिम जीवन रक्षक यन्त्र (वेन्टीलेटर) की भी। उदाहरण के लिये, यदि आठवे माह के प्रारंभ में प्लासेंटा के विभाजन के कारण, जो कि प्रेविया (गर्भाशय के मुख को ढकने वाला प्लासेंटा) है, गर्भवती महिला को अत्यधिक रक्त स्राव होने लगता है, तो माँ एवं शिशु दोनों के हित में ऑपरेशन पूर्णतः आवश्यक हो जाता है।

कुछ मामलों में कुछ ऐसी बातें होती हैं जो माँ को प्रभावित करती है तथा ऑपरेशन आवश्यक हो जाता है। प्रसव मार्ग अत्यधिक संकुचित हो सकता है अथवा उस मार्ग में कोई बाधा अथवा रुकावट हो सकती है,

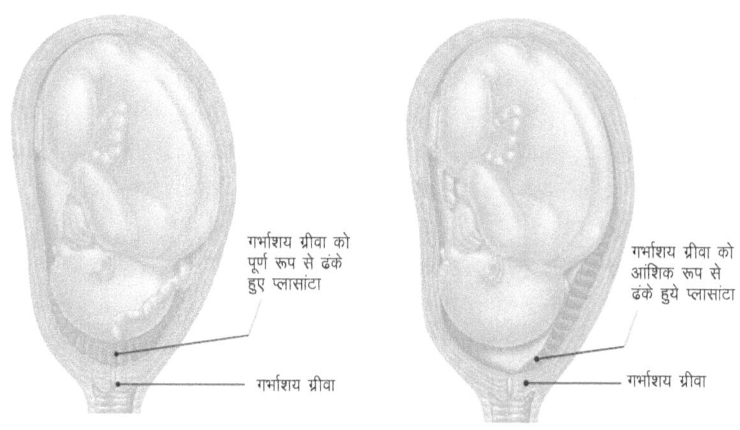

प्लासांटा प्रेविया

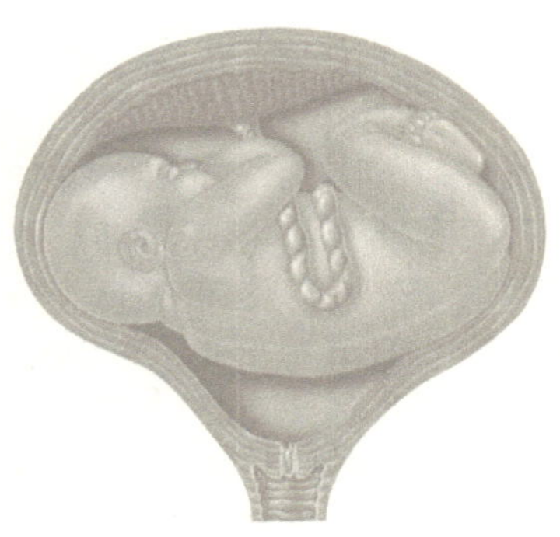

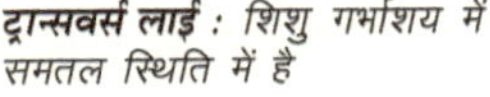

ट्रान्सवर्स लाई : *शिशु गर्भाशय में*
समतल स्थिति में है

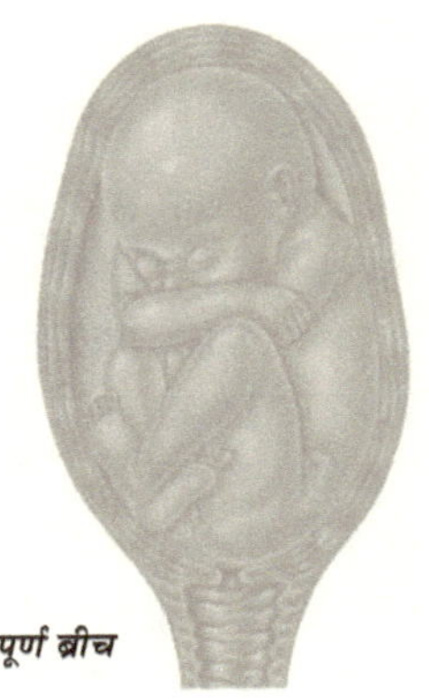

पूर्ण ब्रीच

जैसे - कोई बड़ी गाँठ इत्यादि। अथवा प्रसव के दौरान गर्भाशय का सहयोग न करना तथा निष्क्रिय प्रसव की स्थिति में चले जाना अथवा गर्भाशय ग्रीवा का न फैलना यानि सर्वाइकल डिस्टोसिया। जैसा कि मैं ऊपर बता चुकी हूँ कि असामान्य रूप से अवस्थित प्लासेंटा (प्राइविया) अथवा सामान्य रूप से अवस्थित प्लासेंटा (दुर्घटनावश रक्त स्त्राव अथवा प्लासेंटा अवरोध) के समय से पूर्व अलग हो जाने के कारण हुआ अत्यधिक रक्त स्त्राव भी ऑपरेशन को आवश्यक बना देता है।

लेकिन, ऑपरेशन का एक जो सबसे आम संकेत है, भ्रूण-संबंधी परेशानी या भ्रूण को होने वाला संकट। इस स्थिति में यद्यपि सामान्य प्रसव निकट नहीं होता किन्तु शिशु अधिक समय तक प्रतीक्षा नहीं कर सकता। कभी-कभी शिशु अधिक सुपोषित होता है अथवा गर्भनाल के लिये शारीरिक रूप से बड़ा होता है - इस स्थिति को सिफैलो-पेल्विक डिस्प्रोपोर्शन कहते हैं - कि एल एस सी एस आवश्यक हो जाता है। अथवा शिशु का विकास इतना अवरूद्ध एवं निर्बल होता है कि वह सामान्य प्रसव के कष्ट को झेल नहीं सकता। कभी-कभी शिशु की अवस्था सही नहीं होती। सामान्य रूप से शिशु जिस स्थिति में गर्भनाल में प्रवेश करता है, उसमें उसका सिर इतना मुड़ा रहता है कि उसकी ठोड़ी लगभग उसकी छाती का स्पर्श करती है, और यही सामान्य प्रसव की आदर्श स्थिति है। लेकिन कुछ मामलों में शिशु की स्थिति सोते हुये तिरछे पड़े होने की सी होती है, जैसे हवाई जहाज की आराम कुर्सी की स्थिति, अथवा कुछ ऐसी अवस्था में होते हैं कि प्रसव के

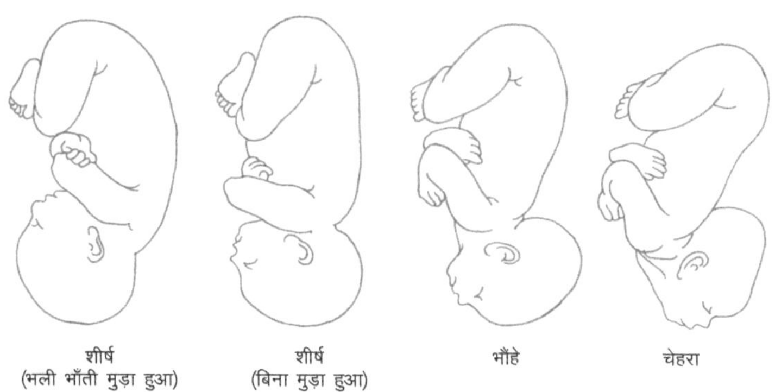

विभिन्न मुद्राएँ : *शिशु जिस तरह से अपनी गर्दन घुमाता है, उससे यह निर्धारित होता है कि जन्म के समय उसके सिर का कौन–सा भाग आगे रहेगा।*
सौजन्य : डॉ. विवेक पाई

दौरान उसके सिर की बजाय निचला हिस्सा पहले बाहर आना चाहता है।

ऐसी स्थितियाँ जिनमें शिशु का सिर ठीक से मुड़ा हुआ नहीं होता, समस्या पैदा कर सकती हैं। कुछ स्थितियाँ, जैसे चेहरे का पहले सामने होना, सामान्य प्रसव होने दे भी सकती है और नहीं भी, अतः आगे की कार्रवाई डॉक्टर के निर्णय पर छोड़ देना ही उचित है। कभी ऐसा भी होता है कि कोई अड़ियल शिशु भौंह का हिस्सा सामने लाकर गर्भाशय ग्रीवा का मार्ग अवरुद्ध कर देता है जिसके कारण शरीर आगे बढ़ ही नहीं सकता शरीर और एल एस सी एस करने के अलावा और कोई विकल्प नहीं बचता।

किसी भी स्थिति में यह सूची पूर्ण नहीं हुई है, अतः बेहतर होगा कि ऑपरेशन द्वारा प्रसव की आवश्यकता पर आप अपने डॉक्टर से ही चर्चा करें।

एलेक्टिव और इमरजेन्सी एल.एस.सी.एस.

जब एल एस सी एस स्वैच्छिक अथवा पूर्वनियोजित होती है, तो गर्भवती महिला को ऑपरेशन के दिन की सुबह अथवा ऑपरेशन दिवस की पूर्व संध्या को अस्पताल में भर्ती किया जाता है, बशर्ते वह अन्य किसी कारण से अस्पताल में भर्ती न हो। उसे सर्जरी के 6-8 घंटे पूर्व से निराहार रहने (कुछ भी न खाने) की सलाह दी जाती है। दूसरी ओर, यदि यह आपातकालीन सर्जरी होती है तो महिला का पेट भरा हो सकता है। यह बड़ी समस्या पैदा

कर सकता है, जैसे - यदि साधारण एनेस्थीसिया के तहत ऑपरेशन किया जाये तो एस्पिरेशन निमोनिया (जिसमें साँस खींचने में तकलीफ हो सकती है) की समस्या। आमाशय के अम्लीय पदार्थ श्वास नली में आ सकते हैं। निश्चेतना विशेषज्ञ इन संभावनाओं को न्यूनतम करने के लिये ऐसी औषधियों का प्रयोग करते हैं जो इन अम्लीय पदार्थों को निष्प्रभावी कर सकें तथा उन्हें आगे धकेलने में मदद कर सकें। वह पेट में नली डालकर इन पदार्थों को खींचकर बाहर भी निकाल सकते हैं। पेट की त्वचा से बाल इत्यादि को साफ़ कर ऑपरेशन की तैयारी की जाती है, यदि ऐसा लगता है कि वे सर्जरी में बाधा उत्पन्न कर सकते हैं। आज के समय में जबकि बिकनी इंसिज़न (चीरा) चलन में आ गया है, त्वचा की सफ़ाई अभिन्न रूप से आवश्यक हो गयी है। यदा कदा, किसी विशेष कठिनाई को देखते हुये लम्बवत चीरा भी लगाया जा सकता है, यद्यपि ऐसा बहुत कम ही होता है।

निश्चेतना (एनेस्थीसिया)

यदि सर्जरी स्वेच्छा से पूर्वनियोजित है, तो निश्चेतना विशेषज्ञ ऑपरेशन पूर्व जाँचों के दौरान ही गर्भवती महिला का मूल्यांकन कर लेते हैं। कभी-कभी प्रसव कराने वाले विशेषज्ञ स्वयं भी रोगी का मूल्यांकन कर लेते हैं। माँ तथा शिशु के हित को सुनिश्चित करने के उद्देश्य से कई रक्त परीक्षण करने के पश्चात प्रसव का दिन तय किया जाता है तथा अस्पताल का एक कक्ष एवं ऑपरेशन थियेटर बुक हो जाता है। सर्जरी के दौरान आपात स्थिति को ध्यान में रखते हुये रक्त की व्यवस्था भी सुनिश्चित की जाती है। निश्चेतना विशेषज्ञ दवा का प्रकार तथा उसके प्रयोग का तरीक़ा सुनिश्चित करते हैं। इसके लिये, निश्चित ही, रोगी तथा प्रसव-विशेषज्ञ की आवश्यकताओं को ध्यान में रखा जाता है। सामान्यतः रीढ़ की हड्डी में दी जाने वाली निश्चेतना की तकलीक सबकी पहली पसंद होती है : इसमें महिला पूरी प्रक्रिया के दौरान चैतन्य एवं सुविधाजनक स्थिति में रहते हुये ऑपरेशन कक्ष में ही शिशु को देख सुन सकती है। यदि कोई महिला सामान्य प्रसव के लिये एपिड्यूरल निश्चेतना का चुनाव करती है, किन्तु परिस्थितिवश ऑपरेशन द्वारा प्रसव कराना पड़ता है, तो ऑपरेशन के दौरान तथा बाद में दर्द से आराम के लिये भी इसी एपिड्यूरल निश्चेतना को बनाये रखा जा सकता है। सामान्य निश्चेतना की अनुमति यदा-कदा ही होती है। क्योंकि इस मामले में यदि निश्चेतना के पूर्व गर्भवती महिला का पेट खाली न हुआ तो पेट से मुँह की ओर आने वाले

भोज्य पदार्थ के अंशों का श्वास नली में जाने का ख़तरा बना रहता है। बहुत ही कम ऐसे मामले होते हैं, जिनमें स्थानीय निश्चेतना के तहत ऑपरेशन किया जाता है, लेकिन ये परिस्थितियाँ इतनी कम होती है कि इस बारे में यहाँ चर्चा करना आवश्यक नहीं है।

परिस्थितियाँ कैसी भी हों, आप अपने डॉक्टरों के दल पर विश्वास रखिये कि परिस्थितियों का सन्तुलन करते हुये वे आपके तथा शिशु के हित में उचित निर्णय लेंगे।

क्या अपेक्षा करें

यद्यपि सर्जरी एक सर्जन के लिये प्रसन्नता का विषय हो सकती है, परंतु आम आदमी भी इसे प्रसन्नतापूर्वक से स्वीकार नहीं करता। निश्चित ही, हर माँ को शीघ्रातिशीघ्र अपना शिशु देखने की उत्सुकता होती है और यदि माँ पहले से ही प्रसव पीड़ा में है तथा ऑपरेशन चल रहा हो तो वह निश्चेतना के चलते पीड़ा समाप्त होने की प्रतीक्षा करती है। स्ट्रेचर पर लेटकर ऑपरेशन थियेटर में जाना अच्छे से अच्छे मजबूत दिल वालों को कंपा देने वाला अनुभव हो सकता है, इसके साथ ऑपरेशन थियेटर में जलने वाली बड़ी-बड़ी बत्तियाँ ऑपरेशन के आस-पास विभिन्न प्रकार के विचित्र यंत्र एवं ट्रॉलियाँ। लेकिन एक बार आप अन्दर गये तो डॉक्टरों का दल अपना जिम्मा संभाल लेते हैं। वहाँ ऑपरेशन करने वाले डॉक्टरों का दल, निश्चेतना विशेषज्ञ, प्रसव विशेषज्ञ, नर्स तथा विभागीय कर्मचारी होते हैं जो सभी चीज़ों को व्यवस्थित रखते हैं। निश्चित ही निश्चेतना के पहले अथवा तुरन्त बाद मूत्राशय में एक नली (कैथेटर) अवश्य डाली जाती है। इसके पश्चात ई.सी.जी. के तार जैसे विभिन्न मॉनिटर्स जोड़ दिये जाते हैं, तथा रक्तचाप नापने के लिये कफ़ पहना दिया जाता है। अब सभी प्रणालियां पूरी तरह से तैयार हैं।

वास्तविक सर्जरी

जैसे ही निश्चेतना प्रभावी हो जाती है, सर्जरी का कार्य तीव्र गति से प्रारंभ हो जाता है। पेट पर एंटीसेप्टिक घोल लगा दिया जाता है तथा सर्जरी में प्रयुक्त होने वाले कीटाणु रहित कपड़े से ढँक/ढाँक दिया जाता है। इन कपड़ों से पेट को इस प्रकार ढांका जाता है कि पूरा हिस्सा ढांकने के बाद भी केवल उतना हिस्सा ही खुला रहता है जहाँ सर्जरी के लिये चीरा लगाना

है। सामान्यतः जिन अंगों को आप ध्यानपूर्वक ढांक कर रखती है, यदि उनके बे-पर्दा होने पर आपको शर्मिंदगी का अनुभव हो रहा हो तो ध्यान रखिये कि आपके लिये जो बात नयी है, वह सर्जरी करने वाले दल की नियमित कार्यशैली है, अतः आप परेशान मत हों।

एक बार सर्जरी शुरू होते ही शीघ्र ही शिशु का प्रसव हो जाता है। सामान्यतया त्वचा पर चीरा क्षैतिज स्थिति अर्थात प्यूबिक हेयर लाइन के समानान्तर में लगाया जाता है। कभी-कभी चीरा लम्बवत भी लगाया जा सकता है। गर्भाशय पर भी चीरा सामान्यतः गर्भाशय के निचले भाग में लगाया जाता है। कुछ विशेष अवसरों पर सर्जन को यह चीरा लम्बवत लगाना पड़ सकता है। जैसे ही शिशु गर्भ से बाहर आता है, उसे नवजात शिशु विशेषज्ञ या परिचारक को दे दिया जाता है, जो उसका परीक्षण, सफ़ाई इत्यादि करके उसे सूखे गर्म वस्त्र में लपेट देते हैं। ऑपरेशन का मुख्य हिस्सा होता है, शिशु तक पहुंचने के लिये काटी गयी त्वचा की परतों तथा उतकों को सिलकर पुनः पूर्व स्थिति में लाना। सर्जरी के विभिन्न कृत्यों पर चर्चा करना व्यर्थ है क्योंकि इसके कई प्रकार होते रहते हैं और जो कि सभी चिकित्सा विज्ञान में स्वीकार्य हैं। इतना कहना ही पर्याप्त होगा कि जिस युग में शरीर के सभी अंगों का दूरबीन द्वारा ऑपरेशन किया जाने लगा है, शायद यही एक सर्जरी है जिसमें टेलिस्कोप का प्रयोग शायद निकट भविष्य में भी होता नहीं दिखाई देता। पर इसके बारे में कौन जानता है? हो सकता है कि आने वाले वर्षों में शिशु को इसके माध्यम से ही गर्भाशय से निकाल लिया जाये अथवा माँ के गर्भ में शिशु को रहने की आवश्यकता ही न पड़े।

ज़्यादातर महिलाओं को ऑपरेशन थियेटर तथा रिकवरी ऐरिया को मिलाकर एक या दो घंटे का समय लगता है, किन्तु भिन्न अस्पतालों में यह समय सीमा भिन्न हो सकती है।

ऑपरेशन उपरान्त स्वास्थ्य लाभ

निश्चेतना (एनेस्थीसिया) के सुखद अनुभव के बाद ऑपरेशन के पश्चात होने वाले दर्द की कठोर वास्तविकता जरा असुविधाजनक लगती है, यद्यपि आजकल ऑपरेशन के पश्चात होने वाली पीड़ा को कम करने के लिये विभिन्न दवायें उपलब्ध हैं। शिराओं में लगी हुयी नलियाँ जब तक आवश्यक हो, लगी रहने दी जाती हैं, जब तक मरीज़ मुँह से तरल पदार्थ और

धीरे-धीरे नियमित आहार नहीं लेने लगती। महिला के स्वयं मूत्र- त्याग की स्थिति में आते ही मूत्र नली हटा दी जाती है।

प्रसव के पश्चात, जैसे ही नवजात शिशु विशेषज्ञ द्वारा शिशु का परीक्षण पूर्ण हो जाता है, शिशु को शीघ्रातिशीघ्र माँ के वक्ष स्थल के नज़दीक पहुँचा दिया जाता है तथा उसके बाद माँ और शिशु दोनों ही बहुप्रतीक्षित आराम ले सकते हैं।

आपको अस्पताल से छुट्टी कब मिलेगी, यह कई बातों पर निर्भर करता है : माँ का स्वास्थ्य लाभ, शिशु की तन्दरुस्ती, स्तन-पान की शुरूआत तथा यह कि शिशु की देखरेख के लिये माँ में कितना आत्मविश्वास तथा सहजता है। जितना जल्दी हो सके माँ को चलाना शुरू कर दिया जाता है। शीघ्र गतिशीलता आवश्यक है। ऑपरेशन द्वारा प्रसव की अपेक्षा सामान्य प्रसव के पश्चात स्वास्थ्य लाभ शीघ्रता से होता है। अस्पताल में रहने के दौरान डॉक्टर न केवल ऑपरेशन उपरांत महिला के स्वास्थ्य लाभ की निगरानी करते हैं बल्कि यह भी सुनिश्चित करते हैं कि स्तन-पान कराया जा रहा है तथा माँ को शिशु आहार इत्यादि बातों की समझाइश देकर उसकी सहायता भी करते हैं। जैसे ही यह लगता है कि माँ एवं शिशु घर के लोगों की सहायता से स्वयं देखभाल के योग्य हो गये हैं, दोनों को अस्पताल से छुट्टी दे दी जाती है। टाँके लगाने की आधुनिक सामग्री इस प्रकार की होती है कि उसे हटाने अथवा ड्रेसिंग की आवश्यकता नहीं पड़ती, इससे माँ बिना किसी दिक्कत के स्नान कर सकती है।

समस्यायें

प्रकृति में ऐसा कुछ भी नही है जो जटिलताओं से मुक्त हो तथा गर्भावस्था एवं शिशु का जन्म भी निश्चित ही कोई अपवाद नहीं है। कभी-कभी कुशल विशेषज्ञों के होने पर भी अत्यंत सामान्य मामलों में भी परिस्थितियाँ नाटकीय मोड़ ले लेती हैं। हालांकि ऐसी घटनायें यदा-कदा ही होती हैं, फिर भी इस बात की सौ प्रतिशत गारण्टी देना संभव नहीं है, कि किसी प्रकार की समस्या पैदा नहीं होगी।

सभी ऑपरेशनों की ही तरह, सीज़ेरियन (प्रसव के लिये ऑपरेशन) में भी ऑपरेशन के बाद किसी भी समस्या का सामना करना पड़ सकता है। यह समस्या निश्चेतना या स्वयं सर्जरी को लेकर हो सकती है। अत्यधिक

रक्त स्त्राव की समस्या आ सकती है अथवा आस-पास के किसी अंग को या फिर गर्भाशय को ही चोट पहुँच सकती है। शिशु को सुरक्षित निकालने में समस्या आ सकती है अथवा काटे हुये स्थान को बंद करने में। ऑपरेशन के पश्चात भी कई प्रकार की बातें होती हैं जिनसे स्वास्थ्य लाभ में विलंब हो सकता है। कुछ मामलों में, हालांकि ऐसा कम ही होता है, वर्षों बाद तक महिला पेट में दर्द की शिकायत करती है, जिसका कारण यह हो सकता है कि आसपास का कोई अंग जैसे आँत, घाव से रगड़ खाती हो।

यह जानने का कोई निश्चित तरीक़ा नहीं है कि क्या गड़बड़ हो सकती है। हो सकता है कि कुछ भी न हो और आपकी गर्भावस्था, आपकी बांहों में एक प्यारे से नन्हें शिशु के साथ समाप्त हो और किसी प्रकार की कोई समस्या न हो। फिर भी मैं यहां कुछ समस्याओं और उनके समाधानों को लिख रही हूँ जिससे आप उन सम्भावनाओं के प्रति सचेत हो जायें तथा तदनुसार मानसिक रूप से तैयार रहें।

कुछ अन्य प्रश्न

मैं सामान्य प्रसव की पीड़ा नहीं चाहती। क्या मैं ऑपरेशन द्वारा प्रसव का विकल्प चुन सकती हूँ?

सामान्य प्रसव में ऑपरेशन द्वारा प्रसव की अपेक्षा काफी कम उलझनें होती हैं। यदि आप प्रसव पीड़ा से घबराती है तो अपने डॉक्टर से विभिन्न दर्द निवारक उपायों के बारे में चर्चा करें। जब चिकित्सीय तौर पर आवश्यक हो तभी ऑपरेशन द्वारा प्रसव का सहारा लें।

मेरी एक मित्र का पुरानी पद्धति से ऑपरेशन हुआ। वह क्या है?

आजकल प्रसव हेतु डॉक्टर जिस पद्धति से ऑपरेशन करते हैं उसे एल एस सी एस कहा जाता है। इस सर्जरी में डाक्टर गर्भाशय के निचले हिस्से में चीरा लगाता है। लेकिन पारंपरिक तौर पर - चूँकि यह प्राचीन पद्धति थी - चीरा गर्भाशय के ऊपरी भाग पर लगाया जाता था। विभिन्न कारणों एवं कम उलझाव पूर्ण होने की वजह से एल एस सी एस बेहतर चुनाव है, इसीलिये यह तकनीक आजकल अधिक पसंद की जाती

है। किन्तु, परिस्थिति वश आज भी प्राचीन पद्धति से ऑपरेशन किया जाता है। जैसे - यदि इस बात के पर्याप्त संकेत हो कि गर्भाशय के निचले भाग में कोई बड़ी गाँठ है, जिसके कारण शिशु तक पहुँचना असंभव हो।

मैं चाहती हूँ कि मुझे सामान्य निश्चेतना दी जाये लेकिन डॉक्टर रीढ़ के जरिये देने के पक्षधर हैं। मैंने सुना है कि इसके कारण पीठ दर्द रहने लगता है।

आप अपने स्त्री एवं प्रसूति रोग विशेषज्ञ तथा निश्चेतना विशेषज्ञ दोनों से चर्चा करें। कुल मिलाकर, सामान्य निश्चेतना की अपेक्षा रीढ़ के द्वारा निश्चेतना में समस्या कम होती है। इसलिये अधिकांश डॉक्टर रीढ़ द्वारा अथवा क्षेत्रीय निश्चेतना का समर्थन करते हैं। रीढ़ द्वारा निश्चेतना से लम्बी अवधि के लिये पीठ दर्द नहीं होता। वस्तुतः, गर्भावस्था के दौरान, पीठ को सहारा देने वाले तन्तुओं में शिशिलता के कारण यह दर्द अधिक संभावित होता है। अच्छी ख़बर यह है कि प्रसव पश्चात कुछ व्यायामों द्वारा इस प्रकार की समस्याओं से निजात पाई जा सकती है।

मेरे पहले शिशु का जन्म एल एस सी एस के द्वारा हुआ था। क्या मैं अलगे शिशु का जन्म सामान्य प्रसव द्वारा सोच सकती हूँ?

यदि आपकी पहली सर्जरी अनावर्ती संकेत के लिये हुयी है तो आप अगली बार सामान्य प्रसव का प्रयास कर सकती हैं। उदाहरण के लिये प्रथम प्रसव में ऑपरेशन यदि शिशु की परेशानी को देखते हुये किया गया है, तो अगले बार के लिये सामान्य प्रसव का प्रयास किया जा सकता है। किन्तु ऑपरेशन यदि इसलिये किया गया था कि पेल्विस का भाग संकरा था, स्वाभाविक है कि अब भी वैसा ही होगा, तो दूसरी बार भी ऑपरेशन द्वारा ही प्रसव कराना होगा।

लेकिन, अधिकांशतः यदि कोई महिला पहली बार एल एस सी एस प्रसव करवाती है तो पुनः इसी प्रकार से प्रसव की सम्भावना स्वतः ही बढ़ जाती है। एल एस सी एस से बने हुये चीरे के निशान का स्थान स्थायी रूप से कमज़ोर हो जाता

है तथा यहाँ के ऊतकों के खुलने का थोड़ा किन्तु निश्चित ख़तरा लगातार बना रहता है अथवा जब भी महिला दोबारा प्रसव पीड़ा में होती है तो माँ तथा शिशु दोनों के लिये हो ख़तरनाक परिणाम सकते हैं। किन्तु विशिष्ट निगरानी में, यदि प्रसव मार्ग पर्याप्त है तथा शिशु पेल्विस की अपेक्षा अधिक बड़ा नहीं है, तो सामान्य प्रसव संभव है, लेकिन तभी जब आप इससे संबंधित सभी जोख़िमों को ध्यान में रखें।

ऑपरेशन के बाद मैं सामान्य अवस्था में कब तक लौट पाऊँगी?

हर महिला में स्वास्थ्य लाभ अलग-अलग होता है। अधिकतर महिलायें 4-5 दिनों में ही घर जाने लायक हो जाती है। यद्यपि टाँकों वाली रेखा पर कुछ परेशानी बची रहती है, आप एक दो हफ़्तों के भीतर अपनी नियमित दिनचर्या शुरू कर सकती है। कृपया एक डेढ़ महीने तक वज़न, जैसे पानी से भरी बाल्टी, बिल्कुल न उठायें। फिज़ियोथैरेपी या मालिश की मदद से कुछ ही सप्ताह के भीतर आप बिल्कुल नई और तरोताजा हो जायेगी।

विशेषज्ञ क्या कहते हैं

गर्भावस्था के दौरान थ्रोम्बोसाइटोपेनिया

डॉ. फराह जिजीना, रक्त विशेषज्ञ तथा रक्त कैंसर विशेषज्ञ (www.drcorp.org)

थ्रोम्बोसाइटोपीनिया क्या है?

रक्त में प्लैटलेट्स की संख्या में गिरावट होने को थ्रोम्बोसाइटोपीनिया कहते हैं। एक वयस्क में सामान्य तौर पर प्लैटलेट्स की संख्या 150000 से 450000 प्रति माइक्रो ली. तक होती है, इससे कम (150000 से) प्लैटलेट्स संख्या वाला व्यक्ति इस बीमारी से ग्रसित माना जाता है।

प्लैटलेट्स की संख्या में कमी के क्या दुष्परिणाम होते हैं?

प्लैटलेट्स के स्तर में कमी होने से व्यक्ति में रक्त स्त्राव की आशंका अधिक होती है। फिर भी इस बात का स्मरण रखना

भी आवश्यक है कि कई लोगों को रक्त स्त्राव तब तक नहीं होता जब तक उनके प्लेटेलेट्स में अत्यधिक कमी न हो। आमतौर पर 50000 से ऊपर की इनकी संख्या सुरक्षित मानी जाती है। इनकी संख्या 30000 से नीचे होने पर अथवा साथ ही किसी अन्य संबंधित कारण से रक्त स्त्राव का जोख़िम बढ़ता है। यह भी गौर करने वाली बात है कि कई रोगियों में प्लैटलेट्स की संख्या अत्यधिक कम होने के बावजूद किसी समस्या के लक्षण नहीं दिखाई देते।

वयस्कों के लिये उपयुक्त हीमोस्टेटिक संख्या (प्र.मा.ली.) : प्लेटलेट काउन्ट।

प्रसव संबंधी

गर्भावस्था > 20000

सामान्य प्रसव ≥ 50000

ऑपरेशन द्वारा प्रसव ≥ 80000

गर्भावस्था में थ्रोम्बोसाइटोपीनिया होने के क्या कारण हैं?

गर्भावस्था के दौरान प्लैटलेट्स की संख्या में कमी होने के कई कारण है।

- गर्भावस्था होना स्वयं में एक कारण है।

- प्री एक्लेम्सिया।

- HELLP (हेमोलिसिस अथवा रक्त कोशिकाओं को नष्ट करने वाला, लीवर के एन्जाइम बढ़ने तथा प्लैटलेट्स की संख्या में कमी होने इत्यादि जटिल लक्षणों का रोग)।

- गर्भावस्था में लीवर का अत्यंत बड़ा आकार / गर्भावस्था में लीवर में अत्यधिक वसा का जमा होना।

- डिस्सैमिनेटेड इंट्रावैस्कुलर कोग्यलूपेथी, (ऐसी स्थिति जिसमें रक्त के थक्का बनने की प्रक्रिया काम नहीं करती)

गर्भावस्था संबंधी थ्रोम्बोसाइटोपीनिया।

गर्भावस्था के दौरान प्लैटलेट्स की संख्या में कमी होने का यह सबसे आम कारण है।

- यह दूसरी अथवा तीसरी तिमाही के उत्तरार्ध में होता है।

- सभी गर्भावस्थाओं में से 5-8 प्रतिशत में हो सकता है।

- इतने से, माँ ओर शिशु को रक्त स्त्राव का ख़तरा नहीं होता।

- मरीज़ सामान्य प्रसव करा सकती है।

- प्रसव के पश्चात प्लैटलेट्स की संख्या अपनी स्वाभाविक स्थिति में आ जाती है।

- आमतौर पर इनकी संख्या बहुत अधिक नहीं गिरती।

- सामान्यतः प्लैटलेट्स काउन्ट बहुत अधिक नीचे नहीं गिरता प्लैटलेट्स संख्या > 50 X 10^9/L (आमतौर पर > 100)।

फिर भी, विश्लेषण करने से पूर्व प्लैटलेट्स की संख्या में कमी होने के अन्य कारणों का पता भी कर लेना चाहिये।

8

प्रसव के बाद का अनुभव

प्रसव के पश्चात शिशु को आपके पेट पर रख दिया जाता है तथा आप को विश्वास ही नहीं होता कि आपको अंततः अनन्त खुशी का पिटारा मिल गया है। आपको अपने शिशु का आलिंगन करने, लाड़ करने तथा उसके हाथ-पैर की दस-दस अंगुलियों को गिनने का ठीक से समय भी नही मिल पाता है कि नवजात शिशु विशेषज्ञ ड्राई-क्लीन करने के लिये आपके लाड़ले को उठाकर ले जाता है। ड्राई-क्लीन? जी हाँ, बिल्कुल ठीक, ड्राई-क्लीन के लिये। जन्म के समय शिशु एम्नियोटिक फ़्लूयिड और वर्निक्स केसीसा - वह सफ़ेद चिपचिपा पदार्थ जो आंशिक रूप से बच्चे के शरीर को ढँके रखता है में लिपटा होता है। वह गर्भ के अत्यन्त सुखद-गर्म वातावरण में रहने का आदी होता है, तथा बाहर आने पर उसे यदि यूँ ही छोड़ दिया जाये तो उसका शरीर प्रसव कक्ष में शीघ्र ही तापमान छोड़ने लगता है। इसलिये डॉक्टर शीघ्र ही अत्यंत कोमलता पूर्वक बच्चे को पोंछकर साफ़ करते है तथा पहले से गर्म किये हुये वस्त्रों में लपेट देते है। संभव हो तो बच्चे को वार्मर में भी रखा जाता है, जिससे उसे आराम पहुँचता है। डॉक्टर बच्चे का भलीभाँति परीक्षण भी करता है; उसकी श्वाँस, हृदय-गति, रंग, स्वर, प्रतिक्रिया, आँखे, कान, नाक तथा मुँह। डॉक्टर शिशु के निचले अंगों का भी भलीभाँति परीक्षण करता है कि शिशु मूत्र त्याग कर पाने में सक्षम है और उसके शरीर में गुदाद्वार है अथवा नहीं, तथा शिशु ने मेकोनियम (शिशु का प्रथम मल-त्याग जो गहरे हरे रंग को होता है) उत्सर्जन किया है।

तो अब शिशु गर्भ से बाहर आ गया है, बल पूर्वक रो भी लिया है, देखने में सब कुछ बिल्कुल ठीक है, लेकिन कार्य अभी समाप्त नहीं हुआ है। बच्चे से जुड़ा हुआ प्लासेंटा अभी बाहर आना बाकी है। पहले यह गर्भाशय की दीवार से स्वतः अलग होता है तथा इस प्रक्रिया में अचानक तेजी से रक्त स्त्राव होता है। जब ऐसा होता है तो प्रसव परिचारक आप से जोर लगाने को कहते हैं और तब यह बाहर आ जाता है। प्रसव का यह तीसरा स्तर आमतौर पर पाँच से तीस मिनट का होता है किन्तु कभी-कभी यह अधिक लम्बे समय का भी हो सकता है। प्रसव सहायक इस प्रक्रिया को सरल बनाने के लिये गर्भनाल को हल्के हाथ से बाहर खींच लेता है तथा कुछ औषधि का प्रयोग करता है जिससे गर्भाशय को संकुचन में मदद मिलती है। कभी-कभी प्लासेंटा गर्भाशय से स्वतः अलग नहीं होता, अतः उसे हाथ से ही निकालना पड़ता है, और इसके लिये स्त्री को पुनः ऑपरेशन थियेटर में ले जाने की आवश्यकता पड़ सकती है।

प्रसव के अन्त में स्थिति कुछ अधिक ही गंदगी भरी हो जाती है : ढ़ेर सारी मात्रा में एम्नियोटिक तरल (मोम जैसा सफ़ेद पदार्थ) में माँ का रक्त और कभी-कभी तो मल-मूत्र भी मिल जाता है। चिन्ता की कोई बात नहीं, आपको जल्दी ही साफ़ करके व सुखाकर नये कपड़े पहना दिये जायेंगे।

यदि सामान्य प्रसव होता है तो माताओं के लिये सबसे अधिक प्रसन्नता की बात यह होती है कि उन्हें परम आवश्यक लम्बा विश्राम लेने के पूर्व तुरंत पेय या भोजन दिया जा सकता है।

उसके बाद से आपका शिशु ही मुख्य पात्र बन जाता है तथा परिवार के सभी सदस्यों का ध्यान उसी पर केन्द्रित रहता है।

डिलेवरी के पश्चात क्या होता है?

डिलेवरी के तुरन्त पश्चात अधिकतर केन्द्रों (अस्पतालों) में इस प्रकार की दवाइयाँ दी जाती हैं जिससे गर्भाशय संकुचित होकर अपने स्थान पर आ जाये। वह अंग जिसमें कुछ क्षण पहले तक कुछ किलो का शिशु, प्लासेंटा, तथा तरल भरा हुआ था, अपने मौलिक आकार को लेने के लिये तीव्रता से सिकुड़ने लगता है और पुनः अपने मूल आकार यानि मध्यम आकार की नाशपाती के बराबर हो जाता है। जन्म के शीघ्र बाद गर्भाशय की खानेदार संरचना वाली माँसपेशियाँ कस कर सिकुड़ जाती है तथा पिछले नौ माह

तक शिशु को बनाये रखने वाली बड़ी रक्त वाहिनियों को बंद कर देती है। चूँकि ये लिगेचर्स-किसी रक्त वाहिनी अथवा नली को बंद करने के लिये बांधे जाने वाले धागे के रूप में कार्य करते हैं, अतः इन माँसपेशियों के तंतुओं को जीवन्त लिगेचस कहा जाता है। यदि ये नहीं सिकुड़ती हैं, तो आपका ख़तरनाक रूप से रक्त स्त्राव हो सकता है। कुछ औषधियाँ जैसे - ऑक्सीटोसिन, मिथाईल एर्गोमीट्राइन, प्रोस्टैग्लैंडिन्स तथा माइजोप्रॉस्टॉल गर्भाशय के संकुचन में सहायक होती है। इनमें से कुछ इंजेक्शन द्वारा दी जाती हैं तथा कुछ गोलियों के स्वरूप में होती है, जिनमें के कुछ गोलियाँ मौखिक रूप से ली जाती है जबकि कुछ गुदाद्वार के माध्यम से दी जातीं हैं। जब कभी रक्त स्त्राव अत्यधिक होता है तो डॉक्टर इन सभी औषधियों के एक साथ संयोजित प्रयोग का परामर्श देता है। मालिश भी गर्भाशय के संकुचन में सहायक होती है।

यदि एपिसियोटॉमी की गई है, तो उसे सिल दिया जाता है। पेरिनियम को स्थानीय निश्चेतना देकर परत-दर-परत सिल दिया जाता है। जिससे पेरिनियम पूर्व की तरह हो जाती है। यदि पेरिनियम में किसी प्रकार की क्षति हुई है, तो उसे अच्छी प्रकार से टाँके लगाकर सिल दिया जाता है। इस सबके दौरान आपके निचले हिस्से में अत्यधिक पीड़ा होती है, किन्तु उस समय आप इतनी थकी होती हैं कि कुछ खा पीकर गहरी नींद सो जायेंगीं। लेकिन रुकिये! सोने से पहले आपको शिशु को स्तनपान कराना होगा।

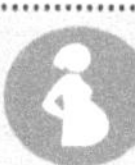

ध्यान देने योग्य बात

स्तनपान पारंपरिक रूप से नैसर्गिक सहज वृत्ति है जो माँ एवं शिशु में स्वतः आ जाती है। किन्तु इसे सफलता पूर्वक स्थापित करने में कुछ समय लग जाता है और कुछ समय तक यह लगातार एक चुनौती बनी रहता है। एक बार शिशु आपकी बाँहो में आ जाता है तथा उसके गाल आपके वक्ष का स्पर्श करते हैं तो वह स्वतः ही निप्पल तक पहुँचने के लिये प्रवृत्त होता है। एक बार सही स्थिति में आने पर शिशु को समझ में आ जाता है तथा वह स्तन पान करने लगता है। यद्यपि यह सहजवृत्ति है, फिर भी प्रारम्भ में आपको कई बार शिशु के मुँह तक निप्पल पहुँचाने में उसकी सहायता करनी होगी।

डिलेवरी के पश्चात मेरे शरीर में क्या-क्या होता है?

प्रसूति स्राव

प्रसूति के बाद अगले कुछ दिनों तक भारी मात्रा में रक्त स्राव होता है, जैसे यह अधिक मात्रा में मासिक धर्म हो। ऐसा इसलिये होता है, क्योंकि गर्भाशय अपनी भीतरी परत का त्याग करता है। शुरू में यह स्राव अधिक मात्रा में तथा चमकीले लाल रंग का होता किन्तु अगले कुछ दिनों में यह कम मात्रा में गुलाबी फिर सफेद रंग का होता है। यह स्राव आमतौर पर छ: सप्ताह तक चलता है।

मूत्र एवं मल

डिलेवरी के पश्चात हर माँ को सलाह दी जाती है कि वह हर कुछ घंटो में मूत्र-त्याग करती रहे तथा मूत्राशय खाली रखे क्योंकि भरे हुये मूत्राशय के कारण गर्भाशय शिथिल हो सकता है, परिणामस्वरूप अधिक मात्रा में रक्त स्राव हो सकता है। प्रसूता को भी बार-बार मूत्र त्याग की इच्छा होती है क्योंकि गर्भावस्था के दौरान एकत्रित हुये अधिक तरल को शरीर से बाहर निकालना होता है।

आमतौर पर डिलेवरी के पश्चात प्रसूता एक या दो दिन बाद मल त्याग करती है। यदि किसी कारण से उसे नसों द्वारा तरल पहुँचाया जा रहा है, तो जाहिर है कि मल त्याग में देर होगी।

पुनः आकार में लौटना

नयी माँओं के लिए सर्वाधिक विचलित करने वाली बात होती है, पेट की त्वचा का ढीला पड़ जाना, उसका फैल जाना तथा उसमें झुर्रियाँ पड़ जाना। परंतु कुछ ऐसी भाग्यशाली महिलायें भी होती है जो डिलेवरी के तुरंत पश्चात ही पहले जैसी अच्छी दिखने लगती हैं, किन्तु वे नियम से अधिक अपवाद होती हैं।

इस सबसे ऊपर, जिन महिलाओं के पेरिनियम में टाँके लगते है, उन्हें कुछ दिनों के लिये अच्छी ख़ासी असुविधा का सामना करना पड़ता है। यदि आपको टाँके लगाये गए हों तो आपको आमतौर पर यह परामर्श दिया जाता है कि हर बार शौच के बाद उस स्थान पर आप कोई एन्टीसेप्टिक क्रीम या मरहम लगायें। इस घाव में शीघ्रता से आराम पहुँचाने के लिये

आप गर्म पानी से भरे टब में (एन्टीसेप्टिक लोशन की कुछ बूँदे डालकर) बैठ सकती हैं।

अधिकांश महिलायें जल्दी से जल्दी अपने शरीर का पहले जैसा आकार प्राप्त करना चाहती हैं और इसके लिये व्यायाम से संबंधित अध्याय आपको सबसे अधिक प्रचलित व्यायामों से परिचित करायेगा। फिर भी आवश्यक है कि व्यायाम आप डॉक्टर की सलाह से ही करें। सामान्य प्रसव के पश्चात जैसे ही आप को यह लगे कि आपके प्रसव की थकान पर्याप्त रूप से समाप्त हो गयी है, आप प्रसवोत्तर व्यायाम प्रारंभ कर सकती हैं। ऑपरेशन द्वारा प्रसव के मामले में महिलाओं के लिये यह परामर्श दिया जाता है कि वे आगामी कुछ सप्ताह तक भारी वज़न न उठायें जिससे उनके अन्दरूनी घाव जल्दी से जल्दी ठीक हों। यदि टाँको पर अधिक खिंचाव पड़ेगा तो हार्निया होने की आशंका रहती है।

प्रसवोत्तर परेशानियाँ/निराशा है ना?

शिशु की प्राप्ति एक अत्यन्त सुखद अनुभव है। जी हाँ, फिर मुझे प्रसव के पश्चात उदासी क्यों महसूस हो रही है? यह एक ऐसा प्रश्न है जिससे कई स्त्रियों को संघर्ष करना पड़ता है। इसका बड़ा सीधा-सा उत्तर है। पूरी गर्भावस्था के दौरान बड़ी मात्रा में हॉर्मोन बनते है जो गर्भावस्था बनाये रखने में अत्यन्त आवश्यक एवं सहायक होते हैं। जैसे ही डिलेवरी हो जाती है, इन हॉर्मोनों के बनने की प्रक्रिया समाप्त हो जाती है तथा उनका स्तर एक दम नीचे गिर जाता है। इसके अतिरिक्त शिशु की देखभाल करना अपने आप में एक कठिन और थका देने वाला कार्य है। बच्चे की नैपी (लंगोटी) बदलना, मल-मूत्र की सफ़ाई करना, उसके लगातार रोने का सामना करना तथा पूरी नींद न ले पाना वास्तव में एक कटु अनुभव होता है। ये सब बातें मिलकर माँ को काफी निराश कर सकती हैं। कई मातायें बिना किसी विशेष परेशानी के इस स्थिति से उबर जाती हैं जबकि कुछ महिलाओं के लिए यह स्थिति काफी कठिन होती है। प्रसूता की स्नेहपूर्वक की जाने वाली देखभाल, पति तथा पारिवारिक सदस्यों का सहयोगपूर्ण रवैया काफी सकारात्मक भूमिका निभाता है जबकि कुछ स्त्रियों को मनोवैज्ञानिक परामर्श तथा दवाईयों की भी आवश्यकता पड़ जाती है।

प्रसवोत्तर अवसाद

कभी-कभी ये व्याकुलता तथा अवसाद, सामान्य उदासी से कहीं अधिक होता है। कुछ नयी माँ (यें) प्रसव के पश्चात भावनात्मक रूप से बिल्कुल टूट जाती हैं। शिशु की ओर से वे बिल्कुल मुँह मोड़ लेती हैं तथा या तो वे अपनी दुनिया में खोई रहती है अथवा बिना कारण ही रह-रह कर रोती है। कुछ माँओं की मनोवैज्ञानिक समस्याओं की अपनी पृष्ठभूमि होती है लेकिन यह आवश्यक भी नहीं है। अपनी इस समस्या से डॉक्टर को अवगत कराना बेहद आवश्यक हैं। इन महिलाओं की समुचित जाँच, परामर्श तथा इलाज अत्यन्त आवश्यक है। यह भी बहुत ज़रूरी है कि आपका कोई पारिवारिक सदस्य अथवा मित्र हर समय प्रसूता के आस-पास उपलब्ध रहे, जिससे अवसादग्रस्त माँ अपनी इस मनोदशा के चलते स्वयं अथवा शिशु के प्रति कोई घातक कदम न उठा ले। समुचित इलाज तथा पारिवारिक सहयोग से ऐसी महिलायें जल्दी ठीक होकर मातृत्व-सुख का आनन्द उठाने लगती हैं।

पिता की भूमिका

माँ की ही तरह पिता भी विभिन्न भावनाओं का अनुभव करता है। कुछ पिता तो इतने डरपोक होते हैं कि बच्चे के पास भी नहीं जाना चाहते मानों उनकी साँस से बच्चा उड़ जायेगा, जबकि कुछ पिता इतने उत्साही होते हैं कि बच्चे की गाड़ी को लेकर पूरे घर में दौड़ाते फिरते है तथा शिशु से संबंधित सभी कार्यों में भागीदारी करना चाहते हैं नैप्पी बदलने से लेकर दूध पिलाने तक। परंतु सारा अनुभव इतना थका देने वाला होता है कि पुरुष साथी आपके जीवन में आये इन परिवर्तनों के साथ सामन्जस्य नहीं बिठा पाता। इस तरह पति भी प्रसवोत्तर अवसाद का शिकार हो जाता है।

कुछ पिता स्वयं को हाशिये पर पाते हैं क्योंकि सभी लोगों के बीच वह प्यारा शिशु तथा उसकी माँ ही आकर्षण का केन्द्र होते हैं। लेकिन पिता को भी धीरे से आकर उसी दल में शमिल हो जाना चाहिये। आप गौरवान्चित पिता है, परिवार के किसी भी सदस्य की तरह उतने ही महत्त्वपूर्ण तथा आकर्षण के केन्द्र। निश्चय ही यदि आपने प्रसव से पूर्व देखभाल संबंधी सूत्रों में भागीदारी की है तो आपको आगे होने वाले अनुभवों का अनुमान हो जायेगा और आप भी गर्भावस्था तथा प्रसव प्रक्रिया का एक अभिन्न अंग बन जायेंगे।

और माँ को भी अपने जीवन साथी को ध्यानपूर्वक अपने बन्धन में रखना चाहिए। कभी-कभी यह बड़ा आसान होता है कि आप अपना सारा ध्यान स्वयं तथा शिशु पर लगाए रखे तथा पिता को दरकिनार कर दें। लेकिन ध्यान रहे कि भले ही आपने अकेले ही प्रसव और शिशु जन्म पीड़ा का सामना किया है परंतु आपके इस अनुभव में आपके साथी की छोटी किन्तु महत्त्वपूर्ण भूमिका रही है।

पेट पर खिंचाव के निशान (स्ट्रेच मार्क) क्यों बनते है? क्या ये कभी खत्म होंगे?

गर्भावस्था के दौरान अधिकांश महिलाओं में ये खिंचाव के निशान बन जाते हैं। चूँकि आपकी त्वचा आवश्यकता से अधिक खिंच जाती है अतः त्वचा के नीचे, स्थित ऊतक टूट जाते हैं तथा गुलाबीपन लिये खिंचाव के निशान उभर आते हैं। लगभग सभी महिलायें इन निशानों से परेशान होकर कई प्रकार की क्रीमों का प्रयोग करते हुये देखी गयी हैं जो वास्तव में किसी भी प्रकार से सहायक नहीं होती हैं। डिलेवरी के पश्चात ये निशान कुछ समय पश्चात स्वयं ही मिट जाते हैं। कुछ भाग्यशाली महिलाओं में ये निशान पूरी तरह से ग़ायब हो जाते है, जबकि कुछ अन्य में हल्के सफ़ेद निशान के रूप में बने रहते हैं, जिसे 'स्ट्रैई अल्बीकान्टेस' कहते हैं। यदि आपको इन निशानों से विशेष परेशानी हो तो कॉस्मेटिक त्वचा विशेषज्ञ से परामर्श लें। कुछ क्रीमें तथा लेज़र थैरपी आपकी काफी सहायता करेगी।

गर्भावस्था तथा स्तनपान के दौरान अपने स्तनों की देखभाल कैसे करूँ?

स्तनपान कराने के लिये आपके स्तन गर्भावस्था के दौरान ही तैयार होने लगते है तथा यह परिवर्तन आपको उनके बढ़े हुये आकार के रूप में, गर्भावस्था के चौथे माह में ही दिखाई देने लगता है। स्तन के अग्रभाग या निप्पल का आकार बड़ा तथा रंग गहरा हो जाता है। कई महिलाओं को बड़े आकार की चोली भी ख़रीदनी पड़ सकती है। कुछ महिलाओं के स्तन से प्रसव के पूर्व ही कुछ-कुछ मात्रा में दूध बहने लगता है जिससे वे घबरा जाती है। यह पूर्ण रूप से एक नैसर्गिक घटना है तथा इससे परेशान होने की आवश्यकता नहीं हैं। प्रसव के पश्चात आपको मैटरनिटी ब्रा की आवश्यकता हो सकती

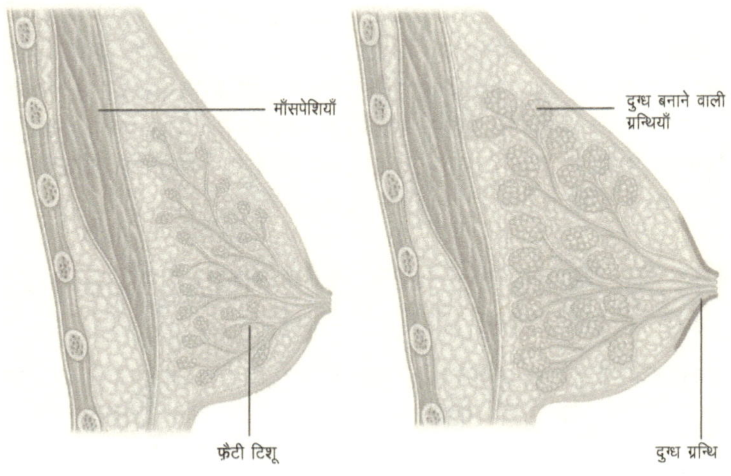

स्तन की संरचना : आपका स्तन एडीपोस (वसा) एवं स्रावित होने वाले ऊतकों से बने होते हैं। प्रत्येक स्तन में 15 - 25 लोब; दुग्ध ग्रंथियाँद्ध होती हैं जो दुग्ध नलिका द्वारा निप्पल से जुड़ी होती हैं। ये लोब स्वतंत्र थैली की तरह होते हैं जिनमें गर्भावस्था के दौरान उभार हो जाता है तथा ये दुग्ध से भर जाते हैं!

है। जहाँ तक हो सके सूती रेशों से बनी कपड़े की ब्रा का प्रयोग करें क्योंकि इनमें सोखने की क्षमता भी होती है। स्तनों को सादे गरम पानी से पोंछ कर साफ़ रखें। यदि निप्पल में घाव है तो स्तनपान कराकर अपने स्तन का दूध निप्पल पर लगा लें और सूखने दें। बाद में बचे हुये इस दूध में वसा की मात्रा अधिक होती है अतः यह त्वचा को मुलायम रखने का कार्य करता है। कई महिलायें दूध के रिसाव को सोखने के लिये ब्रा के अन्दर अतिरिक्त पैड्स का प्रयोग करती है, किन्तु सावधान! उन्हें समय-समय पर बदलते रहना चाहिए अन्यथा ये बैक्टीरिया तथा संक्रमण पैदा होने का स्थान बन जायेंगे।

क्या अन्डरवायर्ड ब्रा अधिक उपयोगी होती हैं? क्या स्तनपान के दौरान मुझे इनका उपयोग करना चाहिये?

अन्डरवायर्ड ब्रा वह होती है जिसमें कपड़े के भीतर से कप के आधार पर धातु अथवा प्लास्टिक की घुमावदार पट्टी सिली रहती है, जो स्तनों को बेहतर तरीक़े से सहारा देती है। यदि आप इस प्रकार की ब्रा का प्रयोग

करने जा रही हैं तो स्तनों के आकार के अनुसार उचित ब्रा का चयन करें। समस्या यह है कि स्तनपान के दौरान स्तनों का आकार बदलता रहता है। जाहिर है स्तनपान कराने के पूर्व दुग्धपूर्ण स्तनों का आकार, स्तनपान कराने के बाद के आकार से अपेक्षाकृत काफी बड़ा होता है। अतः अनुचित आकार की अन्डरवायर्ड ब्रा स्तनों के ऊतकों में चुभन तथा त्वचा में जलन पैदा कर सकती है, दुग्ध नलिका बंद कर सकती है, यहाँ तक कि इससे मैस्टाइटिस (स्तन की सूजन) भी हो सकता है। आजकल, कुछ इस प्रकार की अन्डरवायर्ड ब्रा आ रही हैं जिन्हें स्तनों के आकार के अनुसार छोटा अथवा बड़ा किया जा सकता है।

मैं अपने पुराने आकार में कैसे लौटूं?

इसका उत्तर बिल्कुल सरल है! व्यायाम के बारे में अध्याय पढ़िये और केवल पढ़िये ही नहीं, ईमानदारी से व्यायाम भी कीजिये। एक बेल्ट बाँध लेने से आप सही आकार में नही आ पायेंगी चाहे कोई कुछ भी कहे। यह तो सिर्फ़ बढ़ी हुई तोंद को छुपाने का एक तरीक़ा है।

कृपया मेरी मदद करें! मैं सोने के लिए कब समय निकालूं? बच्चा पूरे समय रोता रहता है।

इसका सबसे अच्छा तरीक़ा है कि आप अपने सोने के समय का तालमेल बच्चे के सोने के समय से बैठायें। जब बच्चा जागता है तब स्तनपान तथा अन्य आवश्यक कार्य निपटायें, और जैसे ही बच्चा सोता है आप भी सो जायें। यह तभी संभव है कि जब आप अवांछित शुभचिन्तक आगन्तुकों के आगमन को सीमित कर दें। यह सुनिश्चित करें कि यदि आपको स्थितियाँ और समस्यायें नियंत्रण के बाहर जाती दिखाई दें और शिशु से जुड़ी समस्यायें आप पर भारी पड़ रही हैं तो अपने घनिष्ट मित्रों अथवा पारिवारिक सदस्यों की सहायता लें। कुछ देर के लिये बच्चे को उनकी देख-रेख में छोड़ कर बाहर की सैर करें। किसी पार्क में टहलने जायें या ड्राइव पर जायें। यदि बच्चा कुछ अधिक ही जुझारू किस्म का है तो बच्चे को साथ लेकर छोटी दूरी की ड्राइव पर जायें। जब और कुछ काम नहीं आता, तब और कार की खुली हुई खिड़की अक्सर बच्चे को सुलाने में कारगर साबित होती है।

कुछ अन्य प्रश्न

एल.डी.आर.पी. (LDRP) कक्ष क्या होता है?

आमतौर पर प्रसव के समय गर्भवती स्त्री को प्रसूति कक्ष में ले जाया जाता है। वहाँ माँ और शिशु को निगरानी में रखा जाता है तथा डिलेवरी के कुछ घण्टों बाद उन्हें रिकवरी क्षेत्र में अथवा अस्पताल के नियमित कक्ष में स्थानान्तरित कर दिया जाता है। आजकल LDRP - लेबर, डिलीवर, रिकवरी, पोस्ट पारटम - कक्ष भी कुछ केन्द्रों में उपलब्ध होते हैं जिसे व्यक्तिगत शयन कक्ष की तरह साज-सज्जा होती है लेकिन उसमें डिलेवरी के लिए भी सारी सुविधायें मौजूद होती हैं। गर्भवती स्त्री को प्रसव पीड़ा शुरू होते ही यहाँ लाया जाता है तथा घर वापस जाने तक रखा जाता है।

पश्चिमी देशों में डिलेवरी के पश्चात माँ को उसी दिन अथवा अगले दिन घर भेज दिया जाता है, यदि कोई जटिलता न हो। क्या मैं भी अगले दिन घर जा सकती हूँ?

आपको अस्पताल से छुट्टी कब मिलनी चाहिये, यह बात आपके तथा शिशु के हित को ध्यान में रखते हुए तथा यह सुनिश्चित होने पर कि आप शिशु की देखभाल करने योग्य हो गयी है, डॉक्टर ही तय करते हैं। पश्चिमी देशों में अस्पताल से जल्दी छुट्टी मिलने का कारण, वहाँ के अस्पतालों का भारी ख़र्च है तथा यह भी कि वहाँ घरों में सुविधा देने वाले स्वास्थ्य-कर्मियों का एक उत्कृष्ट नेटवर्क है। कई बार स्वास्थ्य बीमा योजनाओं में यह निर्दिष्ट होता है कि डिलेवरी के 24 घंटे बाद प्रसूता को छुट्टी दे दी जाये। यहाँ भी, माँ को प्रसव के दूसरे दिन ही छुट्टी दे दी जाती है विशेषकर यदि यह दूसरा प्रसव है। ऐसा निरंतर देखने में आ रहा है कि ऑपरेशन द्वारा प्रसव होने के पश्चात् भी डॉक्टर प्रसूता को तीसरे अथवा चौथे दिन छूट्टी दे देते हैं। माँ एवं शिशु को घर भेजने से पूर्व डॉक्टर को यह सुनिश्चित कर लेना चाहिये कि माँ तथा शिशु के मध्य स्तनपान की प्रकिया भली भांति स्थापित हो चुकी है अथवा नहीं। आजकल दुग्धपान विशेषज्ञ परामर्शदाता भी होते हैं जो आपके लिए घर पर भी सफल स्तनपान को सुनिश्चित करते हैं।

विशेषज्ञ क्या कहते हैं

गर्भावस्था के दौरान बालों का झड़ना

डॉ. स्नेहल श्रीराम, कॉस्मेटिक डर्मेटोलॉजिस्ट (www.drcrop.org)

गर्भावस्था के दौरान बाल क्यों झड़ते हैं?

गर्भावस्था तथा शिशु जन्म आपके शरीर पर चयापचयी तनाव उत्पन्न करते हैं। इस पूरी अवधि में आपके शरीर का मुख्य कार्य सभी मुख्य अंगों तक पर्याप्त रक्त आपूर्ति सुनिश्चित करना है तथा इस सूची की प्राथमिकता में बाल सबसे निचले क्रम पर हैं। इसलिये बालों का विकास प्रभावित होता है तथा कुछ बालों के फॉलिकल्स समय पूर्व ही झड़ने की स्थिति में आ जाते हैं। आमतौर पर ये संकेत डिलेवरी के 2-3 माह पश्चात उस समय दिखाई देते हैं, आप अचानक ग़ौर करती हैं कि आपके बाल बहुत अधिक गिरने लगे हैं। स्वास्थ्य वर्धक संतुलित आहार ग्रहण करना जिसमें पर्याप्त मात्रा में विटामिन तथा खनिज पदार्थ मौजूद हों एवं रिफाइंड कार्बोहाइड्रेट तथा सैचूरेटेड वसीय अम्ल कम मात्रा में हों, भरपूर पौष्टिक पदार्थों को ग्रहण करना, नियमित व्यायाम तथा शरीर को तनावमुक्त रखना इत्यादि आपके शरीर और बालों के पोषण के लिए अत्यावश्यक हैं। गंभीर प्रकरणों में डॉक्टर 3-4 महीने के लिए बालों के विकास हेतु जिम्मेदार सभी 14 पोषक तत्वों को नियमित रूप से लेने का परामर्श देते हैं, जिसके साथ अच्छा भोजन तथा नियमित जीवन शैली अपनायी जानी चाहिए। कभी-कभी स्थिति को देखते हुये अतिरिक्त दवाओं के सेवन की सलाह भी दी जा सकती है। रूसी तथा त्वचा के संक्रमण, यदि कोई है, का उपचार भी अत्यन्त आवश्यक है।

9

गर्भावस्था के दौरान आहार

सं भवतः मुझसे गर्भावस्था के दौरान आहार के सम्बन्ध में किसी अन्य चीज़ की तुलना में अधिक पूछा जाता है। यह आश्चर्यजनक है कि गर्भावस्था में भोजन तथा कैलोरी को ग्रहण करने के सम्बन्ध में कितनी भ्रांतियाँ हैं।

कुछ सामान्य बातें, जो मैं अक्सर सुनती हूँ, वे हैं :

- मैं अपने दूसरे माह में हूं तथा मेरा वज़न नहीं बढ़ रहा है। मुझे क्या करना चाहिए?

- मुझे खाने की तरफ देखने की भी इच्छा नहीं होती।

- यह अजीब है : मुझे 'xyz' खाना कभी अच्छा नहीं लगता था परन्तु अब उसके बगैर काम नहीं चलता।

- मेरा परिवार सोचता है कि मैं पर्याप्त खाना नहीं खा रही हूँ। क्या मुझे कोई अन्य पूरक सामग्री ग्रहण करनी चाहिए?

- मुझे कितना खाना चाहिए?

- मुझे कौन सी चीज़ नहीं खानी चाहिए?

इन मसलों को हम एक-एक करके लेते हैं।

प्रारम्भिक गर्भावस्था के दौरान भूख और वज़न

प्रारम्भिक गर्भावस्था के प्रथम तीन माह हॉर्मोन के भारी प्रवाह से सम्बन्धित होते हैं जो गर्भावस्था को बनाए रखने में सहायक होते हैं। हॉर्मोन के इस

अतिरिक्त प्रवाह से आपको प्रारंभिक कुछ महीनों में थकावट का अनुभव होता है और आप की ऊर्जा कम हो जाती है। जिस समय आपका परिवार आपको स्वादिष्ट तथा पौष्टिक भोजन प्रदान करने के लिये उतावला होता है, उस समय आपकी भूख जबर्दस्त रूप से कम हो जाती है तथा आपको जी मिचलाने तथा उलटी करने का अनुभव होता है। कम से कम अधिकतर सिनेमा में यही दिखाया जाता है। स्वाभाविक रूप से, आपका वज़न कम होगा।

खुशी की बात यह है कि यह लक्षण प्रथम तीन माह पूर्ण होते ही ग़ायब हो जाते हैं। इस समय तक प्लासेंटा या गर्भनाल विकसित हो जाता है तथा यह गर्भावस्था को बनाये रखने में भी सहायक होता है। आपके हॉर्मोन का स्तर नीचे गिरता है, आपकी भूख लौट आती है तथा ऊर्जा स्तर गर्भावस्था पूर्व स्थिति में पहुंच जाता है।

प्रारंभिक गर्भावस्था के दौरान जी मिचलाने तथा उलटी से निपटना

गर्भधारण करने वाली अधिकतर महिलायें गर्भावस्था के दौरान जी मिचलाने तथा उलटी की शिकायत करती हैं, विशेषकर प्रथम तिमाही में। यद्यपि इन्हें पूरी तरह से समाप्त नहीं किया जा सकता, परंतु उनका सामना किया जा सकता है।

- सुबह उठने के बाद ब्रश करने के पूर्व आप सूखे एवं फीके बिस्कुट जैसे कि क्रीम क्रैकर, मैरी अथवा कोई ग्लूकोज बिस्कुट अथवा खाखरा खायें।

- थोड़ी मात्रा में बार-बार भोजन करें।

- अपनी क्षमता के अनुसार खायें : प्रत्येक कुछ घंटों में थोड़ा-सा भी पर्याप्त होगा।

- साधारणतः महिलायें फीके एवं गंधहीन भोजन को आसानी से सहन कर सकती हैं। चाय, कॉफी, मछली जैसे खाद्य पदार्थ, जिनकी सुगंध पहले आपको अच्छी लगती थी, अब अचानक असहनीय हो जाती है। जब तक वे पुनः आपको अच्छी लगना शुरू न हों, उनसे दूर रहना ही बेहतर होगा।

- कभी-कभी डॉक्टर आपको डॉक्सीलामाइन जैसी दवायें ग्रहण करने का परामर्श देंगे। इन गोलियों की मात्रा को महिला की आवश्यकता के हिसाब

से समायोजित किया जा सकता है। कुछ महिलाओं के लिए रात्रि में सोते समय केवल एक गोली का सेवन पर्याप्त होता है जबकि अन्य को दिनभर कई खुराक देनी पड़ सकती हैं।

प्रथम तीन माह में जी मिचलाने तथा उल्टी का अनुभव आपके गर्भवती होने की खुशी को काफूर कर देता है, परन्तु जैसे ही दूसरी तिमाही आती है यह सब समाप्त हो जाता है और चींजे फिर से अच्छी लगने लगती हैं। कम कैलोरी ग्रहण करने के कारण गर्भावस्था के प्रारम्भ में कुछ महिलाओं का वज़न कम होता है परन्तु यह पूरी तरह से सामान्य परिघटना है। जैसे ही जी मिचलाना तथा थकावट ठीक हो जाती है, भूख फिर से लगने लगती है तथा महिला का वज़न बढ़ने लगता है।

गर्भावस्था के दौरान कैलोरी ग्रहण

हम वैसे ही होते हैं, जैसा हम खाते है और यह गर्भवती महिला के मामले से अधिक और किस मामले में लागू नहीं होता है। यह सामान्य धारणा है कि गर्भवती महिला को दो व्यक्तियों के लिये भोजन करना चाहिये। यह सही नही हैं। यद्यपि माता को भोजन की मात्रा को बढ़ाना चाहिये, परंतु उसे अपने कैलोरी अंतर्ग्रहण को दोगुना नहीं करना चाहिये। सामान्य गैर गर्भवती महिला की औसत आवश्यकता 2200 कैलोरी तथा 50 ग्राम प्रोटीन (1 ग्रा./ कि.ग्रा.) प्रतिदिन होती है। गर्भवती महिला को लगभग 300 कैलोरी तथा 10 ग्राम प्रोटीन की अतिरिक्त आवश्यकता होती है। इसलिये गर्भवती महिला को 2500 कैलोरी आहार प्रतिदिन ग्रहण करने की सलाह दी जाती है।

यदि आहार तालिका देखें, तो स्पष्ट है कि यह महज 3 रोटी प्रतिदिन अथवा 01 कटोरी ऊसल (मटकी फली अथवा मूंग की दाल से बनाई गई डिश) अथवा 02 कप दूध है। इसके बाद भी, ख़्याल रखने वाले तथा उत्सुक परिवार के सदस्य बेचारी होने वाली माँ पर दो व्यक्ति का भोजन ग्रहण करने का दबाव डालते रहते हैं तथा मशीन पर वज़न की जाँच करते रहते हैं। शायद प्रकृति ने महिला द्वारा ली गई कैलोरी को कम करने के लिये ही सुबह की उलटी की बीमारी (Morning Sickness) जैसा उपयुक्त तरीक़ा बनाया है। डिलेवरी के बाद भी प्रायः माताओं को अधिक खिलाया जाता है। यद्यपि दुग्ध उत्पादन में सहायक लड्डू आदि खाना बहुत अच्छा लगता है, बेहतर यही होगा कि इन सामग्रियों को सीमित मात्रा में ही ग्रहण किया जाये

क्योंकि आपके द्वारा अतिरिक्त रूप से ग्रहण की गयी कैलोरी को बाद में दहन करना ही पड़ता है, विशेषकर यदि आप गर्भावस्था पूर्व आकार तथा माप में वापस आना चाहती हों।

प्रोटीन आहार के लिये अनुशंसा 1 ग्राम प्रति कि.ग्रा. की है तथा गर्भावस्था के लिये 10 ग्राम अतिरिक्त है यानि 50 किग्रा. वज़न की महिला को प्रति दिन 60 ग्राम प्रोटीन का उपभोग करना चाहिये। अवश्य ही यह केवल एक सिद्धान्त है। अंतः गर्भवती महिला को ऐसा सन्तुलित आहार ग्रहण करना चाहिये जिसमें आयरन कैल्शियम तथा रेशे बहुतायत में हों।

स्वास्थ्यवर्धक आहार

स्वास्थ्यवर्धक आहार क्या है? क्या भोजन के साथ पूरक आना आवश्यक है? क्या आहार वर्जना का पालन करना चाहिये? ये कभी न समाप्त होने वाले प्रश्न हैं परन्तु इनके उत्तर देना बेहद आसान है बशर्ते प्रत्येक व्यक्ति अपने सामान्य बोध का प्रयोग करें।

एक स्वास्थ्यवर्धक आहार में प्रोटीन, कार्बोहाइड्रेट तथा वसा (हां, ये भी ज़रूरी हैं) का सन्तुलन होता है तथा प्रचुर परिमाण में तरल पदार्थ होते हैं (स्वच्छ और सादा जल भी पर्याप्त है)। ताज़े फल तथा सलाद विटामिन, मिनरल तथा फायबर के अच्छे स्रोत होते हैं तथा 5-6 बार प्रतिदिन ग्रहण करने चाहिये। यह कहने की बात नहीं है कि आपको यह सुनिश्चित करना चाहिये कि सब्ज़ियाँ तथा फल ताज़े हों तथा उपभोग करने के पूर्व उन्हें अच्छी तरह से धोना चाहियें अन्यथा कई संक्रमण अन्दर जा सकते हैं।

गर्भवती महिला को अतिरिक्त प्रोटीन की आवश्यकता होती है तथा शाकाहारी लोग इसकी पूर्ति दुग्ध तथा दुग्ध से बने उत्पादों, फलियों तथा दालों, मेवे तथा सोयाबीन के उपभोग को बढ़ाकर कर सकते हैं। दूध सामान्यतः कम वसा वाला अथवा भलाई रहित होना चाहिये। सभी तरह के माँस प्रोटीन के अच्छे स्रोत होते हैं तथा दिन भर में एक अण्डा आपको 07 ग्राम प्रोटीन तथा 70 कैलोरी प्रदान करता है। बेहतर होगा कि अधपके माँस के सेवन से बचा जाये क्योंकि इसमें सूक्ष्म जीवाणु होते हैं जो गर्भवती महिला के लिये ख़तरनाक हो सकते हैं। प्रत्येक व्यक्ति गर्भावस्था के दौरान टोक्सोप्लाज़्मा संक्रमण के प्रति चिन्तित रहता है और इसकी रोकथाम का सबसे अच्छा उपाय यह सुनिश्चित करना है कि माँस पूरी तरह से पका हुआ

हो, बगैर पकी हुई सब्ज़ियों को अच्छी तरह से धोया गया हो तथा बिल्लियों को गर्भवती महिला से दूर रखा जाये।

भोजन को अनसैचुरेटेड फ़ैट में पकाया जाना चाहिये। पकाने का आदर्श तरीक़ा यह है कि खाना पकाने के तेल के प्रकार को कुछ-कुछ दिनों में बदल दिया जाये। शरीर को वसा के अंश की दैनिक आवश्यकता होती है परन्तु सीमित रूप में। आख़िर आप अपनी गर्भावस्था के परिणाम स्वरूप उच्च कोलेस्ट्रॉल तथा मोटापा नहीं चाहेंगी।

प्रजनक आयु वर्ग में एक गर्भवती महिला के शरीर को गैर गर्भवती महिला के लिये प्रतिदिन आवश्यक 20 ग्राम संस्तुत मात्रा से 01 मि.ग्रा. आयरन अधिक अवशोषित करना चाहिये। प्रतिदिन 03 मि.ग्रा. आयरन की आवश्यकता को अवशोषित करने के लिये गर्भवती महिला को 30 मि.ग्रा. आयरन युक्त आहार ग्रहण करना चाहिये। आयरन के अच्छे स्त्रोतों में हरी पत्तेदार सब्ज़ियाँ, गुड़, खजूर, सूखे मेवे तथा लाल माँस (विशेष रूप से लीवर तथा स्पलीन) आदि हैं। रागी तथा नचनी उत्पादों में भी आयरन बहुल होता हैं। लोहे के बर्तनो में पकाने का परम्परागत तरीक़ा हमेशा सहायक होता है। भारतीय उपमहाद्वीप में आयरन की कमी सामान्य रूप से पायी जाती है जिसके फलस्वरूप महिलाओं को पूरक आयरन दिया जाता है। इन गोलियों को भोजन ग्रहण करने के ठीक पहले दिया जाता है। नीबू के रस जैसे अम्लीय तत्व अवशोषण में सहायक होते हैं जबकि फाइटेट्स तथा फॉस्फेट इस प्रक्रिया को धीमा करते हैं। इसलिये आरयन को कैल्शियम की गोलियों अथवा चाय तथा कॉफी के साथ लेना अच्छा विचार नहीं है। आयरन मिश्रित पदार्थों के सेवन से मल का रंग काला दिखने लगता है तथा कभी-कभी कुछ महिलाओं को दस्त भी लग सकते हैं जबकि कुछ महिलाओं को कब्ज़ की शिकायत हो सकती है। ऐसे में आयरन निर्मित खाद्य पदार्थों से दूर होना अथवा खुराक को कम करना सहायक होता है।

एक गर्भवती महिला को प्रतिदिन 1000 मि.ग्रा. कैल्शियम की आवश्यकता होती है, जो उसे दुग्ध तथा दुग्ध उत्पादों से मिल सकता है। प्रसवोत्तर काल में आयरन तथा कैल्शियम दोनों की आवश्यकता बढ़ जाती है तथा स्तनपान कराने के समय तक तथा स्तनपान बन्द करने के एक माह तक बाद महिलाओं को आयरन तथा कैल्शियम पूरक का सेवन जारी रखना चाहिये ताकि शरीर में हुयी कमी को पूरी कर सकें।

क्या भोजन पूरक ज़रूरी हैं?

पर्याप्त रूप से पोषित महिला को शायद ही किसी पूरक सामग्री के सेवन की आवश्यकता होती है। इनको ग्रहण करने का परामर्श उन महिलाओं को दिया जाना चाहिये जो कुपोषित अथवा बीमार हैं। जिन महिलाओं में गर्भाशय विकास प्रतिबन्ध की समस्या है तथा शिशु का विकास ठीक तरह से नहीं हो रहा है, उन ज़्यादातर महिलाओं को सभी प्रकार की पूरक सामग्रियाँ सेवन हेतु दी जाती हैं। यद्यपि इन पूरक सामग्रियों का कोई दुष्प्रभाव नहीं हैं, परंतु उनके कारण चमत्कारिक रूप से विकास होने की सम्भावना भी क्षीण है।

भोजन, जिनसे बचना चाहिए

गर्भावस्था में भोजन ग्रहण करने पर कुछ प्रतिबंध भी होते हैं। ये प्रतिबन्ध मुख्य रूप से इस आधार पर होते हैं कि अधपके भोजन में साल्मोनेला, टोक्सोप्लाज़्मा अथवा लिस्टेरिया जैसे संदूषक और जीवाणु हो सकते हैं जो माता, शिशु अथवा दोनों को प्रभावित कर सकते हैं। साल्मोनेला आँत को संक्रमित कर सकता है जिससे माता को टायफ़ाइड तथा डायरिया हो सकता है। टोक्सोप्लास्मा गोन्डी एक परजीवी होता है जो बिल्लियों में पाया जाता है तथा कच्चे अथवा अधपके माँस अथवा सलाद जैसी बगैर धुली सब्ज़ियों के उपभोग से मानव में प्रसारित हो जाता है। टोक्सोप्लाज़्मोसिस शिशु को प्रभावित कर सकता है जिससे उसका विकास प्रभावित हो सकता है तथा यह शिशु के मस्तिष्क तथा विकास को बाधित कर सकता है। लिस्टेरियोसिस गर्भाशय के अन्दर का संक्रमण होता है जो गर्भावस्था हानि से संबंधित होता है।

भोजन के अधिकतर प्रतिबन्ध, जो कि गर्भावस्था के दौरान लागू होते हैं, अन्य व्यक्तियों पर भी लागू किये जा सकते है - जिनमें पुरुष तथा गैर-गर्भवती महिलायें भी शमिल हैं।

गर्भवती तथा स्तनपान कराने वाली महिलाओं को निम्नलिखित वस्तुओं से बचना चाहिये :

- गैर पाश्च्यूरीकृत दूध।

- फल तथा कच्ची सब्ज़ियाँ जिन्हें अच्छी तरह से धोया तथा साफ़ नहीं किया गया हो।

- अधपके अथवा कच्चे अण्डों से बने पदार्थ जैसे घर में बना मेयोनीज़।

- सांचे में पका हुआ मुलायम पनीर (जैसे ब्राई तथा केममबर्ट) तथा ब्लू वेन्ड पनीर। चेद्दार, परमेशन तथा स्टिलटन जैसे कठोर पनीर का प्रयोग किया जा सकता है।

- कच्चा अथवा अधपका मांस

- कच्ची मछली।

- कच्ची शैलफ़िश।

- ट्यूना, स्वॉर्डफ़िश तथा शाक्र का मॉस जिसमें पारा अधिक मात्रा में होता है।

- पानी जो शोधित अथवा उबला हुआ नहीं है – यदि आप पेयजल की गुणवत्ता के सम्बन्ध में सुनिश्चित नहीं हैं तो स्वयं की पानी की बोतल अथवा मिनरल बॉटल का प्रयोग करें।

- बाजार में सड़क का खाना : यदि आपका पेट ख़राब है तो डॉक्टर आपको बहुत सारी दवायें सेवन करने को देते हैं। शिशु के स्वास्थ्य को देखते हुए यह प्रयास करना चाहिए कि इनके सेवन की नौबत ही न आये। आप अपने प्रियजनों को राजी करें कि वे आपको स्वच्छ भोजनालय में ले जायें।

कैफ़ीन का सेवन

कम मात्रा में कैफिन ठीक है परन्तु अधिक मात्रा में इनके सेवन से बचना चाहिये क्योंकि इससे शिशु का विकास प्रतिबंधित हो सकता है। प्रतिदिन 200 मि.ग्रा. कैफीन का सेवन अनुमेय है। विभिन्न खाद्य उत्पादों में कैफीन की मात्रा निम्न प्रकार है :

एक मग

- इन्स्टेन्ट कॉफी : 100 मि.ग्रा.
- फिल्टर कॉफी : 140 मि.ग्रा.
- चाय : 75 मि.ग्रा.

एक केन

- कोला : 40 मि.ग्रा.
- ऊर्जा पेय : 80 मि.ग्रा.

50 ग्राम बार

- प्लेन डार्क चाकलेट : 50 मि.ग्रा.
- मिल्क चॉकलेट : 25 मि.ग्रा.

इसलिये आगे बढ़ें और अपनी इच्छा के अनुसार दिन भर के उपभोग को तय करे।

एल्कोहल का उपभोग

मैंने कई बार मेडिकल कॉलेज की परीक्षाओं में परीक्षक के रूप में कार्य किया है तथा इन परीक्षाओं में जो घटित होता है, हालांकि उसे बाहर किसी को नहीं बताया जा सकता, लेकिन फिर भी मैं सोचती हूँ कि यह वृतांत बताना ज़रूरी है। मैंने एक चिकित्सा छात्र से पूछा कि क्या कोई महिला अपनी गर्भावस्था के दौरान एल्कोहल का सेवन कर सकती है? मैं उस समय भौचक्की रह गयी, जब इस उत्साही सी दिखने वाली लड़की ने मुझे झिड़कते हुए कहा कि 'गर्भावस्था के दौरान मदिरापान कतई नही'। मैंने उस दुर्भाग्यशाली महिला की वकालत की थी जो पार्टी में एकआध पैक मदिरा पीना चाह रही थी। परन्तु उत्साही युवा डॉक्टर ने अपनी तर्जनी मेरे चेहरे के सामने हिलाकर कहा, 'नहीं, नहीं! मैडम, शायद उसे पता न चले कि उसे कब रूकना है'। आप सभी मदिरा प्रेमियों के लिये उपयुक्त उत्तर यह है कि किसी अवसर पर मदिरा का एक गिलास अथवा एल्कोहल मिश्रित पेय का एक पेग सही तरह से स्वीकार करने योग्य है। एल्कोहल का अधिक मात्रा में नियमित उपभोग ही वर्जित है क्योंकि इससे भ्रूण में एल्कोहल के लक्षण आ सकते हैं : शिशु जिनके विकास की दर धीमी है तथा जिनके चेहरे का ढांचा विशेष प्रकार का है।

गर्भावस्था के दौरान आहार

निम्नलिखित तालिकाओं में कैलोरी समतुल्यों को सूचीबद्ध किया गया है, जो समझने में आसान है। डॉक्टरों को अपने मरीज़ों के नियमित कैलोरी अंतर्ग्रहण का आकलन करना चाहिये, विशेष रूप से कुपोषित अथवा मोटी महिलाओं में तथा उन्हें प्रतिदिन ली जाने वाली कैलोरी की सही मात्रा में संबंध में परामर्श दना चाहिए। परन्तु केवल प्रतिदिन आवश्यक कैलोरी की मात्रा बताना ही पर्याप्त नहीं है। रोगियों को अपने नियमित आहार में सन्निहित

कैलोरी मात्रा का आकलन करने में सक्षम होना चाहिये तथा अपने आहार में उपयुक्त समायोजन करना चाहिये। पश्चिमी देशों में कैलोरी की गणना तुलनात्मक रूप से आसान है क्योंकि भोजन के प्रत्येक पैकेट पर उस विशिष्ट भोज्य पदार्थ का पोषक परिमाण अंकित होता है। यहाँ पर इतना आसान नही है। बिस्किट तथा स्नेक्स के पैकेटों पर उनकी कैलोरी का परिमाण अंकित होता है परन्तु दैनिक दाल-चावल-सब्ज़ी-रोटी के मामले में कैलोरी की गणना करनी पड़ती है। निम्नलिखित तालिका वह है जिसे मैं विगत वर्षों में अपने विद्यार्थियों के साथ बाँटती रही हूँ। इन्हें मूल औषधि कोश (एक शासकीय प्रकाशन जिसमें चिकित्सकीय औषधियों तथा अन्य संबंधित सूचनाओं की सूची है) किंग एडवर्ड स्मारक हॉस्पिटल मुम्बई से लिया गया है। ये तालिकाऐं समझने में आसान हैं तथा आहार योजनाओं को बनाने तथा उनका मूल्यांकन करने में बहुत उपयोगी हैं।

प्रत्येक व्यक्तिगत तालिका एक विनिमय प्रकार के रूप में इसी प्रकार के भोज्य पदार्थों की तुलना करती है। उदाहरण के लिये यदि पूरा एक कप दूध लेने का विचार आपको अच्छा नहीं लगता, तो आप इसकी जगह वैकल्पिक रूप से 1½ कप दही ग्रहण कर सकती हैं जिससे दूध के ही बराबर 160-170 कैलारी तथा 10 ग्राम प्रोटीन का लाभ मिल सकता है। इन तालिकाओं का उद्देश्य केवल इतना है कि आप क्या खा रहे हैं उस के बारे में अंदाज़ लगा सकें कृपया इनका प्रयोग अपने जीवन को कड़े नियमों में बाँधने के लिये ना करें।

आहार विनिमय की तालिका : एक विनिमय को सूचिबद्ध करने वाली तालिका

यह एक अनुमान मात्र है परन्तु अपने आहार ग्रहण की योजना बनाने अथवा कैलोरी की गणना करने में यह अत्यंत सहायक हो सकती है।

दूध	*01 विनिमय*
विनिमय	*10 ग्राम कार्बोहाइड्रेट*
	10 ग्राम प्रोटीन
	10 ग्राम वसा तथा
	160-170 कैलोरीज़

आहार/ भोज्य पदार्थ	लगभग परिमाप	वज़न/परिमाप
पूरा दूध	01 कप	200 मि.ली.
टोन्ड दूध	1.5 कप	300 मि.ली.
गाय का दूध	1 ¼ कप	250 मि.ली.
भैंस का दूध	¾ कप	150 मि.ली.
दही	1.5 कप	300 ग्राम
मट्ठा	06 कप	1200 मि.ली.
पनीर	02 आउंस	50 ग्राम

ब्रेड

01 विनिमय

विनिमय

22 ग्रा.कार्बोहायड्रेट

03 ग्रा. प्रोटीन, कोई वसा नहीं

तथा 100 कैलोरीज़

आहार/ भोज्य पदार्थ	लगभग परिमाप	वज़न/परिमाप
ब्रेड	02 स्लाइस	40 ग्राम बगैर मक्खन
चपाती	01 मध्यम आकार 07 इंच व्यास	30 ग्राम बगैर घी
फुलका	03 छोटे बगैर घी, 06 इंच व्यास	30 ग्रम गेंहू का आटा
भाकरी	01 छोटी, 04 इंच व्यास, पतली	17 ग्राम गेंहू का आटा + 01 चम्मच वसा
पूड़ी	02 छोटी 3.5 इंच व्यास	20 ग्राम गेंहू का आटा + 04 ग्राम वसा
चावल	01 मध्यम कटोरी पका हुआ	30 ग्राम कच्चा चावल
चावल के पोहे	03 मुट्ठी	30 ग्राम
कॉर्न फ्लेक्स	01 कप	25 ग्राम
ओट्स	¼ कप	30 ग्राम

फलियाँ तथा दालें

01 विनिमय = 18 ग्राम कार्बोहाइड्रेट, 07 ग्राम प्रोटीन, 0.1 ग्राम वसा तथा 100 कैलोरी

प्रत्येक व्यंजन में 30 ग्राम फलियाँ अथवा दालों का प्रयोग : यदि उसे सामान्य प्रकार से पकाया गया हो – 1/3 कटोरी तथा यदि उसे दाल/आमटी के रूप में पकाया गया है – 3/4 कटोरी

चना

चना दाल

उड़द दाल

चवली

मूंग (साबुत हरा मूंग)

मूंग दाल (हरे मूंग की दाल)

मसूर

कुलीथ (घोड़ा चना)

हरे मटर

तुवर

सब्ज़ियों का विनिमय

अ: कार्बोहाइड्रेट, प्रोटीन तथा कैलोरी, यदि कच्चा हो (सलाद)
   निम्नलिखित में से कोई भी:

माठ	कोहला	आम्बट चुक्का
पत्ता गोभी	बैंगन	दूधी
चावली-तन्डाजा	फूलगोभी	मेथी
ककड़ी	सलाद पत्ता	टोन्डल-टिन्डोरा
पालक	भिन्डी	म्यूल
कद्दू	टमाटर	गाँठ गोभी
मूली	तुरिया-डोडका	पखल

ब : 1 विनिमय जिसमें 07 ग्राम कार्बोहाइड्रेट, 02 ग्राम प्रोटीन तथा 35 केलोरी होती है।

25-30 ग्राम	50 ग्राम	75 ग्राम
आलू	सूरन	चुकन्दर
शकरकन्द	हरे मटर	गाजर
ज़िमीकन्द	लाल चना	प्याज
		गवार फली
		डबल बीन

फल विनिमय

एक बार परोसना = निम्नलिखित सूची में से एक फल

प्रोटीन तथा वसा नगण्य, कार्बोहाइड्रेट 10 ग्राम, कैलोरिज 40

फल	लगभग परिमाप 01 विनिमय	वज़न, ग्राम में
सेब फल	2 व्यास	80
खुबानी (सूखी)	04 आधे	20
खुबानी (ताज़ा)	02 मध्यम	100
केला	½ छोटा	50
बोर	10-12	60
बैरी (काली)	01 कप	150
काजू सेब	01	30
चेरी	10 बड़ी अथवा 15 छोटी	75
चीकू	01 छोटा	75
चिब हुड	01 छोटा	250
खजूर	02	15
अंजीर (ताजे)	02 बडे	50
अंजीर (सूखे)	01 छोटा	15
नारंगी	½ छोट	125

फल	लगभग परिमाप 01 विनिमय	वज़न, ग्राम में
अंगूर का रस	¼ कप	60
अंगूर	10–12	80
अमरूद	01 मध्यम	50
कटहल	1–2 टुकड़े	50
जाम	5–6	200
करौंदे	15–20 छोटे	15
कमरख़	1½	150
आम	½ छोटा	70
संतरा	01 छोटा	100
संतरे का रस	½ कप	100
पपीता	1/3 मध्यम	140
नाशपाती	01 छोटा	100
अन्नानास	½ कप	80
किशमिश	02 चम्मच	15
रामफल	¼ छोटा टुकड़ा	60
सीताफल	¼ छोटा टुकड़ा	40
कैथ	01 छोटा हिस्सा	30
तरबूज	01 बड़ा टुकड़ा	250

वसा विनिमय

01 वसा विनिमय में 5 ग्राम तथा 45 कैलोरी होती है।

तेल	01 छोटा चम्मच	05 ग्राम
घी	01 छोटा चम्मच	05 ग्राम
वनस्पती	01 छोटा चम्मच	05 ग्राम
मक्खन अथवा मार्जरीन	01 छोटा चम्मच	05 ग्राम
क्रीम	01 छोटा चम्मच	15 ग्राम
नट्स (मूंगफली दाने)	06 बड़ा चम्मच	20 ग्राम

माँस विनिमय

एक बार परोसने में कार्बोहाइड्रेट-नगण्य, प्रोटीन-07 ग्राम, चर्बी-05 ग्राम कैलोरी-75।

भोजन	*लगभग परिमाप*	*वज़न, ग्राम में*
गोश्त, लीवर, मुर्गा, सूअर का माँस, सूअर की जाँघ आदि	5-6 टुकड़े	30
अन्डा	01	50
मछली	02 टुकड़े	70
पीनट बटर	02 चम्मच	30
पनीर	01 आऊन्स	30

कुछ अन्य प्रश्न

मैं 2 माह से गर्भवती हूं तथा जी मिचलाने, भूख की कमी से पूरी तरह से थकी हुई महसूस कर रही हूँ। मेरा वज़न कम होने से सभी चिन्तित हैं। क्या इससे मेरे शिशु को नुक़सान होगा?

आपके लक्षण पूरी तरह से सामान्य गर्भावस्था की ओर इशारा कर रहे हैं। आपके चौथे माह में पहुंचते ही यह सभी लक्षण स्वतः समाप्त हो जायेंगे तथा आपका ऊर्जा स्तर पूर्ववत होने के साथ भूख भी वापस आ जायेगी। आपको केवल वज़न की हानि हो रही है, शिशु की नहीं। शिशु के विकास में कोई बाधा नहीं आएगी। तीखी सुगंध वाली खाद्य सामग्री से बचें। उससे जी मिचलाने की समस्या बढ़ सकती है। प्रातः उठने के बाद सूखे तथा फीके बिस्किट खाने का प्रयास करें तथा प्रत्येक कुछ घंटो में यथाशक्ति अल्प मात्रा में ऐसा भोजन करें जिसे आप बर्दाश्त कर पायें।

मैं सात माह से गर्भवती हूँ? क्या मुझे प्रोटीन पूरक लेने चाहिये?

यदि आपको इसका स्वाद अच्छा लगता है, तो अवश्य लें। साफ शब्दों में कहा जाये तो चिकित्सकीय आवश्यकता के

अनुसार पूरक आहार केवल तभी आवश्यक हैं, जब आप कुपोषित हो। यदि आप अपने आहार की चिंता करती हैं तथा आप ताज़े फल तथा सब्ज़ियाँ, पर्याप्त प्रोटीन (दूध तथा दूध से निर्मित उत्पाद, दालें, माँस), कार्बोहाइड्रेट, वसा, विटामिन तथा मिनरल्स आदि का सेवन सुनिश्चित करती हैं, तो पूरक आहार लेने की आवश्यकता नहीं है। परन्तु यदि आप इस प्रकार की हैं कि आप अपने आहार की ज़्यादा परवाह नहीं करती हैं और बिस्कुट व चिप्स इत्यादि का ही सेवन करती रही हैं तथा गर्भवती होने के बाद से अचानक अपनी भोजन आदतों पर पुनः विचार करने लगी हैं तो आप डॉक्टर से परामर्श करने के बाद कुछ पूरक आहार ले सकती हैं।

आसान डिलेवरी तथा प्रचुर परिमाण में दुग्ध उत्पादन सुनिश्चित करने के लिये क्या मुझे घी तथा लड्डु जैसी सभी सामग्री खानी चाहिये?

घी तथा लड्डू कम मात्रा में लेना अच्छा है। वसा भी आपके आहार का एक आवश्यक भाग है। परन्तु उसकी अति न करें। गर्भावस्था के कुछ दिन पहले चम्मच भर के घी का सेवन करने से शिशु निकलने का मार्ग चिकना नहीं होता। परम्परागत रूप से कुछ खाद्य वस्तुओं को गेलेक्टोगोगस (ऐसी चीज़ें जो दुग्ध उत्पादन में वृद्धि करती हैं) माना जाता है, जिनमें से कुछ हैं : शताबरी (एसपारगस रेसमोसस), मेथी (फेनू ग्रीक), दिंक (खाने वाला गोंद), तथा आलिव (गार्डन क्रेस सीड)। डॉक्टर भी ऐसे पूरक लेने का परामर्श देते हैं जिनमें गेलेक्टोगोगस शामिल हों, विशेष रूप से शताबरी, शामिल हो। कोई भी पूरक लेते समय, जो प्रकृति में आयुर्वेदिक हों, यह अवश्य सुनिश्चित करें कि उसमें कोई धातु (भस्म) नहीं है। यदि आप सावधान नहीं हैं तो लैड विषाक्तता की शिकार हो सकती हैं।

विशेषज्ञ की राय

बेरियाटिक सर्जरी के बाद गर्भावस्था

डॉ. विनय थापर (जनरल तथा लेप्रोस्कोपिक सर्जन) (www.drcorp.org)

क्या मोटापे से प्रजनन क्षमता प्रभावित होती है?

जी हाँ, मोटापा प्रजनन क्षमता पर विपरीत प्रभाव डालता है। मोटापे से पैदा हुआ हॉर्मोन संबंधी असन्तुलन के परिणामस्वरूप कुछ रोगियों के अण्डोत्सर्जन में कमी हो जाती है। उनमें से कई महिलाओं को तो अण्डोत्सर्जन होता ही नहीं है। ऐसी मोटी महिलायें, जो गर्भवती नहीं होती, उनमें डायबिटीज मेलिक्टस (जेस्टेशनल) अथवा प्री-एक्लेम्पसिया विकसित होने की अधिक संभावना होती है, जिसके फलस्वरूप शल्य क्रिया द्वारा डिलेवरी तथा संक्रमण के कारण मरणशीलता अधिक होती है।

कौन से मोटे रोगी बेरियाटिक सर्जरी के लिए उपयुक्त होते है?

मोटापे की गणना बॉडी मास इन्डैक्स (बी एम आई) के प्रयोग से होती है। ऐसे रोगी जिनका बी.एम.आई. कम से कम 37.5 कि.ग्रा. प्रति वर्ग मीटर हो अथवा ऐसे रोगी जो मधुमेह, हायपरलिपिडिमियां आदि से भी पीड़ित हों तथा जिनका बी. एम.आई. कम से कम 33.5 कि.ग्रा. प्रति वर्ग मीटर हो, उनका वज़न कम करने के लिये बेरियाट्रिक सर्जरी एक विकल्प है।

क्या बेरियाट्रिक सर्जरी के बाद प्रजनन क्षमता में वृद्धि होती है?

विशिष्ट रूप से यदि महिला द्वारा वज़न कम करने की कोई विधि अपनाई गई है तो प्रजनन क्षमता में वृद्धि होती है। बेरियाट्रिक सर्जरी के बाद तेज गति से वज़न में गिरावट सामान्य बात है। इसके परिणाम स्वरूप पोलीसिस्टिक ओवरी सिन्ड्रोम में सुधार होता है तथा अण्डोत्सर्जन में कमी तथा अनियमित माहमारी में सर्वथा विपरीत बदलाव आता है जिससे प्रजनन क्षमता में वृद्धि होती है। फिर भी बेरियाट्रिक सर्जरी को प्रजनन-अक्षमता के उपचार के रूप में नहीं मानना चाहिये।

बेरियाट्रिक सर्जरी के बाद गर्भवती होने के लिये आदर्श समय क्या है?

बेरियाट्रिक सर्जरी के बाद गर्भवती होने के लिये महिला को 12-24 माह तक इन्तजार करना चाहिये जिससे माँ के वज़न

में हुई तीव्र हानि से भ्रूण प्रभावित न हो तथा रोगी अपना वज़न कम करने का लक्ष्य पा सके। इस दौरान गर्भ निरोध आवश्यक है। मौखिम गर्भनिरोधकों के साथ परिवर्तनशील अवशोषण तथा असफलतायें जुड़ी रहती है, इसलिये अवरोध तथा इन्जेक्शन से दिये जाने वाले गर्भनिरोधक को प्राथमिकता दी जाती है। इसके लिये आप अपने डॉक्टर से परामर्श करें।

यदि कोई महिला बेरियाट्रिक सर्जरी के बाद गर्भवती होती है तो किस प्रकार की सावधानियां आवश्यक हैं?

जो महिला बेरियाट्रिक सर्जरी के बाद गर्भवती हुई है उसके प्रोटीन, आयरन, फोलेट, कैल्शियम, विटामिन बी$_{12}$ तथा विटामिन डी के स्तरों की निगरानी आवश्यक है क्योंकि ये सर्वाधिक सामान्य पोषण कमियाँ हैं, विशेष रूप से गेस्ट्रिक बायपास सर्जरी के बाद। जिन महिलाओं ने बेरियाट्रिक सर्जरी करायी है, उनकी गर्भावस्था के प्रारम्भ में सूक्ष्म पोषकों की कमियों का समुचित मूल्यांकन करना चाहिये तथा यदि कोई कमी पायी जाती है तो उसका उपचार प्रारम्भ करना चाहिये। यदि कोई कमी नहीं पायी गयी है तो प्रत्येक तीन माह में उस महिला की पूरी रक्त गणना तथा आयरन, फेरिटिन तथा विटामिन डी स्तरों का परिमापन किया जाना चाहिये।

जिन महिलाओं ने बेरियाट्रिक सर्जरी कराई है उनमें गेस्ट्रोइन्टेस्टाइनल समस्याएं जैसे जी मिचलाना, उलटी आना तथा उदरीय दर्द, जो कि गर्भावस्था में सामान्यतः होते हैं, का पूरी तरह आकलन किया जाना चाहिए क्योंकि ये लक्षण सर्जरी के कारण भी हो सकते हैं। बेरियाट्रिक सर्जन से जल्द परामर्श करना यह निर्धारित करने के लिये महत्त्वपूर्ण है कि कहीं ये लक्षण सर्जरी के कारण तो नहीं हैं।

बेरियाट्रिक सर्जरी के कारण प्रसव तथा डिलेवरी का प्रबन्धन प्रभावित नहीं होना चाहिये। हालांकि बेरियाट्रिक सर्जरी कराने वाली महिलाओं की सीज़ेरियन डिलेवरी में अधिक खर्च आता है, परन्तु यह सीज़ेरियन डिलेवरी का कोई संकेत नहीं है। यदि रोगी ने वज़न कम करने के लिए गहन और व्यापक उदर सर्जरी करायी है तो प्रसव के पूर्व बेरियाट्रिक सर्जन से परामर्श अवश्य किया जाना चाहिए।

10

गर्भावस्था के दौरान व्यायाम

यह वह विषय है जो अधिकतर गर्भवती महिलाओं की कल्पनाओं में रहता है... "आपने सही समझा : व्यायाम"। अधिकतर गर्भवती महिलायें व्यायाम के वे तरीक़े जानने के लिये इच्छुक रहती हैं जिससे प्रसव आसान तथा प्राकृतिक रूप से हो। व्यायाम कोई चमत्कारिक मन्त्र नहीं है जो शिशु जन्म को आसान करता हो। परंतु इतना अवश्य है कि बेहतर परिणाम के लिये गर्भावस्था के दौरान व्यायाम अत्यंत आवश्यक है। यह अध्याय दो फ़िज़ियोथेरपिस्ट्स डॉ. प्राजक्ता म्हात्रे तथा डॉ. सोनी देसाई द्वारा आपके समक्ष लाया गया है जिन्होंने पिछले कई वर्षों से मेरे साथ के रूप में कार्य किया है तथा एक ऐसा व्यायाम कार्यक्रम तैयार किया है जो अधिकतर गर्भवती महिलाओं की आवश्यकताओं के लिये उपयुक्त होगा। इन व्यायामों को समूह में करने में ज़्यादा मजा आता है तथा यदि आपके साथी भी इसमें सम्मिलित होते हैं तो यह अनुभव और भी अच्छा हो जाता है। जब कोई पुरुष मुझे शिकायत करता है कि उसकी गर्भवती पत्नि पर्याप्त शारीरिक गतिविधि नहीं करती है, तो मैं हमेशा यही उत्तर देती हूँ कि आप उसके साथ में टहलने क्यों नहीं जाते? प्रतिदिन 30-40 मिनिट तक टहलना शरीर और चयपचय तंत्र के लिये बेहद उपयोगी साबित होता है। दूसरा उम्दा व्यायाम तैराकी है - परंतु यह स्वच्छ एवं स्वास्थ्यकर तरणताल में ही की जानी चाहिए तथा यदि चिकित्सीय परिस्थितियाँ विपरीत न हों, तो डॉक्टर द्वारा इसकी पुरज़ोर सिफ़ारिश की जानी चाहिये।

क्या करें

- प्रसव पूर्व किसी भी तरह का व्यायाम करने के पूर्व डॉक्टर से परामर्श लें।

- अपने शरीर के संकेतों को सुनिये। यदि किसी विशेष व्यायाम से आप आराम महसूस नहीं कर रही हैं, तो उसमें बदलाव करने का प्रयास करें अथवा अपने व्यायाम की सूची में से उसे हटा दीजिये।

- आपकी तथा आपके शिशु की सुरक्षा आपकी प्रमुख चिन्ता होनी चाहिये। व्यायाम करते समय खुद को हमेशा यह याद दिलाते रहें।

- व्यायाम के समय आरामदायक कपड़े पहनें। इससे आपको इधर-उधर घूमने में आसानी होगी, जिससे चोट का जोख़िम भी कम होगा।

क्या न करें

- पीठ के बल लेट कर व्यायाम न करें, विशेषकर दूसरी तथा तीसरी तिमाही में। पीठ के सहारे लेटने से बच्चेदानी में रक्त का प्रवाह कम होता है।

- किसी भी गतिविधि के दौरान साँस को ज़्यादा देर तक रोकने से बचें।

- जब आप शारीरिक रूप से थकी हुई हों तो व्यायाम कभी न करें। पर्याप्त आराम करना सुनिश्चित करें।

- जिस व्यायाम अथवा गतिविधि को आपने पूर्व में नहीं किया है उसका विशेषज्ञ के पर्यवेक्षण के बिना प्रयास न करें।

- अति न करें। इसके बजाय अपने शरीर की सुनें तथा असुविधा के जरा से भी संकेत पर रुक जायें।

- याद रखें, गर्भावस्था अत्यंत महत्त्वपूर्ण समय है। अजीबोग़रीब तथा असामान्य प्रयोग कभी न करें। हमेशा ऐसे विशेषज्ञ के पर्यवेक्षण में व्यायाम करें जो गर्भवती महिलाओं को व्यायाम कराने में अनुभवी तथा प्रमाणित हो।

- झटके वाले, कंपन वाले तथा मुड़ने वाले व्यायाम न करें। इस तरह के व्यायाम से उन क्षेत्रों में अधिक तनाव पड़ता है जो गर्भावस्था के दौरान पहले से ही परिवर्तन से गुजर रहे हैं।

- ऐसे व्यायामों से बचें जिसमें सिर नीचे करके आगे झुकने की आवश्यकता होती है।

- जब तक रोगग्रस्त मोटापे का मामला न हो, महिलाओं को गर्भावस्था के दौरान वज़न कम करने का लक्ष्य कभी नहीं बनाना चाहिये।

किन्हें व्यायाम नहीं करना चाहिये

यदि आपको अस्थमा (गंभीर अवस्था) अथवा हृदय रोग जैसी चिकित्सीय समस्यायें हैं तो आपका व्यायाम करना उचित नहीं है। आपकी स्थिति तथा आवश्यकता के अनुसार विशिष्ट दिशा निर्देशों के लिये कृपया अपने डॉक्टर से परामर्श करें। यदि आपकी निम्नलिखित में से कोई प्रसव संबंधी समस्या है तो व्यायाम हानिकारक होगा :

- रक्तस्राव अथवा स्पॉटिंग।
- प्लासेंटा का नीचे होना।
- गर्भपात का ख़तरा होना या बार-बार गर्भपात होना।
- समयपूर्व प्रसव का इतिहास।
- पूर्व में समयपूर्व शिशु जन्म।
- अक्षम (कमज़ोर) गर्भाशय ग्रीवा।

किसी भी व्यायाम कार्यक्रम को शुरू करने से पूर्व डॉक्टर से परामर्श करें। वह आपके चिकित्सकीय इतिहास को ध्यान में रखते हुए व्यक्तिगत व्यायाम दिशा निर्देश प्रदान करेंगे।

व्यायाम दिशा निर्देश

- सभी ऐरोबिक व्यायाम समान क्षमता के नहीं होते। यदि नियमित व्यायाम में खेलकूद अथवा स्केटिंग करना शामिल है तो उदर क्षेत्र को किसी भी तरह की सम्भाव्य चोट से बचाने के लिये गर्भावस्था के दौरान ऐसे व्यायाम से बचें।

- कम प्रभाव वाले ऐरोबिक व्यायाम करें। कम प्रभाव वाले व्यायाम वे होते हैं जिनमें सौम्य एवं तालबद्ध गतिविधियाँ होती हैं। इनमें बड़े माँसपेशीय समूह का व्यायाम होता है तथा इसे जब ज़मीन पर किया जाता है, तब यह सुनिश्चित किया जाता है कि एक पैर हमेशा ज़मीन को स्पर्श करता रहे। कूदने अथवा उछलने से बचें। सायकिल चलाना, तैरना अथवा तेज़ चलने जैसे व्यायाम चुनें जिनमें बहुत कम जोख़िम अथवा बिल्कुल जोख़िम नहीं होता।

- वार्मअप अथवा शरीर को व्यायाम हेतु गर्म करने के लिये अतिरिक्त

समय लीजिये तथा व्यायाम के पहले पीठ के नीचे, छाती, अन्दरूनी जांघ तथा पिंडलियों की माँसपेशियों को उपयुक्त तरीक़े से खींचे।

- स्तनों की सुरक्षा तथा असुविधा को कम करने के लिये अच्छी किस्म की ब्रा पहनिये, विशेष रूप से जब वे ढीले प्रतीत हो रहे हों।

- व्यायाम के दौरान पर्याप्त मात्रा में पानी पीती रहें।

- खाली पेट व्यायाम न करें। व्यायाम के 30 मिनट पूर्व नाश्ता करें।

व्यायाम बन्द करने के लिए चेतावनी संकेत कैसे होते हैं?

यदि आपको निम्नलिखित में से कोई लक्षण या संकेत प्राप्त हो रहे हों तो तत्काल व्यायाम बन्द कर दें तथा अपने डॉक्टर से परामर्श करें, :

- छाती में दर्द का अनुभव होने पर।

- उदर दर्द, श्रोणीय दर्द अथवा लगातार संकुचन होने पर।

- सिरदर्द होने पर।

- भ्रूण की गतिविधियों की अनुपस्थिति अथवा उसमें कमी प्रतीत होने पर।

- बेहोशी, चक्कर आने, जी मिचलाने अथवा मदहोशी प्रतीत होने पर।

- सर्दी अथवा चिपचिपा होने पर।

- योनि से रक्तस्राव होने पर।

- योनि से अचानक तरल पदार्थ की धार बहना अथवा तरल पदार्थ का निरन्तर धीरे-धीरे बहना।

- दिल की धड़कन अनियमित अथवा तीव्र महसूस होना।

- आपके टखने, हाथों अथवा चेहरे पर अचानक सूजन आना अथवा पिण्डलियों में दर्द।

- सांस फूलना।

- चलने में परेशानी।

- माँसपेशियों में कमज़ोरी।

गर्भावस्था के दौरान व्यायाम के लाभ

- माँसपेशियों के आकार, शक्ति तथा सहनशीलता को बढ़ावा देता है।

- गर्भावस्था के दौरान आपको बढ़े हुए वज़न को सहन करने योग्य बनाता है।

- आपके शरीर को प्रसव पीड़ा की चुनौती स्वीकार करने के लिये तैयार करता है।
- शिशु के जन्म के बाद आपको पूर्व आकार में लाने में सहायक होता है।
- पीठ दर्द, थकावट, सूजन तथा कब्ज़ को कम करता है।
- आपके मिज़ाज़ तथा आत्मछवि को सुधारने में सहायता करता है।
- गर्भावस्था व्यायाम अच्छी नींद में सहायक होता है। गर्भवती महिला को सही तरह से आराम करना आवश्यक है।
- प्रसव तथा शिशु जन्म के दौरान दर्द सहने में सहायक होता है।

डिलेवरी के कितने दिन बाद व्यायाम पुनः शुरू किया जा सकता है?

यह बेहतर होगा कि आप अपने डॉक्टर से पूछें कि शिशु के जन्म के कितने दिन बाद आप नियमित व्यायाम प्रारम्भ कर सकती हैं। हालांकि आप अपने गर्भावस्था पूर्व आकार में जल्द वापस आने के लिये आतुर होंगी, लेकिन अपनी गर्भावस्था के पूर्व की फ़िटनेस नियमावली में धीरे-धीरे लौटें। अपने डॉक्टर की व्यायाम संबंधी सिफारिशों का पालन करें।

अधिकतर महिलायें योनिमार्ग द्वारा सामान्य प्रसव के 1-2 सप्ताह बाद (आमतौर पर सीज़ेरियन प्रसव के 3-4 सप्ताह बाद) हल्के व्यायाम आसानी से कर लेती हैं। सामान्य रूप से किए जाने वाले व्यायाम के आधे भाग के बराबर ही व्यायाम करे तथा अति न करें। दौड़ने या भारी व्यायाम जैसी अन्य गतिविधियाँ करने के लिये शिशु जन्म के उपरांत 06 सप्ताह तक इन्तजार करें।

गर्भावस्था के दौरान व्यायाम

शरीर का ऊपरी भाग

1. कन्धे उचकाना

   ज़मीन अथवा किसी कुर्सी पर बैठ जायें। अपने कन्धों को ऊपर करें। 05 तक गिनती करें तथा धीरे - धीरे नीचे लायें। इसे 10 बार दोहरायें।

2. कन्धे घुमाना

अपनी बाँहों को फैलायें तथा दोनों हाथों को कन्धों पर रखें। अपनी छाती के आगे और पीछें खिंचाव महसूस करने के लिये बाँहों को दक्षिणावर्त (घड़ी की सुई चलने की दिशा में) तथा वामावर्त (घड़ी की सुई चलने की विपरीत दिशा में) की तरफ़ चौड़ा चक्कर ले। इसे 10 बार दोहरायें।

3. छाती का खिंचाव

- ज़मीन अथवा कुर्सी पर आराम से बैठें। अपने बाँये हाथ को दाहिने कन्धे पर रखें। फिर बाँयीं कोहनी को अपने दाहिने हाथ से धीरे - धीरे दाहिने कन्धे की ओर धकेलें। 05 तक गिनती करें तथा बाद में साइड बदलें। 10 बार दोहरायें।

- ज़मीन अथवा कुर्सी पर आराम से बैठें। अपने हाथों को सिर के पीछे ले जाये तथा छाती में खिंचाव महसूस करने के लिये अपनी कोहनियों को पीछे ले जाये। 5-10 तक गिनती कर इसे 10 बार दोहरायें।

- ज़मीन अथवा कुर्सी पर आराम से बैठें। अपने हाथों को पीठ के निचले भाग में ले जायें तथा अपने छाती में खिंचाव महसूस करने के लिये अपनी कोहनियों को पीछे की ओर धकेले 05 तक गिनती करे। इसे 10 बसा दोहराये।

- ज़मीन अथवा कुर्सी पर आराम से बैठे। अपने हाथों को कूल्हों पर रखें तथा अपनी छाती में खिंचाव महसूस करने के लिये अपनी कोहनियों को पीछे धकेलें। 5-10 तक गिनती करें तथा इसे 10 बार दोहरायें।

शरीर का निचला भाग

1. टखनों का खिंचाव

- आप अपनी पीठ के सहारे ज़मीन अथवा चटाई पर लेटें। पिंडलियों की माँसपेशियों में खिंचाव महसूस करने के लिये अपने पैरों को टखनों से अंदर की ओर मोड़ें, 5 तक गिनती करें, इसके बाद आप अपने पैर को बाहर की तरफ़ निकाले तथा पुनः 05 तक

गिनती करें। इसे 10 बार दोहरायें।

- अपने पैरों के मध्यम तथा पार्श्वीय तरफ़ खिंचाव महसूस करने के लिये पैरों को दक्षिणावर्त (घड़ी की सुई चलने की दिशा में) तथा वामावर्त (घड़ी की सुई चलने की विपरीत दिशा में) वृत्ताकार घुमायें। इसे 10 बार दोहरायें।

2. घुटने का स्थिर व्यायाम

आप अपनी पीठ के सहारे ज़मीन अथवा चटाई पर लेटें। अपने घुटने के नीचे छोटा तकिया अथवा तह किया हुआ तौलिया रखें। इसके बाद इसे नीचे की तरफ़ दबाते हुए घुटनों को कसें। इस स्थिति में 05 तक गिनती करें। इसे 10 बार दोहरायें।

3. एड़ी को फिसलाना

आप अपनी पीठ के सहारे ज़मीन अथवा चटाई पर लेटें। एक पैर को सीधा रख कर दूसरे पैर के घुटने को फिसलाते हुए मोड़ें। बाद में एड़ी को सरकाते हुए मुड़े हुए घुटने को फिर से सीधा करें। इसे 10 बार दोहरायें।

4. पैर को सीधा उठाना तथा पैर को बगल में उठाना

- पैर को सीधा उठाना : पीठ के सहारे जमीन अथवा चटाई पर एक पैरा सीधा और एक मोड़ कर लेटे। फिर सीधे पैर को धीरे-धीरे ऊपर उठाये, 05 तक गिनती पूरा होने तक पैर उठा कर रखें तथा बाद में नीचे लायें। 10 बार दोहरायें और फिर दूसरे पैर से यही क्रम अपनायें।

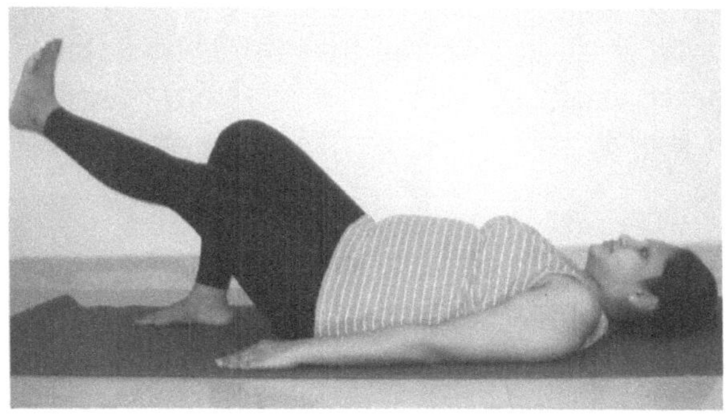

पैर को सीधा उठाना

- पैर को साइड में उठाना : ज़मीन पर दाहिने करवट लेटें तथा अपना दाँया पैर घुटने से मोड़ें और बायाँ पैर सीधा रखें। इसके बाद बाँये पैर को ऊपर उठायें, 05 तक गिनती करें और पैर को नीचे लायें। इस व्यायाम को 10 बार दोहरायें और फिर दूसरे पैर से यही क्रम अपनायें।

5. स्थिर ग्लूटियस (कूल्हे की एक बड़ी माँसपेशी)

अपनी बाँहों को साइड में रखते हुए ज़मीन पर सीधे लेट जायें। अपने कूल्हों को कड़ा करें और 05 तक गिनती करें। इसे 10 बार दोहरायें।

6. श्रोणीय झुकाव

ज़मीन पर पीठ के सहारे लेट कर घुटने को मोड़ कर कूल्हों को ऊपर उठायें जिससे पैर कूल्हों के पास आ जायें तथा तलवे ज़मीन को स्पर्श करें। अपने दोनों हाथों को छाती अथवा पेट पर रखें। अपनी पीठ के मोड़ को सीधा करने के लिये कूल्हों को ऊपर और नीचे घुमायें। इसे 10 बार दोहरायें।

व्यायाम को बैठकर अथवा खड़े होकर किया जा सकता है। कुर्सी पर बैठें, उदर की माँसपेशियों को खीचें, 05 तक गिनती करें तथा बाद में शिथिल करें। अथवा कन्धे की चौड़ाई छोड़कर आप पैरों पर खड़े हो सकते हैं तथा अपने उदर की माँसपेशियों को खीचें, 05 तक गिनती करें, फिर शिथिल करे अथवा कन्धे झुकायें।

7. कीजैल व्यायाम

ज़मीन अथवा चटाई पर चित स्थिति में लेटें। बाद में श्रोणीय सतह को संकुचित करने का प्रयास करें जैसे कि आप पेशाब के बहाव को 03 सेकेण्ड तक रोक रहे हों, इसके बाद 03 सेकण्ड के लिये माँसपेशियों को शिथिल करें। यह व्यायाम कई दैनिक गतिविधियों के दौरान तथा किसी भी स्थिति में किया जा सकता है, लेट कर, बैठ कर अथवा खड़े होकर।

8. स्थिर पीठ

आपकी बाँहों को साइड में रखते हुए ज़मीन अथवा चटाई पर पीठ के सहारे लेटें। अपने सिर तथा एड़ियों को एक साथ ज़मीन पर नीचे की तरफ़ दबायें। 05 तक गिनती करें, फिर शिथिल करें। इसे 10 बार दोहराये।

9. स्क्वाट्स या पैर मोड़ना

कंधों की चौड़ाई के बराबर पैर फैलाकर सीधे खड़े हों तथा मजबूत सहारा लेकर पैर के पंजे को बाहर की ओर मोड़ें। इसके बाद उस मजबूत सहारे को पकड़ें तथा अपनी पीठ को सीधा रखते हुए अपने घुटनों को तब तक मोड़ें जब तक कि वे 90° के कोण तक नहीं मुड़ जाते। 05 तक गिनती होने तक इसी स्थिति में रहें तथा उसके बाद घुटनों को सीधा करें तथा प्रारंभिक स्थिति में वापस आयें। इसे 10 बार दोहरायें।

10. घुटने के पीछे की नसों (हैमस्ट्रिंग) का खिंचाव

पैरों को लम्बा करके बैठे (ज़मीन पर अथवा पलंग पर बैठें, जिसमें कूल्हे ढीले तथा घुटने सीधे हों) जिसमें पैर थोड़े से अलग तथा पीठ सीधी हो। अपनी पैरों की अंगुलियों तक पहुँचने का प्रयास करें तथा अपनी जाँघों के पीछे खिंचाव महसूस करें। इसे 10 बार दोहरायें।

11. पुल बनाना

ज़मीन अथवा चटाई पर पीठ के सहारे लेटें, जिसमें आपकी बाँहें बगल में, दोनों कूल्हे तथा घुटने मुड़े हुए तथा पैर ज़मीन पर होने चाहिये। पैर घुटने के नीचे होने चाहिये। अपने कूल्हों को ऊपर उठाये जिससे कूल्हे, घुटने तथा कन्धे एक सीध में आ जायें। यह स्थिति एक पुल जैसी दिखती है। इस पुल की स्थिति को बनाये रखें तथा बाद में प्रारंभिक स्थिति में वापस आये। इसे 10 बार दोहरायें।

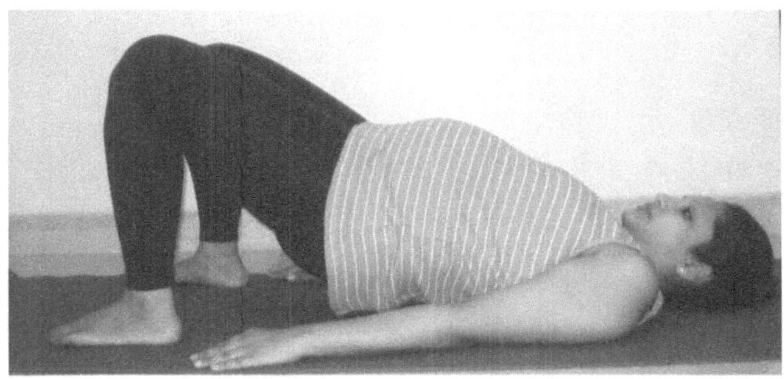

पुल बनाना

12. **एडक्टर खिंचाव (बटर फ्लाई)**

ज़मीन अथवा चटाई पर बैठें तथा पैर फैले हुए हों। बाद में घुटनों को मोड़िये तथा पैरों के तलवों को आपस में मिलायें। जितना सम्भव हो, एड़ियों को शरीर के नज़दीक लायें तथा दोनों हाथों से पैरों को पकड़ें। कोहनी को लीवर की तरह मानकर धीरे–धीरे घुटनों को ऊपर तथा नीचे हिलायें। इसे 10 बार दोहरायें तथा बाद में पैरों को सीधा करके शिथिल करें।

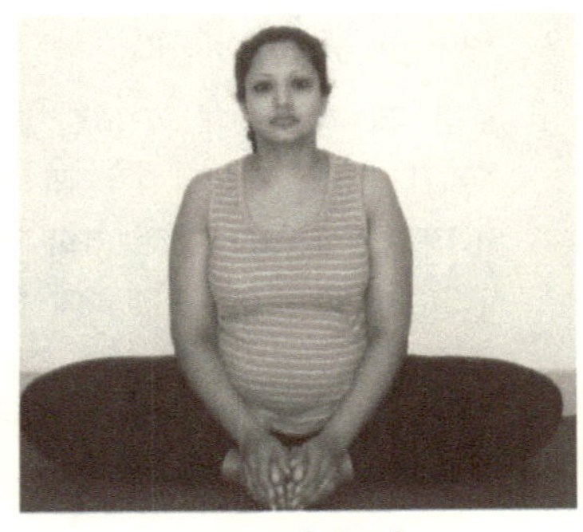

बटर फ्लाई (तितली)

13. **ट्रन्क रोटेशन व्यायाम**

ज़मीन अथवा चटाई पर पीठ के सहारे लेटें। अपने पैर एक साथ रखें, घुटने मुड़े हुये हों तथा पैर ज़मीन पर स्पर्श कर रहे हों। पैरों को दाहिनी ओर नीचे करें जिससे वे ज़मीन को स्पर्श करे तथा उसी समय अपने सिर को बायें तरफ़ मोड़े। इस स्थिति में 05 तक गिनती करें तथा रीढ़ में खिंचाव महसूस करें। इसे दूसरी तरफ़ दोहरायें।

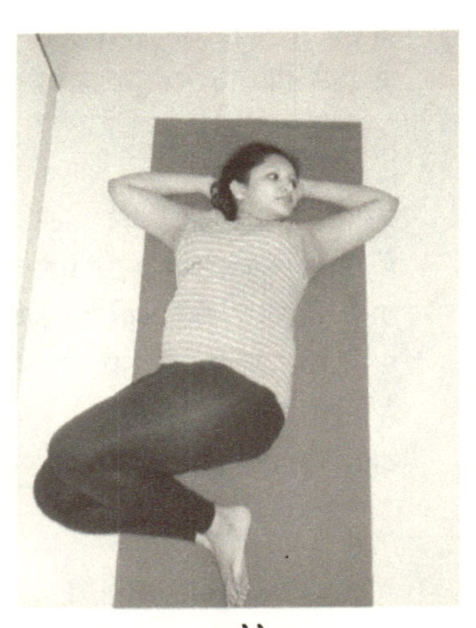

ट्रन्क रोटेशन

14. **बिल्ली तथा ऊँट**

अपने हाथ और घुटने के बल बैठकर अपनी गर्दन तथा रीढ़ को खींचे जैसे कि आप ऊपर देखते हैं तथा उस स्थिति में 05 गिनती होने तक रहें। यह स्थिति बिल्ली जैसी दिखती है। बाद में गर्दन तथा पीठ ढीली करें जिससे आप नीचे की तरफ़ देख सकें तथा रीढ़ को इस तरह मोड़ें कि पीठ का मध्य भाग रीढ़ का मध्य भाग ऊँट के कूबड़ की तरह लगे तथा इस स्थिति में 05 गिनती होने तक रहें। इसे 10 बार दोहरायें।

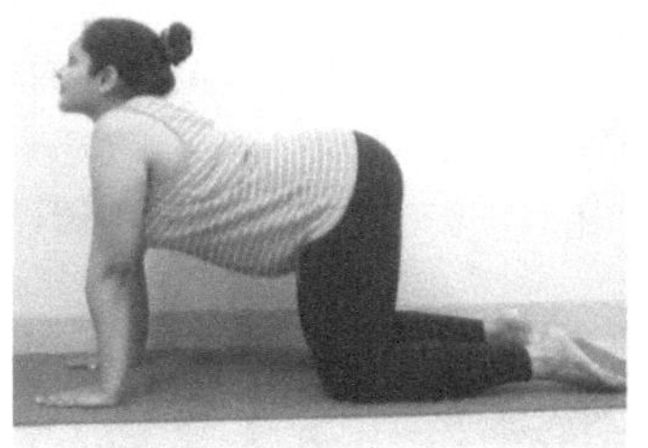

बिल्ली

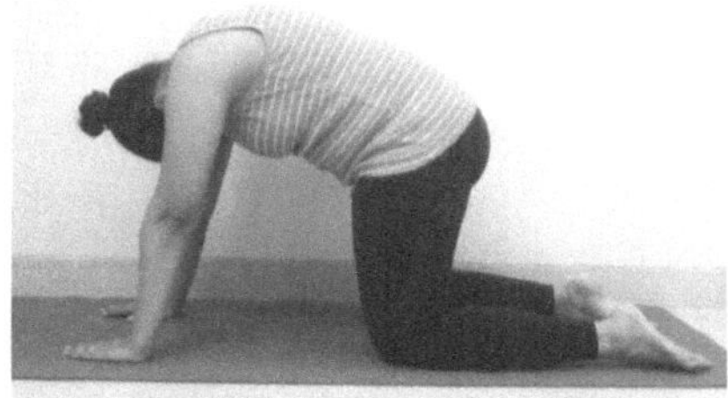

ऊँट

गर्भावस्था के बाद के व्यायाम

प्रसूति के बाद, उन सभी व्यायामों को दोहरायें जिन्हें आपने गर्भावस्था के दौरान किया था। इसके अलावा, निम्नलिखित व्यायाम भी करें :

1. शरीर के ऊपरी भाग की शक्ति बढ़ाने वाले व्यायाम

    * 0.5 कि.ग्रा. वज़न प्रत्येक हाथ में रखें। अपनी कोहनियों को कुल्हे की हड्डी के विरुद्ध रखिये, अपने कोहनियों से बाँहों को मोड़ते हुए धीरे-धीरे वज़न उठायें, जब तक कि आपके हाथ छाती को स्पर्श न करने लगें। इस स्थिति में 5 गिनती होने तक रहें। बाद में, बाँहों को प्रारम्भिक स्थिति में लाने के लिए नीचे लायें। क्रमशः साइड बदलते हुए इसे 10 बार दोहरायें।

    * अपने हाथों में वज़न रख कर अपनी बाँहों को साइड़ में घुमायें तथा धीरे से उनको तब तक उठायें जब तक कि वे ज़मीन के समानांतर न हो जायें। इस स्थिति को 05 गिनती होने तक बनाये रखें, बाद में अपनी बाँहों को प्रारंभिक स्थिति में ले आयें।

2. उदरीय शक्ति बढ़ाने के व्यायाम

    * अपनी पीठ के सहारे ज़मीन अथवा चटाई पर लेटें, अपने पैरों को सीधा रखें। बाद में दोनों पैरों को ज़मीन से ऊपर उठायें तथा 5 गिनती होने तक इसे बनाये रखे। उदरीय माँसपेशियों में दबाव महसूस करें।

- ज़मीन अथवा चटाई पर लेटें, घुटनों को मोड़ें, तथा पैर को ज़मीन पर रखें। अपनी बाँहों को सीधा रखें तथा घुटने तक पहुँचने की कोशिश करे। अपने ऊपरी उदरीय माँसपेशियों पर दबाव महसूस करें। इस स्थिति को 5 गिनती होने तक बनाये रखें। इसे 10 बार दोहरायें।

- ज़मीन अथवा चटाई पर लेटें, घुटने मोड़ें तथा पैर ज़मीन पर रखें। अपनी बाँहों को सीधा करें तथा अपने घुटने के दाहिनी ओर पहुँचें। अपने बाँयी ओर की उदरीय मांसपेशियों पर खिंचाव महसूस करें। इस स्थिति को 5 गिनती होने तक बनाये रखें, बाद में शिथिल होकर साइड बदलें। इसे 10 बार दोहरायें।

कुछ अन्य प्रश्न

क्या इन व्यायामों को प्रतिदिन करना चाहिये?

हां, बेहतर होगा कि इन व्यायामों को प्रति दिन किया जाये। यदि आप अधिक थकावट महसूस करती हैं, तो आप एक दिन के अंतराल पर व्यायाम कर सकती हैं।

उनको करने में कितना समय लगता है?

साधारणतः इन व्यायामों को करने में 40-45 मिनट लगना चाहिए। इस समय में रुकावट अथवा व्यायामों के बीच की शिथिलता का समय भी सम्मिलित है।

मै नियमित रूप से व्यायाम करती हूँ। क्या इसके बाद भी इन व्यायामों को करना आवश्यक है?

यह बहुत अच्छी बात है कि आप नियमित रूप से व्यायाम करती हैं। यह आपकी माँसपेशियों को लचीला बनाने में सहायक होता है। परन्तु यदि आप इन व्यायामों को भी करने लगती हैं, तो आपको लाभ ही होगा। ये व्यायाम आपकी जाँघ की आंतरिक माँसपेशियों को मजबूत बनाते हैं जो आपकी डिलेवरी के समय अत्यधिक सहायक होता है, क्योंकि डिलेवरी के समय आपकी दोनों जाँघे परस्पर फैलायी जाती हैं।

क्या आप गर्भवती महिलाओं के लिये योग अथवा पिलेट्स (एक विशेष प्रकार का व्यायाम) की अनुशंसा करती हैं?

किसी भी तरह का व्यायाम विशेषज्ञ की निगरानी में ही करना चाहिये। कृपया सुनिश्चित करें कि आपका प्रशिक्षक प्रशिक्षण देने के लिये पूरी तरह से योग्य है। ऐसे कई अविश्वसनीय लोग आसपास घूमते रहते हैं। यदि आप गर्भावस्था के पहले से ही योग अथवा पिलेट्स करने की अभ्यस्त हैं, तो गर्भावस्था के दौरान भी उसे जारी रखने के लिये आप स्वतंत्र हैं। यदि आप गर्भावस्था के दौरान कुछ नये व्यायाम प्रारंभ कर रहे हैं तो सुनिश्चित करें कि उसे धीरे-धीरे तथा श्रेणीबद्ध तरीक़े से करें। आप अपने प्रशिक्षक को अपनी गर्भावस्था के संबंध में जानकारी अवश्य दें। यदि कुछ व्यायाम आपको गर्भावस्था के दौरान नहीं करने हैं तो आपका अनुदेशक आपको हमेशा बतायेगा। अपने डॉक्टर को भी इन प्रयासों से अवगत रखें जिससे यदि आपकी गर्भावस्था में कोई चीज़ वर्जित है तो वह आपको इसे करने से रोक सकें। आपके डॉक्टर को पता होना चाहिये कि आप इसे पहली बार कर रहे हैं।

विशेषज्ञों की राय

गर्भावस्था के दौरान माँसपेशी एवं शारीरिक ढाँचे (कंकाल) की दशा

डॉ. समीर राजाध्यक्ष, रूमेटोलॉजिस्ट (www.drcorp.org)

गर्भावस्था के दौरान माँसपेशी एवं शारीरिक ढाँचे की सामान्य दशा कैसी होती हैं?

गर्भावस्था के दौरान पीठ के निचले भाग, श्रोणीय क्षेत्र तथा अन्य छोटे जोड़ों में दर्द होना सामान्य बात है। कुछ महिलायें पैरों में ऐंठन के साथ-साथ कलाई की हड्डी के दर्द का भी अनुभव करती हैं जो तब होता है जब कोहनी से हथेली तक जाने वाली मध्यम नस में कलाई के पास ऐंठन आ जाती है। इसके अलावा डी-क्वेरवेन्स टेनोसायनोविटिस - यानि अंगूठे की गतिविधियों को नियन्त्रित करने वाली दो नसें में सूजन

का भी अनुभव होता है। वज़न में बढ़ोत्तरी, कोमल कोशिकाओं में सूजन तथा अस्थि जोड़ों का ढीलापन इस दौरान सामान्य बात है।

मैं 32 सप्ताह से गर्भवती हूँ तथा बाद में मुझे छोटी हड्डियों में दर्द होने लगा है। क्या मुझे गठिया अथवा अर्थराइटिस है?

एक या अधिक जोड़ों में सूजन को अर्थराइटिस के नाम से जाना जाता है। गर्भवती महिलायें, जो अन्यथा स्वस्थ हैं, भी छोटे जोड़ों में दर्द की शिकायत करती हैं। इससे रूमेटॉयड अर्थराइटिस की सम्भावनाऐं बढ़ जाती है। ये शिकायतें सामान्यतः तीसरी तिमाही में विकसित होती हैं तथा अधिकतर रोगियों में अपने आप ठीक हो जाती है। गर्भावस्था के दौरान रूमेटॉयड अर्थराइटिस का विकसित होना असामान्य है; वास्तव में, अध्ययनों से यह पता चलता है कि गर्भावस्था रूमेटॉयड अर्थराइटिस के विकास से बचाव करती है। परन्तु जोड़ों के जो लक्षण प्रसवोत्तर काल में विकसित होते है, उनकी रूमेटॉयड अर्थराइटिस के लिये जाँच की जानी चाहिए।

मैं 24 सप्ताह से गर्भवती हूँ। मेरे पैरों में ऐंठन तथा माँसपेशियों में दर्द होता है। क्या यह गम्भीर बात है?

30 प्रतिशत गर्भवती महिलाओं के पैरों में ऐंठन की शिकायतें पायी जाती हैं, जो सामान्यतः दूसरी तथा तीसी तिमाही में अधिक होती है। ये सामान्यतः पिंडलियों की माँसपेशियों को प्रभावित करती है तथा अधिकतर महिलाओं को रात्रि में होती है। इसका कारण अभी तक ज्ञात नहीं है। अधिक पानी पीने तथा खिंचाव वाले व्यायाम इस समस्या को दूर करने में सहायक हो सकते हैं।

11

गर्भावस्था के दौरान बीमार पड़ना

गर्भावस्था के साथ स्वास्थ्य सम्बन्धी कई समस्याएं जुड़ी होती हैं। सर्दी और बुखार तो सामान्य अवस्था में भी सहज रूप से हो जाते हैं, और गर्भावस्था में, सामान्य रोगों में शामिल हैं :

बुखार

बुखार से ग्रस्त महिलायें अक्सर इसके कारण को लेकर चिन्तित रहती हैं और इस बात से भी कि बुखार के दौरान दवाऐं लेना सुरक्षित हैं अथवा नहीं। बुखार आने के कई कारण हो सकते हैं जिनमें मूत्र मार्ग का संक्रमण और गर्भावस्था में विषाणु संक्रमण शामिल है। अधिकतर बुखार हानिरहित होते हैं। इनमें बच्चे के लिये सबसे ख़तरनाक होता है रूबेला। रूबेला या जर्मन मीज़ल्स चेहरे पर दाग छोड़ देता है और गहरे रंग की त्वचा में तो दिखाई भी नहीं पड़ता है। यद्यपि यह माँ के लिये हानिकारक नहीं होता है किन्तु अक्सर यह गर्भपात, मृतजन्म या बच्चे की आँखो, कानों और हृदय को गंभीर रूप से प्रभावित करने का कारण बनाता है। सौभाग्य से अधिकतर माँओं को बचपन में ही रूबेला का वैक्सीन लगा दिया है अतः वे इसके संक्रमण के प्रति प्रतिरोधी हैं। प्रत्येक महिला को गर्भधारण के पूर्व रूबेला आई जी जी स्तर की जाँच करानी चाहिये और नकारात्मक रिपोर्ट आने पर वैक्सीन लगवाना चाहिए। वैक्सीन लगवाने के एक माह बाद तक गर्भधारण से बचना चाहिए किन्तु यदि संयोगवश गर्भधारण हो जाये तो आँकडे बताते हैं कि शिशु के प्रभावित होने की संभावना नहीं होती है।

यदि महिला को बुखार हो जाये तो पैरासिटामोल लेना चाहिये। जब तक बुखार कई दिनों तक लगातार न बना रहे या अन्य कोई लक्षण जैसे कि कफ़ वाली खाँसी या पेशाब करते समय जलन, जिसमें बैक्टीरिया संक्रमण की आशंका होती है, न हो, जाँच कराने को उत्सुक नहीं होना चाहिये। यदि बुखार के दौरान जाड़ा या या कपकपी का अनुभव हो तो यह मलेरिया या मूत्र मार्ग में संक्रमण का सूचक है और इसे डॉक्टर को सूचित करना चाहिये।

उल्टी और जी मिचलाना

जी मिचलाने और उल्टी की शिकायत गर्भावस्था में सामान्य बात है। अत्यन्त मसालेदार या सुगन्धित भोजन से इस समस्या की शुरुआत हो सकती है। प्रारम्भिक कुछ सप्ताहों में जी मिचलाने और उल्टी की शिकायत विशेषरूप से होती है और ऐसा समझा जाता है कि इस अवधि में गर्भावस्था हॉर्मानों के अधिक होने के कारण ऐसा होता है। सामान्यतः गर्भावस्था की अवधि बढ़ने के साथ जी मिचलाने की समस्या कम हो जाती है और दूसरी तिमाही तक पहुँचते-पहुँचते भूख और ऊर्जा का सामान्य स्तर वापस आ जाता है। सही तरीक़ा यह है कि थोड़े-थोड़े समय में कम मात्रा में भोजन लिया जाये और सुबह उठते ही फीके और मुलायम बिस्कुट खायें। डॉक्सिलामाइन भी सुरक्षित दवा है और गर्भावस्था के दौरान प्रातः काल की बीमारी को कम करने के लिये रात में सोते समय ली जाती है। कभी-कभी एक से अधिक खुराक भी ज़रूरी हो जाती है। यदि उल्टी लगातार हो तो उससे द्रव इलेक्ट्रोलाइट सन्तुलन गड़बड़ा सकता है। आपको अस्पताल जाना पड़ सकता है और कीटोन बॉड़ीज तथा इलेक्ट्रोलाइट असंतुलन के लिये रक्त और मूत्र की जाँच करनी पड़ सकती है। भूख में कमी के साथ वज़न में स्वाभाविक रूप से कमी आती है। यह पहली तिमाही में एक सामान्य बात है और परिवारों को इसकी आवश्यकता से अधिक चिन्ता नहीं करना चाहिये।

सीने में जलन या गैस्ट्राइटिस

पेट के तत्व अम्लीय होते है और आमाशय के शीर्ष पर स्थित स्फ़िक्टर सामान्यतः सिकुड़ा हुआ या बंद ही रहता है और जठर तत्त्वों को विपरीत दिशा में ग्रासनली में लौटने से रोकता है। किन्तु एक गर्भवती महिला में भरपूर मात्रा में प्रोजेस्टेरोन हॉर्मोन का निर्माण होता है जो कि गर्भाशय की

माँसपेशियों को शिथिल करता है और बढ़ते हुए शिशु को बाहर आने से रोकता है। यही हॉर्मोन स्फिंक्टर को भी फैला देते हैं जिससे अम्लीय तत्त्व ग्रास नली में आ जाते हैं जिसके कारण सीने में जलन होती है और खट्टी डकारें आती हैं। दूसरा महत्त्वपूर्ण कारक गर्भाशय का फैलाव है जो कि पेट सहित अपने आसपास के अंगों का दबाता है। इसका सीधा सरल उपचार है कि खाने के बाद कई घंटों तक बिल्कुल सीधी रहें ताकि खाद्यान्न का उल्टी दिशा में बहाव रोका जा सकें। ठण्डा दूध किसी अम्लनाशक की ही तरह जलन को कम करता है। बहुत कम मौकों पर महिला को जलन कम करने के लिये डॉक्टर द्वारा बताई हुई दवाऐं लेने की आवश्यकता होती है।

खाँसी और सर्दी

खाँसी और सर्दी गर्भवती महिलाओं के लिये ख़ास तौर पर चिन्ता का कारण होती हैं जिनमें से कुछ तो हर समय इस बात से भयभीत रहती हैं कि खाँसी का एक बड़ा झटका उनके बच्चे को गिरा देगा या एक तेज़ छींक से उनका बच्चा बाहर आ जायेगा। घबरायें नहीं, खाँसी व सर्दी आपको परेशान कर सकती है लेकिन बच्चे के लिये ख़तरनाक नहीं हो सकतीं।

इस तरह की सामान्य दशाओं में सदियों से परीक्षित उपचार पद्धति लाभप्रद होती है: सूजे हुए गले के लिये गर्म सूप व वाष्प लेना और बंद नाक के लिये नाक में डालने वाली ड्रॉप। गले के लिए लाभकारी दवा या फिर सामान्य मीठी चीज़ जो चूसी जा सके, गले को आराम पहुँचाती हैं क्योंकि इससे बड़ी मात्रा में लार बनता है। बलगम बाहर निकालने वाली दवाओं की भी आवश्यकता हो सकती है। यदि बलगम मवादयुक्त है तो डॉक्टर की निगरानी में ऐन्टीबायोटिक दवायें दी जा सकती हैं।

मूत्र संबंधी शिकायतें

महिलायें मूत्र संक्रमण का प्रायः शिकार होती हैं क्योंकि महिलाओं में मूत्राशय से निकास द्वार तक का मार्ग पुरुषों के मुकाबले छोटा होता है। इसके कारण मूत्र मार्ग में बैक्टीरिया अपेक्षाकृत आसानी से पनप जाते हैं। हल्के संक्रमण का सीधा सरल उपचार यह है कि तरल पदार्थों का अधिक मात्रा में सेवन किया जाये ताकि संक्रमण तरल के साथ शरीर से बाहर निकल जाये। मूत्र का क्षारीयकरण भी सहायक हो सकता है और यदि इससे पर्याप्त लाभ न

हो तो ऐन्टीबायोटिक लेना भी ज़रूरी हो सकता है। यदि नियमित जाँच की आवश्यकता हो तो याद रखें पेशाब का नमूना मूत्र के बीच में संग्रह किया जाये। यदि नमूने को प्रारंभिक मूत्र से एकत्र किया गया हो तो मूत्रमार्ग के निकटस्थ त्वचा के बैक्टीरिया मूत्र के साथ धुल सकते हैं और नमूने में दिखायी दे सकते हैं। इन बैक्टीरिया की उपस्थिति का अर्थ यह नहीं होता कि मूत्र संक्रमण है।

संक्रमण का उपचार आवश्यक होता है क्योंकि इसके कारण कई बार समय पूर्व प्रसव पीड़ा होती है। यदि महिला में संक्रमण की जल्दी-जल्दी पुनरावृत्ति हो रही है तो उसके असामान्य शुगर स्तर की जाँच भी की जानी चाहिये।

हाथों और पैरों में सूजन

गर्भावस्था में माँ के शरीर में अतिरिक्त तरल का एकत्र होना सामान्य परिघटना है और इसका परिणाम हाथों और पैरों में सूजन के रूप में दिखाई पड़ता है। पचास प्रतिशत महिलाओं के पैरों में सूजन दिखाई पड़ती है जिसके कारण अक्सर चप्पल - जूते तक बदलने पड़ जाते हैं। यह सूजन प्रसव के कुछ ही दिनों के बाद समाप्त हो जाती है। इसका सबसे अच्छा उपाय यह है कि पैरों के नीचे तकिये रखे जायें (बिल्कुल शाही अन्दाज में) और गर्भावस्था के उत्तरार्ध में एक तरफ़ मुड़कर लेटने से सूजन कम हो जाती है क्योंकि इससे गर्भाशय का भार वेना केवा नामक जो मेरूदण्ड से होकर गुज़रती है और वह धमनी ले लेती है, जिससे पैरों का रक्त हृदय की ओर लौटता है।

पीठ दर्द

जहाँ पीठ है वहाँ दर्द तो होगा ही, और ख़ास तौर से तब जब गर्भ में एक शिशु पनप रहा हो। गर्भावस्था के दौरान पीठ दर्द के कई कारण हैं। गर्भावस्था के हॉर्मोन पीठ दर्द के सभी सहारों और पेल्विक अस्थि को भी नरम कर देते हैं। इस प्रकार हड्डियाँ कुछ बेसहारा हो जाती हैं। इसके अलावा बढ़ता हुआ गर्भाशय महिला के गुरुत्व केन्द्र को भी कुछ सरका देता है जो महिला के खड़े होने के तरीक़े को भी प्रभावित करता है जो गर्भावस्था की विशिष्ट निशानी है। अधिकतर महिलाओं को गर्भावस्था के दौरान कैल्शियम पूरक और विटामिन डी दिये जाते हैं। पीठ को मजबूती प्रदान करने वाले व्यायाम भी पर्याप्त आराम देते हैं। ऐसे सामान्य जूते-चप्पल पहनने चाहिये, जिनमें

ऊँची एड़ी न हो। लेकिन मैं ऐसी कई मरीज़ों से मिली हूँ जो सामान्य तौर पर ऊँची एड़ी पहनती हैं, पर जब वे सपाट एड़ी वाली चप्पलें पहनने लगती हैं तो उनको पीठ दर्द होता है। ऐसा कभी-कभी ही होता है कि दर्द निवारक या पूर्ण आराम आवश्यक हो।

डायरिया या कब्ज़

गर्भावस्था के दौरान गर्भावस्था हॉर्मोनों द्वारा आँतो की माँसपेशियों को शिथिल करने के कारण कब्ज़ होना सामान्य बात है। अधिक रेशेदार भोजन और पर्याप्त मात्रा में फल और सब्ज़ियों (निश्चय ही अच्छी तरह से धोकर) का सेवन करना कब्ज़ दूर करने की सबसे अच्छी विधि है। कभी-कभी ईसबगोल या अन्य पाचक भी आवश्यक होते हैं। गर्भावस्था में बवासीर भी सामान्य बात है जिसके कारण शौच के दौरान बहुत रक्त स्त्राव होता है। मल को नरम करने वाले तत्व इस स्थिति से उभरने, में सहायक होते हैं।

अधिकतर औरतें लौह पूरक लेती हैं और इसके कारण शौच का रंग तथा पेट की आदतें विचित्र रूप से बदल जाती हैं। आपको कब्ज़ या डायरिया हो सकता है इस दशा में लौह तत्व के प्रकार में बदलाव करना चाहिये। गर्भावस्था में डायरिया ख़ासतौर से परेशान करने वाला होता है और इसमें पर्याप्त जलीयकरण सुनिश्चित करना चाहिये। चीनी और नमक के साथ नींबू पानी इलेक्ट्रोलाइट्स और कैलारी दोनों की आपूर्ति सुनिश्चित करता है। सेब, केला और दही भी मदद करते हैं। कभी-कभी गैस्ट्रोएन्टाइटिस के कुछ मामलों में अधिक भुने हुये में टोस्ट भी इन विषाणु को सोखने में सहायक होता है।

पेट दर्द

पेट दर्द कई कारणों से हो सकता है। ऊपरी पेट में या नाभि के पास गहन दर्द आँतो में सूजन के कारण हो सकता है। पेट के निचले हिस्सें में दर्द चिन्ता का कारण हो सकता है। पेट के निचले हिस्से में दर्द मूत्र संक्रमण के कारण हो सकता है। मूत्र संक्रमण के कारण होने वाली पीड़ा मूत्र विसर्जन के समय महसूस होती है। गर्भाशय की क्रियाएं ऐंठन की तरह का कष्ट देती है जो गर्भाशय के ऊपर महसूस होते हुए पीठ तक जाता है। ऐसे दर्द की जाँच डॉक्टर द्वारा करानी चाहिये।

कई औरतों को पेट के निचले हिस्से में दर्द महसूस होता है जो ग्रोइन (पेट और जाँघ के बीच संधि स्थल) तक फैलता है। यह अचानक तीखे दर्द के रूप में जब महसूस होता है जब महिला अचानक उठती है या करवट लेती है और यह गोल लिगामेन्ट (गर्भाशय का एक सहारा) में ऐंठन के कारण होता है। यह पीड़ा धीरे-धीरे स्थिति बदलने और हाथ को सहारे के रूप में प्रयोग करने से कम हो जाती है।

सिरदर्द

सिरदर्द विविध कारणों से होता है। जिस तरह जब आप गर्भवती नहीं होती तो कुछ सिरदर्द मामूली होते हैं जो ठीक कर लिये जाते हैं, जबकि कुछ बड़े गम्भीर कारणों के सूचक होते हैं। गर्भावस्था के दौरान सिरदर्द इस वजह से भी हो सकता है कि आप लम्बे समय तक धूप में रही हों या आपने कुछ घण्टे निराहार बिताये हों या यह किसी तनाव के कारण हो सकता है जो कि पैरासिटामोल जैसे सौम्य दर्द निवारक से दूर हो सकता है। लेकिन तेज सिरदर्द, विशेषकर तीसरी तिमाही में, को हल्के में नहीं लेना चाहिये। शीघ्र ही डॉक्टर से परामर्श लें और रक्तचाप की जाँच करायें। सिरदर्द का सबसे सामान्य कारण उच्च रक्तचाप होता है।

आइये अब गर्भावस्था के दौरान सिरदर्द होने के विभिन्न कारणों को देखें और उनको कम करने के सीधे व सरल उपायों पर चर्चा करें।

बहुत कम आहार : थोड़ी-थोड़ी मात्रा में नियमित अंतराल में भोजन करें जिससे आपके और शिशु के लिये ग्लूकोज़ की निरंतर आपूर्ति होती रहे। दो आहारों के बीच लम्बा अन्तराल शकरा के स्तर को सामान्य से नीचे ला देता है जो सिरदर्द का कारण बनता है।

ताज़ी हवा की कमी : सारे दिन कार्यालय में, विशेषकर वातानुकूलित कमरे में बन्द रहना निश्चय ही सिरदर्द को आमंत्रित करता है। सभी कार्यालयों में वातायन व्यवस्था कुशलता से कार्य नहीं करती और ठण्डे से ठण्डे कार्यालय कक्षों में भी पर्याप्त वातायन या शुद्ध हवा का आवागमन नहीं होता। दिनभर में ताज़ा हवा लेने के लिये पर्याप्त अंतराल सुनिश्चित करें।

घर/कार्यालय का तनाव : इससे भला कौन परिचित नही है? जब भी मैं अपने मरीज़ों को भयंकर व्यस्तता से अपने लिये कुछ समय निकालने

को कहता हूँ तो वे मुझे कहती हैं कि यह असम्भव है। उनको सुनने पर लगता है कि उनके बगैर उनका कार्यालय ठप्प हो जायेगा। और इस प्रकार वे गर्भवस्था और अन्य चीज़ों से तालमेल बैठाने का कठिन प्रयास करते हुए कष्ट उठाती रहती है। अपने इस कठोर परिश्रम के बदले में उन्हे मिलता है सर फटने वाला वाला दर्द। मुझे अपनी पूरी ताकत से उन्हें समझाना पड़ता है (और इसमें हमेशा सफलता नहीं मिलती) कि कार्यभार और उसके फलस्वरूप होने वाले तनाव को कम करने से निश्चय ही सिरदर्द में भी आराम मिलेगा। ध्यान, प्राणायाम और योग हमेशा सहायक होते है।

बन्द नाक : जुकाम अक्सर बहुत आसानी से हो जाता है। एलर्जी भी बन्द नाक और सिर भारी होने का कारण बन सकती है। इसमें धूल और प्रदूषण सबसे अधिक योगदान करते हैं। इसमें वाष्प लेना हमेशा मददगार होता है। यदि इससे आपको सन्तोषजनक आराम नहीं मिलता तो आप नेसल स्प्रे की एक या दो बूँद ले सकती हैं।

बहुत अधिक धूप और बहुत कम पेय : बहुत समय के लिये धूप में निकलना तो किसी के लिये भी अच्छा नहीं होता और गर्भवती महिलाओं के लिये तो बिल्कुल भी नहीं। अपने सिर को ढंकना और तीखी धूप से अपनी आँखों को बचाना सुनिश्चित कर लें। जीवन की सारी भागदौड़ और पेट के वज़न में बीच तालमेल बैठाने में पर्याप्त पानी पीने में कोताही न करें। कई गर्भवती महिलाऐं सार्वजनिक शौचालय के उपयोग करने के डर से कम पानी पीती हैं। लेकिन कृपया एक मील अधिक चलें और किसी साफ़ जगह पर मूत्र त्याग। मैं बता नहीं सकती कि पूरी गर्भावस्था के दौरान पर्याप्त पानी पीना कितना आवश्यक है।

चश्मे/कॉन्टैक्ट लैंस की पावर में परिवर्तन : गर्भावस्था अनेक हॉर्मोनों के साथ आती है और कुछ महिलाओं को अपनी दृष्टि में परिवर्तन महसूस होता है जो कि सिरदर्द को उकसाता है जिसके चलते आपको अपनी नज़दीकी चश्मे की दुकान पर जाने की आवश्यकता पड़ सकती है।

माइग्रेन : कई माइग्रेन पीड़ित महिलाओं को गर्भावस्था के दौरान माइग्रेन से सुखद निजात मिल जाती है किन्तु कुछ कम भाग्यशाली महिलायें इस अवधि में सामान्य से अधिक माइग्रेन झेलती हैं। इस सम्बन्ध में आप अपने डॉक्टर से सलाह लें।

ख़तरनाक सिरदर्द : कभी-कभी सिरदर्द एक गम्भीर समस्या उत्पन्न कर देते हैं। यद्यपि उच्च रक्तचाप इसका सबसे अधिक सम्भावित अपराधी है और आप इसकी पहचान रक्तचाप नापकर आसानी से कर सकती हैं। लेकिन कुछ दूसरे विरल कारण जैसे कि खोपड़ी के अन्दर ही बढ़ा हुआ दबाव या मस्तिष्क के अन्दर के थक्कों को आसानी से नहीं मापा और पकड़ा जाना भी शामिल है। कुछ महिलाओं में सिरदर्द के कुछ अन्य लक्षण और संकेत भी दृष्टिगोचर हो सकते हैं जो उन्हें डॉक्टर के पास जाने को विवश कर सकता है और उसी समय डॉक्टर इसकी पहचान कर इसके कारण का निदान कर सकते हैं। जब यह सिरदर्द अनदेखा और परिणामतः अनुपचारित रह जाता है तो ऐसी दशा में अनचाही आपात कालीन परिस्थति उत्पन्न हो सकती है।

योनि स्राव

अधिकतर महिलायें योनि में स्राव की अत्यधिक आभास की शिकायत करती हैं। यह गर्भावस्था के कारण ही होता है। और यदि इस स्राव दुर्गन्धपूर्ण हो तथा रंगीन हो तो इसका परीक्षण आवश्यक हो जाता है एवं इसकी जाँच होनी चाहिये। सामान्यतः योनीय संक्रमण या तो फंगल या बैक्टीरियल होते हैं और कुछ मामलों में ये ट्रिकोमोनास के कारण होते हैं। इनका उपचार प्रायः स्थानीय रूप से योनि पट्टी द्वारा हो जाता है। लेकिन इसका उपचार आवश्यक है क्योंकि बैक्टीरियल वैजिनोसिस नामक यह बीमारी अक्सर समयपूर्व प्रसव का कारण बनती है।

योनि, गुदा के पड़ोस में होती है अतः इसके चारों ओर की स्वच्छता के सम्बन्ध में जानकारी ज़रूरी है। गुदा साफ़ करते समय आपका हाथ या टिशु (पेपर) योनि में स्पर्श नहीं होना चाहिये। क्योंकि इससे बैक्टीरिया गुदा तक से योनि तक पहुँच सकते हैं। सिन्थेटिक अधोवस्त्र धारण करने से बचना चाहिये और अधिक कामुक महिलाओं को अपने भागीदार से भी उपचार करने को कहना चाहिये। यदि बार-बार संक्रमण हो तो यह आवश्यक है कि महिला अपने शर्करा स्तर की जाँच कराये।

अत्यधिक खुजली

अत्यधिक खुजली किसे नहीं तंग करती? कुछ खुजली तो त्वचा के अत्यधिक खिंचाव के कारण होती है और कुछ हद तक माइश्चराइजर के प्रयोग से ठीक

हो जाती है। पर खुजली कभी-कभी पी यू पी पी के कारण भी हो सकती है, जो उभरे हुए चकत्तों के रूप में सामने आती है। लेकिन सौभाग्य से यह अपनी प्रकृति में ख़तरनाक नहीं होती और इससे शिशु को कोई ख़तरा नहीं होता। यदि खुजली वाकई में तंग करने वाली हो तो यह गर्भावस्था के कोलेस्टेसिस नामक स्थिति के कारण हो सकती है। रक्त की एक जाँच से इसकी पुष्टि हो जाती है। कुछ खाने वाली दवाइयाँ तत्कालिक राहत दे सकती हैं किन्तु अन्तिम हल तो प्रसव ही है। प्रसव के कुछ दिनों बाद यह खुजली समाप्त हो जाती है। कोलेस्टेसिस के बारे में अगले अध्याय में विस्तार से चर्चा की गयी है।

ये सब गर्भावस्था में स्वास्थ्य सम्बन्धी कुछ सामान्य समस्याएं भी देखी जाती हैं। इनके प्रति समझदारी भरा और व्यावहारिक दृष्टिकोण अपनाना चाहिये। अक्सर होने वाली माँ की स्थिति को आरामदायक बनाने के लिये कुछ साधारण एवं गैर चिकित्सकीय उपचार ही करने होते हैं।

कुछ अन्य प्रश्न

किस तरह के बुखारों की हमें अनदेखा नहीं करनी चाहिये?

हल्के बुखार को छोड़कर अन्य किसी भी तरह के बुखार को अपने डॉक्टर की जानकारी में लाना चाहिए। इसलिये अपने डॉक्टर की जानकारी में लायें, यदि बुखार :

- चकत्तों के साथ हो।
- जाड़ा या कँपकपी के साथ हो।
- यदि 100.4 फारेनहाइट से अधिक हो।
- जल्दी-जल्दी पेशाब आने या पेशाब में जलन के लक्षणों के साथ हो।
- यदि मवादयुक्त बलगम के साथ हो।
- यदि तेज सिरदर्द के साथ हो।
- यदि अत्यधिक उल्टी और/या डायरिया के साथ हो।
- यदि दो दिन से अधिक समय तक बना रहे।

मुझे किस तरह के सिरदर्द के बारे में डॉक्टर को बताना चाहिए?

वे सिरदर्द, जिनका मूल्यांकन बहुत सावधानी के साथ करना चाहिये और डॉक्टर को बताना चाहिये, इस प्रकार हैं :

- यदि उच्च रक्त चाप के साथ हो।

- अत्यधिक जी मिचलाना और उल्टी।

- तेज बुखार, चकत्ते, श्वास लेने में कठिनाई और गर्दन में अकड़न के साथ।

- तन्त्रिका संबंधी लक्षणों जैसे दृष्टि में बाधा (धुँधलापन, दो वस्तुएं दिखना, ब्लाइन्ड स्पाइट्स आदि), चक्कर आना, ऐंठन के साथ बोलने में कठिनाई, मानसिक सम्भ्रम या व्यक्तित्व में परिवर्तन, अस्थिर चाल, झुनझुनी या सुन्नपन के साथ और/या लकवा के साथ।

अचानक किसी भी तरह के सिरदर्द की जानकारी अपने डॉक्टर को देना अवश्य सुनिश्चित करें।

विशेषज्ञ की राय

मनोवैज्ञानिक समस्याएं

डॉ. आरती सेसेन (मनोवैज्ञानिक) (www.drcorp.org)

डॉक्टर मैं हमेशा से अतिसंवेदनशील रही हूँ और अब जब मैं गर्भवती हूँ, तो वाकई में घबराई हुई हूँ। मैं कैसे परिस्थितियों से तालमेल बैठाऊँगी। क्या आप मानती हैं कि मैं इस गर्भावस्था को संभाल लूँगी?

गर्भावस्था के दौरान कुछ चिन्तित होना तो स्वाभाविक है, ख़ासतौर से तब जबकि यह आपका पहला बच्चा हो। यद्यपि इस समय आप ख़ासतौर से चिन्तित हैं लेकिन दूसरी तिमाही लगते ही आप बेहतर महसूस करने लगेंगी। यह सम्भव है कि आप आख़िरी तिमाही के शुरू होने तक और भी घबराने लगें किन्तु जैसे-जैसे प्रसव का समय निकट आता है, चिन्तित होना स्वाभाविक है।

किसी जानकार प्रशिक्षक की मदद से तनाव कम करने के लिये योग जैसे उपाय करिये। यदि आप महसूस करती हैं कि चिन्ता इतनी गम्भीर है कि आपके दैनन्दिन जीवन को प्रभावित करने लगी है और आपके पारस्परिक सम्बन्ध प्रभावित हो रहे हैं तो आपको किसी काउन्सलर से मिलना चाहिये जो

काउन्सलिंग के कई सत्रों में आपकी मदद करने में सहायक होगे। पर्याप्त राहत के लिये आपको कभी-कभी दवा भी लेनी पड़ सकती है।

मेरा शिशु 4 दिन पहले ही पैदा हुआ है और मुझे हर समय रोने की इच्छा होती है। क्या यह सामान्य है?

शिशु जन्म के प्रारंभिक सुखद एहसास के बाद कई महिलाएं प्रसव के 4-5 दिन बाद निराशा महसूस करने लगती हैं। लेकिन यह अवस्था कुछ दिन ही चलती है। यह निश्चित कर लें कि अपनी जगह पर कायम है और आपके जीवनसाथी, मित्र और परिवार आपकी मदद करने और आपके शिशु की देखभाल करने को तैयार हैं। अपने लिये कुछ समय निकालने का प्रयास कीजिये।

लेकिन यदि आप प्रसव के 3-4 सप्ताह बाद भी निराशा महसूस करती हैं तो शायद आपको व्यावसायिक मदद की आवश्यकता है क्योंकि इसमें अवसाद का ख़तरा है। अगर आपका पहले से चिन्तन दुर्व्यवस्था और अवसाद का इतिहास है तो आप अपने मनोवैज्ञानिक से शीघ्र ही सम्पर्क कर लें। त्वरित मूल्यांकन व उपचार लेने से शीघ्र लाभ सुनिश्चित हो जाता है। कई बार प्रसवोत्तर अवसाद प्रसव के कुछ माह बाद भी उभर कर आ सकता है।

मेरी एक मित्र ने पिछले हफ्ते ही शिशु को जन्म दिया है और तबसे वह अत्यधिक भयभीत है कि उस पर कोई विपत्ति आने वाली है। हममें से किसी के भी आश्वासन का उस पर कोई असर नहीं होता। मैं उसकी मदद के लिये क्या कर सकती हूँ?

कृपया शीघ्र ही किसी मनोवैज्ञानिक से सम्पर्क कीजिये। यदि आपकी सहेली अभी भी भ्रान्ति या विभ्रम की शिकार है तो यह तय करना बहुत ज़रूरी है कि कहीं वह मनोविकृति की रोगी तो नहीं है। यदि प्रत्यक्षण में यह पाया जाता है कि वह मनोविकृति की शिकार है तो इस बात की पूरी सम्भावना है कि वह अनजाने में स्वयं या अपने शिशु को हानि पहुँचाये। उसकी समस्या के उपचार के लिये समय रहते किसी मनोवैज्ञानिक की मदद आवश्यक है।

12

उच्च जोखिम वाली गर्भावस्था

शायद यह मेरा सौभाग्य रहा है कि मैं बीस वर्ष से एक ऐसे अस्पताल से सम्बन्धित रही हूँ जो उच्च स्तर का तृतीयक चिकित्सा विद्यालय है और जहाँ देश की (शायद विश्व के भी) सबसे अधिक आते हैं, इसलिये उच्च जोखिम गर्भावस्था वाली महिलायें मेरे कार्यभार का एक बड़ा हिस्सा हैं। औषधि के इस क्षेत्र में मेरी रुचि के बारे में जानने के कारण मेरे भूतपूर्व छात्र, जो सारे देश में फैले हुए हैं, निश्चिन्त होकर जटिल मामलों को मेरे पास भेजते रहते थे और अभी भी भेजते रहते हैं।

मल्टी स्पेशलिटी अस्पताल में कार्य करने का सबसे अच्छा फ़ायदा यह होता है कि चिकित्सा के अन्य क्षेत्रों के धुरन्धरों : सर्जनों, शारीरिक चिकित्सकों, रेडियोलाजिस्टों, रक्तविज्ञानियों और निश्चेतना विशेषज्ञों आदि से भेंट होती रहती है - और ये सभी गर्भावस्था की जटिलताओं से निपटते रहते हैं। रोगी परिचर्या में टीमवर्क की आवश्यकता पड़ती है और जटिल मामलों से निपटने के लिये अच्छा टीम वर्क एक अनिवार्यता है। यद्यपि इतने वर्षों तक उच्च जोखिम वाली महिलाओं और उससे भी अधिक उनकी उच्च जोखिम वाली गर्भावस्था से निपटने में यदि किसी एक डॉक्टर का उल्लेख करना हो जिनकी राय मेरे लिये महत्त्वपूर्ण है तो वे हैं डॉ. दिलीप करनाड। इस अध्याय में ऐसी ही महिलाओं के मामलों को संभालने के हमारे प्रयासों का जिक्र किया जायेगा।

बिल्कुल प्रारम्भ के ही शुरू करते हैं? उच्च जोखिम गर्भावस्था क्या है?

उच्च जोखिम वाली गर्भावस्था वह है जिसमें माँ या शिशु या दोनों में सामान्य गर्भावस्था की तुलना में अधिक जटिलता विकसित होने की सम्भावना होती है।

उच्च जोखिम गर्भावस्था का क्या कारण होता है?

इसके कारणों में माँ का बहुत कम उम्र की होना या अत्यधिक उम्र की होना, अत्यधिक दुर्बल या अत्यधिक मोटी होना, आदि शामिल है। कुछ ऐसे कारक भी है जो गर्भावस्था से पूर्व ही महिला में विद्यमान जैसे पुराने उच्च रक्तचाप जैसे चिकित्सीय कारक या गर्भाशय शल्य चिकित्सा जैसा कोई सर्जिकल कारक। इसके अलावा गर्भावस्था के दौरान एकाधिक कारण उत्पन्न हो सकते हैं। इसमें गर्भावस्था से उत्पन्न उच्च तनाव या गर्भविधि मधुमेह आदि शामिल है। इसके अलावा बच्चे के कारण भी गर्भावस्था में जोखिम हो सकते हैं जैसे कि बच्चे में कोई जन्मजात विकृति हो। कभी-कभी पूरी तरह से स्वस्थ शिशु भी गर्भाशय में अपनी शारीरिक अवस्थिति के कारण जोखिम पूर्ण हो जाते हैं जैसे कि सामान्य रूप से बच्चे गर्भाशय में ऊर्ध्व रूप में होते हैं किन्तु कोई शिशु क्षैतिज रूप से लेटा हो। समय से पहले (37 सप्ताह) प्रसव शुरू हो सकता है। ये कारक प्रासविक कारक कहे जाते हैं। कुछ कारक इन सारे कारकों का मिश्रण होते हैं लेकिन ये कारक अधिकांशतः उम्रदराज़ माताओं में देखे जाते हैं या उन माताओं में, जिन्होंने बहुत मुश्किल से गर्भधारण किया हो।

यद्यपि एक शताब्दी पूर्व की तुलना में आज गर्भावस्था और शिशु जन्म बहुत सुरक्षित है तथापि कई महिलाओं के लिये गर्भावस्था बहुत जोखिम भरी होती है। इस बात के कई कारण हैं। आजकल महिलाओं शिशु जन्म को टालने और तीस वर्ष की अवस्था में गर्भधारण की प्रवृत्ति बढ़ती जा रही है। ये प्रौढ़ महिलायें समस्याओं का घर होती हैं जिसके कारण उनकी गर्भावस्था युवा महिलाओं के मुकाबले कठिन होती है। उच्च तनाव, मधुमेह और थाइराइड निष्क्रियता आदि कुछ ऐसी दशाएं हैं जो कि बड़ी उम्र की माताओं में सामान्यतः देखी जाती हैं। मेरी नज़र में कुछ और भी कारक हैं जिनके कारण उच्च जोखिम वाले मामले बढ़ रहे हैं। कुछ पीढ़ी पहले तक

जो लड़कियाँ जो चिकित्सकीय जटिलताओं जैसे हृदय विकार या रक्त स्राव विकृति के साथ जन्म लेती थीं, वे या तो विवाह की उम्र में पहुँचने के पूर्व ही मृत्यु को प्राप्त हो जाती थीं या विकलांग के रूप में अविवाहित रहकर ही जीवन गुजार देती थीं। और इस प्रकार दुर्बल स्वास्थ्य के बावजूद गर्भावस्था प्राप्त करने और जटिल गर्भावस्था के रूप में दर्ज़ होने से रह जाती थीं। हालांकि आधुनिक चिकित्सा पद्धति में विकास होने के फलस्वरूप जटिल चिकित्सकीय विकृतियों से ग्रसित लड़कियाँ न केवल विवाह योग्य आयु तक जीवित रहती हैं बल्कि विवाहित भी करती है। उनकी शिशु प्राप्ति की कामना भी स्वाभाविक है।

वयस्क या प्रौढ़ माताएं

माँ जितनी वयस्क होगी, गर्भावस्था के दौरान जटिलता का जोख़िम उतना ही अधिक होगा। फिर भी जैसे ही महिला और उसके परिवार को बढ़े हुए जोख़िम का पता चल जाये तो उसके परिचारक और मित्रों को पूरी गर्भावस्था के दौरान उसे सहारा देना चाहिए। जैसा कि मैंने पहले कहा है कि डाउन्स सिन्ड्रोम एक बहुत बड़ी जटिलता है। 45 वर्ष की महिला के मामले में 40 में 1 महिला में डाउन्स सिन्ड्रोम से ग्रसित बच्चा होने की संभावना होती है जबकि 40 वर्ष से कम उम्र की महिला के बच्चे में यह आशंका 100 में 1 होती है।

अपेक्षाकृत वयस्क महिला में गर्भावस्था के दौरान पूर्व विद्यमान चिकित्सकीय विकृतियों जैसे उच्च रक्तचाप, मधुमेह या संकुचनीय गर्भावस्था मधुमेह होने की सम्भावनाएं अधिक होती है। इसी प्रकार महिला रोग सम्बन्धी दशाएं जैसे कि फाइब्राइड्स की सम्भावना भी अपेक्षाकृत वयस्क महिलाओं में अधिक होती है। उर्वरता भी एक समस्या हो सकती है और उसे करने के लिये सहायता की आवश्यकता हो सकती है किन्तु गर्भधारण के बाद भी उसके लिये गर्भावस्था को सरलता और सुरक्षित तरीके़ से अंजाम तक पहुँचाना मुश्किल हो सकता है। अण्डाणु भी वयस्क होते हैं और गर्भपात या असामान्य शिशु की आशंका बढ़ जाती है। अगर महिला को गर्भावस्था के दौरान उच्च रक्तचाप हो जाता है तो शिशु में आंतरिक गर्भाशय वृद्धि अवरोध हो जाता है और शिशु बौना पैदा होगा। यदि उसका रक्तचाप तेजी से बढ़ता है तो उसका जीवन ही खतरे में पड़ सकता है। उसको दौरे आ

सकते हैं और उसके किडनी और लीवर जैसे अंगों में गड़बड़ी आ सकती है या वे बिलकुल काम करना बन्द कर सकते हैं। कोगुलेशन कैसकेड जो कि रक्त स्राव को नियत्रित करती है, भी हिल जाती है। फलस्वरूप अत्यधिक रक्त स्राव माँ और शिशु दोनों के जीवन के लिए ख़तरनाक हो सकता है।

यह महत्त्वपूर्ण है कि ऐसी महिलाओं की अच्छी प्रसव पूर्व देखभाल की जाये। इनकी जटिलताओं को रोकना सम्भव नहीं किंतु जल्दी पहचान हो जाने से माँ और शिशु के लिये सन्तोषजनक रूप से सुरक्षित नतीजे सुनिश्चित कर सकते है। फिर भी सारी संभव सावधानियों के बावजूद हम पूरी तरह से इन ख़तरों को समाप्त नहीं कर सकते। यह एक ऐसा तथ्य है जिसे माँ और उसके परिवार को स्वीकार करना पड़ेगा।

वयस्क माताओं में प्रसव हमेशा आसान नहीं होता। वास्तव में वयस्क माताओं में समय पूर्व प्रसव पीड़ा की घटनाएं अधिक होती हैं। जब वह वास्तव में प्रसव के लिये जाती है जो असामान्य प्रसव पीड़ा की आशंका अधिक होती है। कभी-कभी प्रौढ़ बच्चेदानी निष्क्रिय हो जाती है और समुचित रूप से संकुचन नहीं करती है, अतः शिशु को जन्म नलिका में धकेलने वाली शक्ति विकृत हो जाती है और प्रसव प्रक्रिया स्थगित हो जाती है। गर्भाशय का मुँह भी पूरी तरह नहीं खुल पाता और बच्चा जन्म नलिका में अटक जाता है। और तब ऑपरेशन द्वारा डिलेवरी की सम्भावना बढ़ जाती है। डिलेवरी के बाद भी बच्चेदानी ठीक तरह से नहीं सिकुड़ती और रक्त स्राव (प्रसवोत्तर हैमरेज) की आशंका बनी रहती है। दुगधस्राव और स्तनपान भी एक चुनौती है। हालांकि सारी समस्याएं सुलझाई जा सकती हैं और एक प्रसन्नचित्त माता-शिशु-पिता इकाई स्थापित की जा सकती है।

इसलिये महत्त्वपूर्ण बात यह है कि यदि आप अपेक्षाकृत प्रौढ़ हैं तो गर्भावस्था की योजना बनाने से पहले अपने डॉक्टर से अवश्य सलाह लें। सम्यक मूल्यांकन के बाद गर्भधारण के लिये उपयुक्तता की जाँच के लिये कुछ परीक्षणों की सलाह दी जाती है। यदि आप पहले से कोई दवा ले रही हैं तो आपके डॉक्टर उनको शिशु के विकास के प्रतिकूल होने पर बदल सकते हैं। अपनी खुराक बेहतर करके, व्यसनों को छोड़कर, अपनी जीवन शैली बदलकर और अपना स्वास्थ्य स्तर बढ़ाकर अपनी और अपने अजन्मे बच्चे की सहायता करिये। प्रसंग वश यह भी बता दें कि जीवन शैली बदल देने से पुरुषों को भी न केवल प्रजनन क्षमता में बल्कि सामान्य स्वास्थ्य में भी लाभ होता है।

माताओं के स्वास्थ्य संबंधी मुद्दों की देखभाल का प्रबंधन

कभी-कभी गर्भवती महिलाओं में पहले से ही स्वास्थ्य सम्बन्धी समस्याएं जैसे उच्च रक्तचाप, मधुमेह, आदि होती हैं। और कभी-कभी पूरी तरह स्वस्थ महिलाओं में भी गर्भावस्था के दौरान जेस्टेशनल मधुमेह हो जाती है। स्थिति जैसी भी हो परंतु यह अनिवार्य है कि अच्छे नतीजे प्राप्त करने के लिये उचित प्रबन्धन आवश्यक है।

उच्च रक्त चाप

उच्च तनाव माँ और शिशु दोनों पर प्रतिकूल प्रभाव डालता है। अगर आप गर्भावस्था से पहले से ही उच्च तनाव वाली हैं, तो आपका रक्तचाप गर्भावस्था के दौरान और भी बढ़ सकता है और आपको प्री एक्लेम्सिया हो सकता है, जिसके कारण उच्च रक्त चाप के साथ पैरों में सूजन आ जाती है और मूत्र में एल्ब्यूमिन की मात्रा बढ़ जाती है। अगर इसका उपचार न किया जाये तो चरम मामलों में आपको एक्लेम्सिया अर्थात गर्भावस्था के दौरान दौरा पड़ना हो सकता है।

प्री एक्लेम्सिया दिल और रक्त की वाहिनियों के अलावा अन्य अंगों जैसे मस्तिष्क, गुर्दा, लीवर, जमाव प्रणाली, आँखों और फेंफड़ों को भी प्रभावित करता है। शिशु की वृद्धि भी प्रतिकूल हो सकती है और कुछ बेहद ख़राब मामलों में मृतशिशु का जन्म हो सकता है। इसीलिये प्रसव पूर्व परिचर्या में माँ के रक्तचाप पर नज़र रखी जाती है। अभी तक प्री एक्लेम्सिया का कोई इलाज नहीं है और इसका इलाज खोजने वाले व्यक्ति को शायद चिकित्सा क्षेत्र का नोबेल पुरस्कार भी मिल जाये। जब तक ऐसा नहीं हो जाता, डॉक्टर यही कर सकते हैं कि उच्च तनाव का ही इलाज करें और उस स्थिति के आने के पहले, जबकि माँ या भ्रूण में से किसी एक के जीवन से समझौता करना पड़े, डिलेवरी करा दें। यदि माँ को प्री एक्लेम्सिया हो ही जाये तो उसकी और शिशु की गम्भीर निगरानी की जाती है। उनके अंग तंत्रों को मॉनिटर करने के लिये और शिशु के विकास और स्वास्थ को सुनिश्चित करने के लिये कई परीक्षण किये जाते हैं। गर्भावस्था के बढ़ने के साथ रक्त चाप भी बढ़ता है। जैसे ही बच्चा परिपक्व हो जाता है यह प्रसव पीड़ा को कृत्रिम रूप से शुरू करने की आवश्यकता पड़ सकती है। कभी-कभी सारी

निगरानी और दवाऐं देने के बावजूद माँ की स्थिति में अचानक ऐसी जटिलता आ जाती है कि आपात प्रबन्धन की आवश्यकता पड़ जाती है।

यदि आपको पहले से ही उच्च रक्त चाप है तो आप कई तरह की उच्च तनाव रोधी दवाओं का सेवन करती हैं, जिनमें से कुछ गर्भावस्था के प्रति सुरक्षित होती हैं तो कुछ असुरक्षित। अच्छा तो यह होगा कि गर्भधारण के पहले अपने डॉक्टर और स्त्री एवं प्रसूति रोग विशेषज्ञ से सलाह लें ताकि रक्त चाप अनुकूल किया जा सके और यदि आवश्यक हो तो उच्च तनाव रोधी दवाओं को बदला जा सके।

हालांकि उच्च तनाव युक्त महिला का रक्त चाप प्रारंभ में तो नियंत्रण में रहता है किन्तु गर्भावस्था बढ़ने के साथ ही रक्त चाप बढ़ना शुरू हो जाता है। ऐसे में उच्च तनाव रोधी दवाओं की खुराक बढ़ा दी जाती है। उसकी उच्चतम सीमा हो जाने पर अन्य दवायें दी जाती हैं। एक बार सुरक्षित शिशु जन्म के बाद रक्त चाप कम होना शुरू हो जाता है और लगभग सामान्य दायरे में आ जाता है और तब उच्च तनाव रोधी दवायें कम कर दी जाती हैं किन्तु साथ ही रक्तचाप की नियमित निगरानी जारी रखी जाती है।

मधुमेह

मधुमेह या तो गर्भावस्था के पहले से होता है या उसके बाद। पहले से मधुमेह वाली माँ को गर्भधारण के पूर्व अपना शर्करा स्तर नियंत्रण में रखना चाहिये क्योंकि माँ की मधुमेह शिशु में विसंगतियों का कारण बन सकती है। इस तरह की तमाम जन्मजात खामियाँ या तो शिशु के स्नायुतंत्र में पायी जाती हैं या उसके हृदय में विकार पाया जाता है। मधुमेह से ग्रस्त महिलायें उच्च रक्तचाप जैसी विकृतियों का आसान शिकार होती हैं। शिशु के चारों ओर पॉलीहाईड्रेनियस नामक द्रव का अत्यधिक मात्रा में जमाव हो सकता है। मधुमेह से ग्रस्त महिलाओं के शिशु मैक्रोसोमिक अर्थात सामान्य आकार से बड़े होते हैं लेकिन अन्य बच्चों से कम ताकतवर होते हैं। शिशु के फेफड़े अपरिपक्व हो सकते हैं और वह अपना शारीरिक तापमान बनाये रखने में असमर्थ होता है तथा जन्म लेने के बाद निम्न शर्करा स्तर की ओर उन्मुख होता है। अनियंत्रित शर्करा भ्रूण हानि का भी कारण बन सकती है। स्पष्ट है, ये बच्चे बहुत ही निर्बल होते हैं और इस स्थिति को टालने को एक ही तरीक़ा है कि सर्वप्रथम इस परिस्थिति की रोकथाम की जाये और शर्करा की खुराक शुरुआत से कठोर नियंत्रण में रखी जाये।

शिशु अपना पोषण माँ के रक्त से पाता है। चूँकि माँ अपनी शर्करा शिशु के साथ साझा करती है, जब वह सुबह सोकर उठती है, तब उसकी शर्करा का स्तर गैर गर्भवती महिलाओं से कम होता है इस स्थिति को हाइपोग्लाइसीमिया कहते हैं। दूसरी ओर गर्भावस्था से जुड़े अधिकांश हॉर्मोन हाइपरग्लाइसीमिया को बढ़ावा देते है। यह वह प्रवृति है जब शरीर में इन्सुलिन प्रतिरोध बढ़ जाता है अर्थात माँ का शरीर स्वयं ही शर्करा स्तर की देखभाल नहीं कर पाता और यह असामान्य स्तर तक बढ़ जाती है और इस प्रकार मधुमेहात्मक स्थिति प्रारम्भ हो जाती है। इस प्रकार जब वह भोजन करती है उसकी शर्करा सामान्य से अधिक बढ़ जाती है और इसके साथ ही गर्भावस्था के शर्करा स्तर में वृद्धि के साथ होने वाली समस्याएं भी बढ़ जाती है। महिला को संक्रमण होने की प्रवृत्ति अधिक होती है ख़ासतौर पर मूत्र मार्ग और योनि फंगल संक्रमण। इस प्रकार मधुमेह भंगुर हो जाता है और नियन्त्रण से बाहर हो जाता है और ऐसी महिलाओं को अन्य महिलाओं की अपेक्षा अपने शर्करा स्तर की अधिक सावधानी से निगरानी रखना चाहिये। अन्य जटिलताएं भी प्रकट हो सकती है, जैसे डायबिटीज़ कीटोऐसिडोसिस – जो कि एक तरह का चयापचय असंतुलन है और जीवन को संकट में डाल सकता है, ख़ासतौर पर उन महिलाओं में जो गर्भावस्था के पूर्व इन्सुलिन उपचार लेती रही हों।

उच्च जोख़िम वाली महिलाओं में क्षीण शर्करा सहिष्णुता को रोकना अत्यंत आवश्यक है और क्योंकि भारतीय जनसंख्या को मधुमेह होने का अत्यधिक जोख़िम होता है, इसलिये यह तर्कसंगत है कि सभी भारतीय गर्भवती महिलाओं की असामान्य शर्करा की जाँच की जाये। यदि जाँच में असामान्यता पाई जाती है तो महिला को मौखिक ग्लूकोज़ सहिष्णुता जाँच से गुजरना होता है। एक बार यह पुष्ट हो जाने पर कि शर्करा स्तर में समस्या है इसको यथा शीघ्र रोकना आवश्यक हो जाता है।

आहार पर नियन्त्रण शर्करा को नियन्त्रित करने का मुख्य उपाय है। डाइटीशियन द्वारा तैयार आहार चार्ट भी एक विकल्प है। किन्तु कई महिलायें आहार नियोजन पर स्थिर नहीं रह पाती हैं। बल्कि, हमने कुछ मार्गदर्शक बिन्दु निर्धारित करना अधिक उपयोगी पाया है :

- बिल्कुल भी शक्कर, मिठाई या शक्कर विकल्पों का सेवन न करना।
- केले, चीकू, अंगूर, संतरे और मीठे नींबू से बचें। आप सेब, कच्चे

अमरूद, तरबूज और पपीता ले सकती हैं। अपने डॉक्टर द्वारा निर्धारित की गयी सीमा में ही अपना वज़न बढ़ाने का लक्ष्य बनायें।

- अत्यधिक वज़न बढ़ने से रोकने के लिये अपने डॉक्टर द्वारा निर्धारित अपनी दैनिक कैलोरी खुराक को बनाये रखें।

- एक साथ अधिक भोजन करने के बजाय थोड़ा-थोड़ा भोजन कई बार करें।

नियंत्रित भोजन और व्यायाम मधुमेह से ग्रस्त माँ के स्वास्थ्य प्रबन्धन में महत्त्वपूर्ण भूमिका निभाते हैं। एक सामान्यतम भ्रम जो प्रायः मेरे देखने में आता है, वह यह है कि गर्भवती महिला के मामले में बिस्तर पर आराम ही रामबाण होता है, जो कि पूरी तरह गलत है। वास्तव में नियमित व्यायाम और 30-45 मिनट तेज गति से पैदल चलना रक्त शर्करा को नियन्त्रित करने एवं गर्भावस्था स्वास्थ्य के अनुकूलन के लिए बहुत उपयोगी है। बस आपको यह सुनिश्चित करना है कि आपके डॉक्टर एवं प्रसूति रोग विशेषज्ञ आपके निर्णय की पुष्टि करें।

यदि भोजन और व्यायाम शर्करा के संतुलन के लिये पर्याप्त नहीं होते तो महिला को शर्करा नियंत्रण के लिये दवाएं लेनी पड़ सकती हैं। आजकल यह एक स्वीकृत तथ्य है कि गर्भावस्था में मौखिक हाइपोग्लाइसीमिक जैसे मेटमॉर्फिन आदि लेना सुरक्षित है। तथापि यह स्थिति भी आ सकती है जब ये दवाएं भी शर्करा को नियन्त्रित करने में अपर्याप्त हों। यहाँ तक कि इसमें इन्सुलिन इन्जेक्शन लेना आवश्यक हो जाता है। सामान्य महिलाओं की तुलना में गर्भवती महिलाओं में रक्त शर्करा का लक्षित स्तर बहुत कम होता है। मधुमेह से ग्रस्त गैर गर्भवती महिलाओं की तुलना में गर्भवती महिलाओं को अपने ग्लूकोज स्तर की अधिक सघन निगरानी करनी पड़ती है ताकि हाइपर (उच्च) और हाइपो (निम्न) ग्लाइसीमिया को रोका जा सके। मुद्दे की बात यह है कि यदि कोई महिला अपने शर्करा स्तर को पर्याप्त रूप से नियंत्रित कर लेती है तो माँ और शिशु को होने वाले जोखिम की संभावना सामान्य शर्करा स्तर की महिला के बराबर ही होती है हालांकि इसकी संभावना से इंकार नहीं किया जा सकता।

माँ और शिशु दोनों की प्रसव पीड़ा के दौरान और प्रसव के बाद भी सावधानी से निगरानी करनी चाहिये। बच्चे का जन्म होते ही माँ की इन्सुलिन

की आवश्यकता बहुत कम हो जाती है और डॉक्टरों को उसी के अनुसार दवाएं पुनर्निर्धारित करनी पड़ती हैं। दो बातों के लिये शिशु की निगरानी करनी होती है, पहला उसका शर्करा स्तर और दूसरा पीलिया होने की आशंका। बच्चे को समुचित गर्म भी रखा जाना चाहिये क्योंकि अपने तापमान को बनाये रखने की कम क्षमता के कारण ऐसे बच्चों के हाइपोथर्मिया का शिकार होने की आशंका होती है।

थाइराइड निष्क्रियता

थाइराइड गर्दन में स्थित एक अन्तः स्रावी ग्रन्थि होती है। थाइराइड ग्रन्थि द्वारा उत्सर्जित होने वाले हॉर्मोन थाइराक्सिन (टी-4) और ट्राई आयोडोथाइरोनाइन (टी-3) हैं और ये शरीर के चयापचय को बनाये रखने के लिये आवश्यक होते हैं। टी-3 और टी-4 हॉर्मोन पीयूष (पिट्यूटरी) ग्रन्थि, जो कि मस्तिष्क के आधार पर स्थित होती है, द्वारा स्रावित हॉर्मोन टी एस एच (TSH) की प्रतिक्रिया के रूप में स्रावित होते हैं। गर्भवती महिलाओं में थाइराइड निष्क्रियता अत्यन्त सामान्य बात है। सामान्यतः हाइपोथाइराइडिज्म या थाइराइड की कम सक्रियता हारपरथाइराडिज्म या उच्च सक्रियता की तुलना में अधिक पायी जाती है। ऐसी दशा में थाइराइड ग्रंथि कम हॉर्मोन स्रावित करती है। जिसका परिणाम यह होता है कि थाइराइड ग्रन्थि का निष्पादन बढ़ाने के प्रयास में टी एस एच का स्राव अधिक होता है।

गर्भधारण के पूर्व और गर्भधारण के प्रथमार्द्ध तक टी सी एच की सन्तुलित मात्रा 2.5 मियु प्रति मि.ली होती है। बाद की अवधि में 3 मियु प्रति मि.ली. होनी चाहिये। इस स्तर को सुनिश्चित करने के लिये डॉक्टर महिला के लिये थाइराइड रिप्लेसमेंट उपचार प्रारम्भ कर सकते हैं। इन हार्मोन टेबलेट्स को लेने का सबसे अच्छा समय प्रातः काल खाली पेट है। आदर्श स्थिति यह है कि लगभग आधे घण्टे तक महिला कुछ भी न खाये। जब किसी महिला को थाइराइड उपचार पर रखा जाता हैं तो डॉक्टर समय-समय पर निगरानी रखने के लिये बार-बार हार्मोन स्तर की जाँच कराते रहते हैं। अक्सर गर्भावस्था अवधि बढ़ते रहने पर इसकी खुराक बढ़ायी जाती है और प्रसव हो जाने पर कम की जाती है। एक बार खुराक बदलने के 6-8 सप्ताह बाद टी सी एच स्तर की जाँच करानी चाहिये ताकि इसके प्रभाव को परखा जा सके।

शिशु के स्नायविक विकास के लिये थाइराइड ग्रन्थि की सामान्य क्रिया अत्यावश्यक है। हाइपोथाइराइडिज्म उर्वरता को प्रभावित करता है और गर्भावस्था पर भी प्रतिकूल प्रभाव डालता है। इसके कारण गर्भपात और समयपूर्व प्रसव भी हो सकता है, जन्म के समय शिशु कम वजन का हो सकता है और वह गर्भ के अन्दर मर भी सकता है। माँ के रक्त चाप पर भी प्रतिकूल प्रभाव पड़ता है। अतः थाइराइड की पर्याप्त सक्रियता माँ और शिशु दोनों की कुशलता और गर्भावस्था के वांछित परिणाम पाने के लिये अत्यन्त आवश्यक है।

रक्ताल्पता

भारत में रक्ताल्पता अत्यन्त सामान्य बात है विशेष रूप से गर्भवती महिलाओं में। गर्भावस्था में एनीमिया या रक्ताल्पता के कई कारण हो सकते हैं- अल्पपोषण वाला भोजन, गर्भपात या बवासीर के कारण रक्त हानि, कीट संक्रमण (जी हाँ, हुकवार्म जैसे कीट पेट में रहकर आपकी प्रणाली से ही रक्त चूसते रहते हैं) या थैलिसीमिया जैसे रक्ताल्पता के वंशानुगत कारण। लौह तत्व की कमी रक्ताल्पता का सबसे सामान्य प्रकार है और इसके ठीक बाद में आती है फ़ोलिक ऐसिड या विटैमिन बी-1 की कमी से होने वाली रक्ताल्पता। महिला की रक्ताल्पता के दुष्परिणाम उसकी तुलना में शिशु को कम सहने पड़ते हैं। उसको श्वास लेने में दिक्कत होती है और वह जल्दी थक जाती है। यदि गर्भावस्था के दौरान रक्त हानि हो जाये तो सामान्य महिला की तुलना में गर्भवती महिला आधार की स्थिति में अधिक जा सकती है। यदि रक्ताल्पता बहुत अधिक है तो उसे हृदयघात भी हो सकता है।

अक्सर मेरे पास घबराई हुई गर्भवती महिलायें अपनी रक्त रिपोर्ट लेकर आती हैं जिसमें उनका हीमोग्लोबिन स्तर प्रयोगशाला द्वारा दिखाये गये स्तर से बहुत कम होता है। कृपया याद रखें उन रिपोर्टों में दिखाया गया संदर्भ स्तर गैर गर्भवती महिलाओं के लिये होता है और वह गर्भवती महिलाओं के लिये पूरी तरह से प्रासंगिक नहीं होता। गर्भावस्था के दौरान रक्त पतला हो जाता है जिसमें हीमोग्लोबिन स्तर गिरने की प्रवृति होती है। एक अच्छा सन्तुलित भोजन रक्ताल्पता के प्रबन्धन में अमूल्य है। लौह तत्व से भरपूर भोजन जैसे हरी पत्तेदार सब्ज़ियाँ, लाल गोश्त, ख़ासतौर से लीवर और स्प्लीन, गुड़ और खजूर अत्यन्त लाभदायक होते हैं। अधिकांश गर्भवती महिलाओं को किसी न किसी रूप में लौह पूरक चीज़ें दी जाती हैं। सबसे

अच्छा तो यह होगा कि लौह तत्व खाने के साथ लिया जाये और प्रयास यह करें कि उसी समय कैल्शियम पूरक न लिया जाये। जब दोनों साथ में लिये जाते हैं तो अवशोषण में कठिनाई होती है। लौह पूरक लेने वाली महिलाओं में शौच के काले रंग के होने की प्रवृति होती है। नींबू के रस एवं अन्य अम्लीय पदार्थों से इसका अवशोषण बढ़ता है जबकि फाइटेट और फास्फेट इसको रोकते हैं। अतः इसको चाय के साथ न लें। यदि महिला को मौखिक लौह तत्व वाली गोलियाँ बर्दाश्त न होती हों तो उसको कभी-कभी लौह तत्व के इंजेक्शन दिए जा सकते हैं। कभी-कभी रक्ताल्पता इतनी अधिक हो सकती है कि महिला को रक्त चढ़ाने की आवश्यकता पड़ सकती है।

गर्भवती महिलाओं में फ़ोलिक ऐसिड की कमी भी सामान्य रूप से पाई जाती है। फ़ोलिक ऐसिड के स्तर में अपर्याप्तता के परिणामस्वरूप शिशु में पैदाइशी विकार उत्पन्न कर सकता है। यद्यपि हरी पत्तियों में पर्याप्त रूप से फ़ोलिक ऐसिड पाया जाता है, परंतु भोजन पकाने की प्रक्रिया से इसमें बहुत अधिक कमी आ जाती है। विदेशों में सुबह के नाश्ते के अनाज में फ़ोलिक अम्ल की नियंत्रित आपूर्ति की जाती है किन्तु यह प्रथा हमारे उपमहाद्वीप में नहीं अपनाई जाती।

थैलिसीमिया सामान्यतः वंशानुगत होता है और सामान्य रूप से कच्छी, सिन्धियों और लोहाना लोगों में अधिक पाया जाता है। थैलिसीमिया वाले लोगों में विकृत हीमोग्लोबिन होता है जो कि जीन के उत्परिपवर्तन के कारण होता है और उससे हीमोग्लोबिन की बनावट प्रभावित होती है। यदि एक ही उत्परिपवर्तक 'अलीली' (जीन के एक या दो प्रकार) प्रभावित होता है तो यह माइनर थैलिसीमिया है और व्यक्ति अधिक प्रभावित नहीं होता है। ये लोग बहुत हल्के किस्म के रक्ताल्पता वाले होते हैं। दूसरी ओर यदि दो 'अलीली' प्रभावित होते हैं तो यह मेजर थैलिसीमिया का कारण होता है जो कि अपंगता कर देने वाली रक्ताल्पता है। यदि माता-पिता दोनों में से किसी एक को माइनर थैलिसीमिया होता है तो बच्चे के प्रभावित होने की सम्भावना बहुत कम है किन्तु यदि माता और पिता दोनों को माइनर थैलिसीमिया हो तो शिशु को मेजर थैलसीमिया होने का ख़तरा होता है। यदि माता और पिता दोनों को माइनर थैलिसीमिया हो तो प्रथम तिमाही के अंत में गर्भस्थ शिशु से कोरियन विलस बायोप्सी विधि द्वारा ऐसे कुछ ऊतक, जो भविष्य में प्लासेंटा के भाग के रूप में विकसित होते हैं, निकाल कर परीक्षण के लिए भेजे जाते हैं। इस प्रक्रिया में गर्भपात रक्त स्राव और संक्रमण का हल्का

सा जोख़िम भी रहता है। यदि परीक्षण सकारात्मक होता है तो थैलिसीमिया मेजर की पुष्टि करता है तब आपको अगली कार्यवाही के लिये अपने डॉक्टर से परामर्श करना चाहिए।

थैलिसीमिया माइनर महिला का हीमोग्लोबिन थोड़ा कम होगा। इस सन्दर्भ में यह बात याद रखनी चाहिये कि ऐसी महिला को हीमोग्लोबिन स्तर बढ़ाने के लिये हर समय लौह तत्व की वस्तुएं देना लाभ के बजाय हानिप्रद हो सकता है।

गर्भावस्था में स्वतः होने वाली कोलेस्टेसिस

चिकित्सा विज्ञान के अनुसार कोलेस्टेसिस वह दशा है जब पित्त, यकृत (लीवर) से ड्यूओडेनम (आँत का हिस्सा) की ओर बह नहीं पाता। कुछ गर्भवती महिलाओं को उनकी गर्भावस्था के अन्तिम दौर में कोलेस्टेसिस होता है। पित्त, जो कि वसा को पचाने में काम आता है, यकृत में उत्सर्जित होता है और पित्ताशय में जमा होता है। गर्भावस्था हॉर्मोन का अति उच्च स्तर पित्त को पित्ताशय में ही स्थिर कर देता है। चूँकि पित्त आगे नहीं बह पता इसलिए उल्टा दबाव होता है और यकृत में पित्त अम्लों का जमाव हो जाता है। ये पित्त अम्ल रक्त धारा में मिल जाते हैं। इस दशा को गर्भावस्था में स्वतः होने वाली कोलेस्टेसिस या इडियोपैथिक कोलेस्टेसिस कहते हैं। इस दशा में गर्भस्थ शिशु की कुशलता की निगरानी अत्यन्त महत्त्वपूर्ण है, कुछ मामलों में तो शिशु का समय से पूर्व जन्म कराना पड़ सकता है।

इससे माँ को बहुत तेज खुजली भी होती है क्योंकि पित्त अम्ल त्वचा में जमा हो जाता है। सामान्य रूप में यह खुजली हथेलियों और तलुओं में होती है और रात में बहुत अधिक होती है। कभी-कभी कोलेस्टेसिस के कारण मृत शिशु जन्म भी होता है। इसके लिये यकृत के कुछ परीक्षण कराये जाते हैं। इसमें मूत्र का रंग गहरा और मल पीला होता है। कुछ मामलों में पीलिया भी हो जाता है। मरीज़ को राहत पहुँचाने के लिए इसके उपचार में आराम पहुँचाने वाली क्रीमें, मॉइश्चराइज़र और त्वचा के उपचार के लिये कार्टिकोस्ट्रॉइड औषधियाँ होती हैं। ठण्डे पानी से स्नान और बर्फ मलने से भी राहत होती है क्योंकि इससे त्वचा में रक्त संचार कम होता है। सामान्यतः एन्टीहिस्टेमिनिक्स से कोई मदद नहीं मिलती लेकिन महिला को अर्सोडिऑक्सीकोलिक अम्ल देने से मदद मिलती है।

गर्भावस्था में संक्रमण

यह भयावह रूप से बड़ा विषय है और लेखकगण संक्रमण के बारे में हज़ारों पेज लिखने के बावजूद विषय के साथ न्याय नहीं कर पाते। संक्रमण कई प्रकार के सूक्ष्मजीवों यथा – जीवाणु, विषाणु इत्यादि के कारण होता है। गर्भावस्था के दौरान मुख्य मसला यह है कि ये संक्रमण गर्भस्थ शिशु पर क्या प्रभाव डालते हैं। रूबेला जैसे कुछ संक्रमणों से शिशु में गम्भीर विसंगतियाँ पैदा हो सकती हैं जबकि सिफिलिस और मलेरिया जैसे अन्य संक्रमण शिशु के अंगों को संक्रमित कर सकते हैं और जन्मजात मलेरिया या सिफिलिस उत्पन्न कर सकते हैं। कुछ संक्रमण शिशु का विकास बाधित कर सकते हैं या गर्भपात, मृत शिशु जन्म या समयपूर्व प्रसव का कारण बन सकते हैं। संक्रमणों का सामान्यीकरण किया जा सकता है और ये कई अंगो को प्रभावित कर सकते हैं जबकि कुछ संक्रमण ऐसे होते हैं जिनका योनि जैसे अंगों में प्रभाव होता है और ये समय पूर्व प्रसव का कारण हो सकते हैं।

यदि महिला की हेपेटाइटिस की जाँच में पॉजीटिव पायी जाती है तो उसका शिशु भी संक्रमित हो सकता है। ऐसी माताओं से जन्मे बच्चों को जन्म लेते ही इम्यूनोग्लोबुलिन का इंजेक्शन देना चाहिये। कुछ माताएं एच.आई. वी. पॉजिटिव भी हो सकती है और गर्भावस्था प्रसव पीड़ा या दुग्धपान के दौरान अपने शिशु को भी यह संक्रमण दे सकती हैं। इन बच्चों में एड्स (एकवायर्ड इम्यूनों डेफीसिऐंसी सिन्ड्रोम) होने की आशंका हो सकती है। यह रोग घातक होता है। लेकिन फिर भी ऐसे मामलों में होने वाली माँ को एन्टी रिट्रोवाइरल दवाऐं देकर और जन्म के बाद शिशु को भी दवाएं देकर तथा उसे स्तनपान से बचाकर शिशु को होने वाले जोख़िम को आश्चर्यजनक रूप से कम किया जा सकता है।

इसलिये सबसे पहले तो यह अत्यंत महत्त्वपूर्ण है कि आप स्वयं को संक्रमण से बचायें।

संक्रमण को रोकने के उपाय

- हवा से होने वाले संक्रमण से बचने के लिये भीड़ – भाड़ वाले स्थान पर जाने से बचें। मैं जानती हूँ कि यह कहना आसान है और करना बहुत मुश्किल, लेकिन प्रयास कीजिये कि बड़ी भीड़ में न जाना पड़े। यदि सम्भव हो तो नर्सरी, प्ले स्कूल आदि छोटे बच्चों के जमावड़े में न

जायें क्योंकि वे संक्रमण का अड्डा होते हैं।

- व्यक्तिगत स्वच्छता को बनाये रखें। बार-बार हाथ धोते रहना संक्रमण से बचने का एक सुरक्षित तरीक़ा है।

- फलों और सब्ज़ियों को खाने से पहले अच्दी तरह से धो लें।

- पालतू पशुओं के बारे में सावधान रहें। बिल्ली के संबंध में तो सबसे अच्छा यही होगा कि उससे बचा जाये, यदि यह सम्भव न हो तो उसकी गंदगी साफ़ करने के लिये दस्ताने पहनें। पालतू पशुओं को दुलारने के बाद अच्छी तरह से हाथ धोना सुनिश्चित कर लें।

- अपने आपको मलेरिया से बचायें। इसके लिये पूरी बाँह के कपड़े पहने और संध्या के समय अपने पैरों को ढककर रखें। बाहर निकलने से पूर्व कोई मच्छर विकर्षक अवश्य लगायें। लेकिन याद रखें कुछ अन्य बीमारी वाहक मच्छर दिन की रोशनी में भी सक्रिय रहते हैं।

- किसी ख़ास महामारी के लिये चर्चित स्थान की यात्रा करने से पूर्व अपने डॉक्टर से परामर्श कर लें और समुचित सावधानी बरतें। गर्भावस्था में जीवित प्राणियों से बनी वैक्सीन लेने से बचें।

झिल्ली का समय के पहले फटना

कभी-कभी झिल्लियों का बैग प्रसव पीड़ा से पूर्व ही फट जाता है और कभी-कभी तो यह बच्चे के पूर्ण विकसित होने से पूर्व ही फट जाता है। और एम्नियोटिक द्रव बहने लगता है। कुछ को ऐसा भी एहसास होता है कि उनका मूत्राशय खाली हो गया है। झिल्लियों के बैग के समय से पूर्व फट जाने पर गर्भावस्था में संक्रमण का ख़तरा हो जाता है और यदि तत्काल प्रसव पीड़ा न प्रारम्भ हो और गर्भावस्था अवधि पूर्ण हो चुकी हो तो डॉक्टर प्रसव पीड़ा को कृत्रिम रूप से प्रेरित करते हैं। यदि शिशु विकसित न हुआ हो तो डॉक्टर कुछ प्रतीक्षा करते हैं और शिशु को विकसित होने देते हैं।

कुनिरूपण एवं कुस्थिति

सामान्यतः शिशु जन्म लेते समय उल्टे ही बाहर आते हैं। माँ की श्रोणि में पहले शिशु का सिर घुसता है जबकि नितम्ब भाग गर्भाशय के ऊपर होता है। किन्तु सभी बच्चे इसी तरह से जन्म नहीं लेते। कुछ गर्भाशय में क्षैतिज

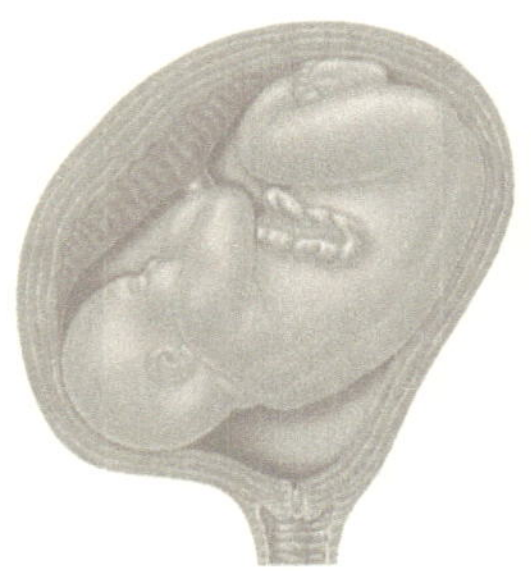

ऑब्लीक लाई : *बच्चा गर्भाशय में तिरछी स्थिति में है।*

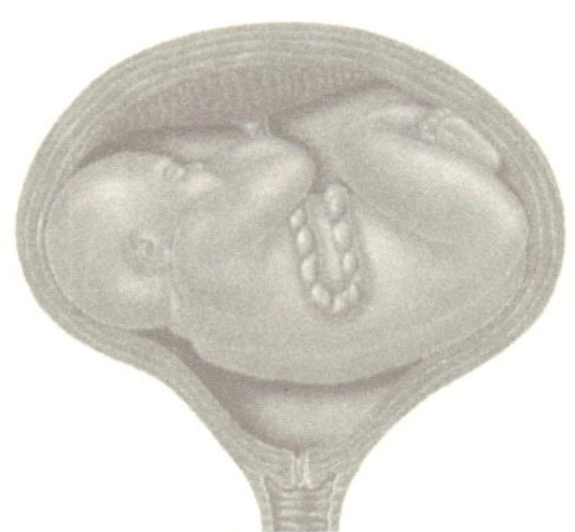

ट्रैन्सवर्स लाई : *बच्चा गर्भाशय में क्षैतिज स्थिति में है।*

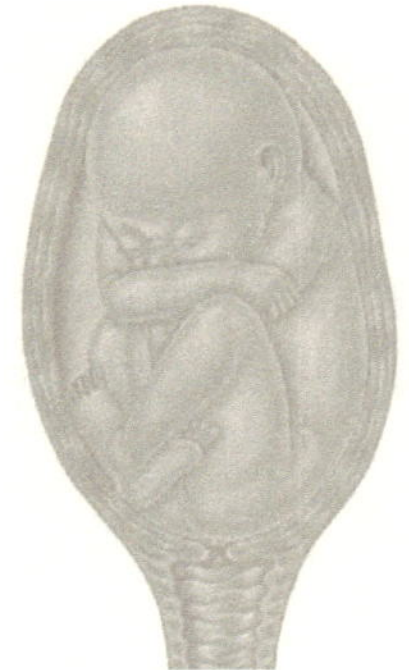

कम्प्लीट ब्रीच : *बच्चे के कूल्हे सामने की ओर हैं, लेकिन जाँघे ऊपर हैं और घुटने मुड़े हुये हैं।*

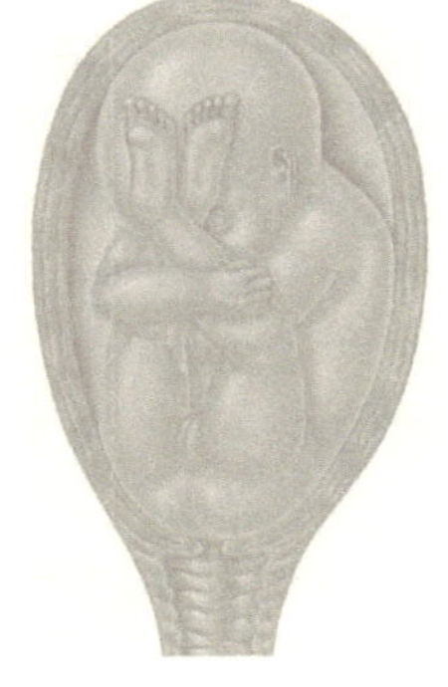

फ्रैंक ब्रीच : *बच्चे के कूल्हें सामने की ओर हैं और पैर उसके शरीर की ओर झुके हुये हैं।*

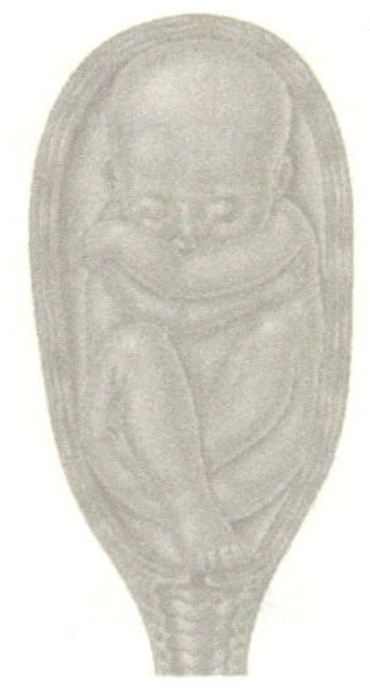

फुटलिंग ब्रीच : *बच्चे के पैर उसके कूल्हों के नीचे हैं और झिल्ली के फटते ही वे नीचे की ओर आ जाते हैं।*

(ट्रान्सवर्स लाई) स्थिति में रहते हैं या तिरछे या उल्टे अर्थात नितम्ब भाग नीचे की स्थिति में होते है। इनको कुनिरूपण (मैलप्रेज़ेन्टशन) कहते हैं।

सामान्यतः जब शिशु का सिर नीचे की स्थिति में होता है तो यह अच्छी तरह से मुड़ा होता है और उसकी ठोड़ी या चिबुक सीने से बहुत पास होती है। कभी-कभी सिर मुड़ा हुआ नहीं होता और गर्दन थोड़ी फैली होती है तो शिशु का चेहरा या भौंहे पहले दिखती हैं। इसे कुस्थिति कहते हैं।

ये सारी स्थितियाँ प्रसव पीड़ा और प्रसव के परिणाम प्रभावित को करती हैं। डॉक्टर कोई भी कार्रवाई करने से पूर्व इन सारी बातों पर विचार

करते हैं। कुछ महिलाओं को सीज़ेरियन (शल्य क्रिया) की आवश्यकता होती है जबकि कुछ को श्रम करके जन्म देने की कोशिश करने का कहा जाता है।

जुड़वाँ और तिकड़ी

जुड़वाँ और तिकड़ी बच्चे अद्भुत दृश्य उपस्थित करते हैं। लेकिन जहाँ तक परिवार का सवाल है, ये एक अच्छी ख़ासी भीड़ के बराबर सिद्ध हो सकते हैं। प्रत्येक माह महिला का अण्डाशय एक अण्डाणु उत्सर्जित करता है। कभी-कभी दो या अधिक भी उत्सर्जित होते हैं। जब ये सारे अण्डाणु समान संख्या में शुक्राणु से निषेचित होते हैं तो महिला जुड़वा या कई शिशुओं को जन्म देती है।

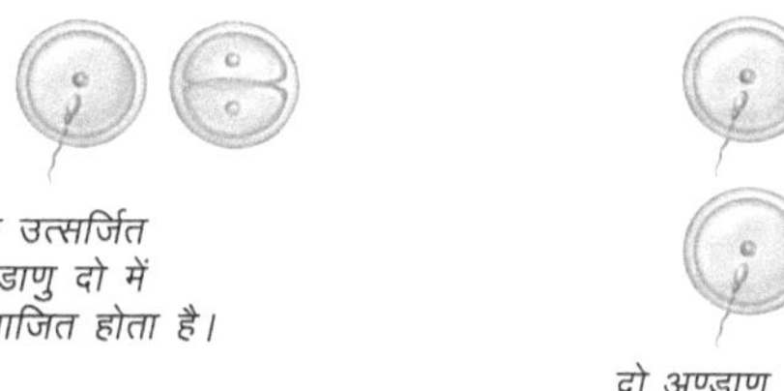

जुड़वाँ : समरूप जुड़वाँ तब जन्म लेते हैं जब तक एक अण्डाणु एक ही शुक्राणु द्वारा उत्सर्जित होकर पूर्णतयः दो में विभाजित होकर अनुवांशिक रूप से दो समरूप भ्रूण का निर्माण करता है। असमान जुड़वाँ तब पैदा होते है जब दो अण्डाणु दो शुक्राणुओं द्वारा उत्सर्जित होकर अनुवांशिक रूप से दो भिन्न भ्रूणों का निर्माण करते हैं।

एक ही समय एक से अधिक अण्डाणुओं का निर्माण प्राकृतिक रूप से हो सकता है परन्तु सामान्य रूप से तब अधिक देखा जाता है जब क्लोमीफीन साइट्रेट तथा गोनाडोट्रोपिन जैसे प्रजनन क्षमता बढ़ाने वाले इंजेक्शन का प्रयोग किया गया हो। वर्तमान समय में जनन क्षमता के उपचार के बाद गर्भवती हुई महिलाओं की संख्या में वृद्धि हुई है, अतएव जुड़वां तथा तीन बच्चों के एक साथ जन्म होने की घटनाएं भी बढ़ी है। ये शिशु अलग-अलग भ्रूणों से पैदा हुए होते हैं तथा अलग-अलग आनुवांशिक प्रकार के होते हैं, परिणामस्वरूप ये एक दूसरे के समान नहीं होते हैं। इन्हें द्विडिम्बज (बाइनोवूलर) जुड़वां कहते हैं। इस तरह के मामलों में शिशु समान अथवा भिन्न लिंगों के हो सकते हैं। दूसरी ओर, कभी-कभी अण्डाणु तथा

शुक्राणु के जोड़ से पैदा हुए भ्रूण पूरी तरह दो भागों में बंट जाते हैं जिससे दो अलग-अलग शिशु बन जाते हैं। इस तरह के शिशु आनुवांशिक रूप से एक ही प्रकार के होते हैं तथा एक दूसरे के समान होते हैं तथा एक डिम्बज (मोनो-ओवुलर) जुड़वां कहलाते हैं। कहने की आवश्यकता नहीं है कि वे एक ही लिंग के होते हैं।

चूँकि जुड़वा (एक से अधिक) भ्रूण वाली महिलाओं को एक से अधिक शिशुओं का पोषण करना होता है, अतः उनके स्वयं के पोषण हेतु आयरन तथा अन्य पोषक तत्त्वों की मांग अधिक हो जाती है जिससे वे एनीमिया तथा कुपोषण के प्रति संवेदनशील हो जाती है। अत्यधिक फैलाव वाला उदर होने वाली माँ असहज तथा हाँफ्ती हुई रहती है। जुड़वां शिशु वाली महिलाओं में उच्च रक्तचाप की सामान्य शिकायत रहती है। उनका प्लासेंटा बड़ा होता है तथा बच्चेदानी का मुख भी ढंक लेता है। इसलिये प्रसव पूर्व तथा प्रसवोत्तर रक्त स्त्राव (Bleeding) होना बहुत सामान्य है। कभी-कभी प्रारम्भिक अल्ट्रासाउण्ड में दो थैली (अथवा अधिक) दिख सकती है, उसके बाद एक ग़ायब हो सकती है। इसे जुड़वां लोप (वैनिशिंग ट्विन) कहते हैं। इस तरह के मामलों में समय पूर्व प्रसव (कभी-कभी गर्भपात भी) की घटनाएं अधिक होती है तथा उसके परिणामस्वरूप शिशु छोटे होते हैं- क्योंकि या तो

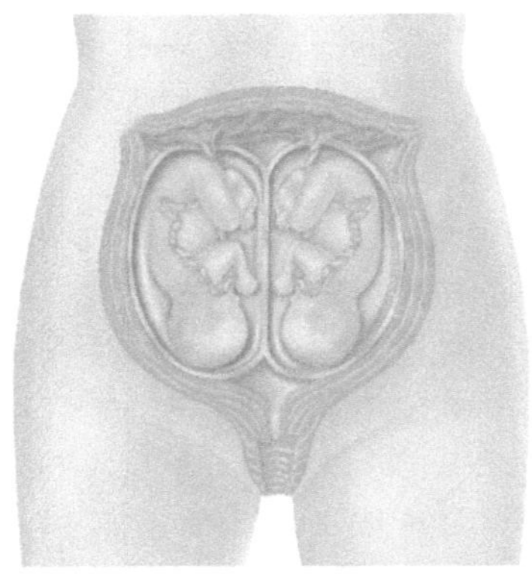 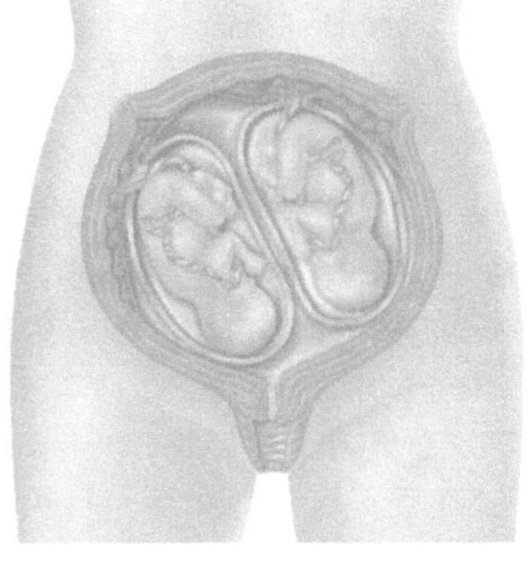

समान जुड़वां, जो कि एक युग्मनज अण्डाणु भाग से बने हैं, बच्चेदानी में एक ही प्लासेंटा को साझा कर सकते हैं। कभी - कभी वे एक ही एम्नियोटिक सैक या गर्भ थैली का प्रयोग करते हैं।

जब एक ही समय दो अण्डाणु निषेचित होते हैं, तब असमान जुड़वां पैदा होते हैं जिनका प्लासेंटा तथा गर्भ थैली अलग-अलग होती है।

वे समय पूर्व जन्म लेते हैं या उनका विकास अवरुद्ध होता हैं - तथा उनकी अपनी विशेष आवश्यकताएं होती है।

साधारण प्रसव तथा प्रसूति अधिक समय ले सकती है, परन्तु सभी कारक अनुकूल है तो यह पसंदीदा चुनाव हो सकता है। फिर भी, कुछ मामलों में, शिशु असामान्य रूप से स्थित हो सकते हैं जिससे शल्यक्रिया करने की ज़रूरत हो सकती है। प्रसूति का रास्ता - चाहे योनि के द्वारा अथवा उदर

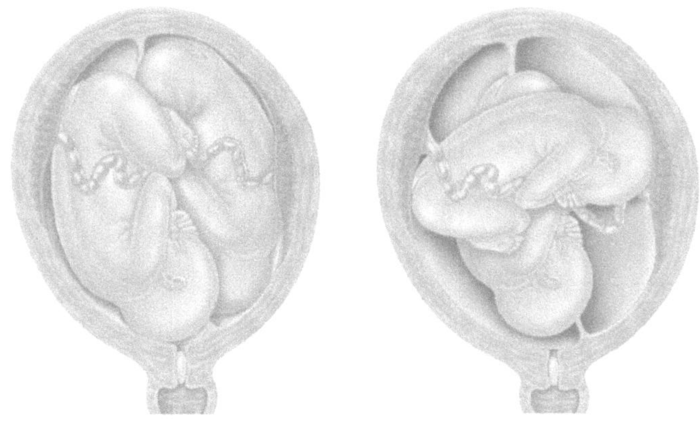

जुड़वां शिशु की स्थिति *(बांये) दोनों शिशुओं का सिर नीचे की तरफ है (दांये), एक शिशु का सिर नीचे हैं तथा एक शिशु तिरछी स्थिति में है।*

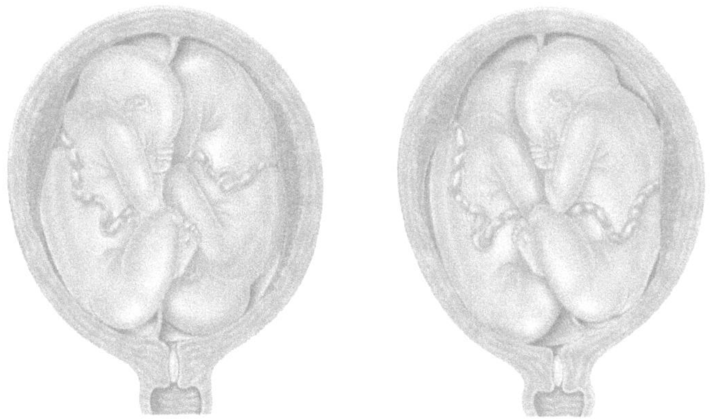

जुड़वां शिशु की स्थिति *(बांये) एक शिशु का सिर नीचे है तथा एक के कूल्हे नीचे की तरफ। (दांये) दोनों ही शिशुओं के कूल्हे नीचे की तरफ है।*

के द्वारा, यह ज़्यादातर प्रथम शिशु की स्थिति से ही निर्धारित होता है - जो शिशु नीचे की तरफ़ है वह पहले पैदा होगा।

यदि प्रथम शिशु तिरछा है, तो यह निश्चित है कि योनि के मार्ग से डिलेवरी की सम्भावना नहीं है। पहले शिशु के बाद जन्म लेने वाले जुड़वां शिशु को हमेशा ही कुछ प्रतिकूल स्थितियों का सामना करना पड़ सकता है। क्योंकि जैसे ही पहले शिशु का जन्म होता है, प्लासेंटा के अलग होने की सम्भावना होती है जिससे दूसरे शिशु को रक्त तथा ऑक्सीजन की आपूर्ति में कठिनाई होती है।

जुड़वां शिशुओं की माताओं को गर्भावस्था तथा डिलेवरी के बाद अपेक्षाकृत अधिक सहारे तथा देखरेख की आवश्यकता होती है विशेषकर जब वह स्तनपान करा रही हो। क्योंकि ऐसा भी हो सकता है कि उनमें से एक शिशु अधिक स्तनपान कर ले।

गर्भावस्था के दौरान रक्त स्त्राव

गर्भावस्था के दौरान किसी भी समय रक्त स्त्राव हो सकता है और माता का भयभीत होना स्वाभाविक होता है। प्रथम तीन माह में रक्त स्त्राव गर्भपात की चेतावनी देता है। कभी-कभी शिशु गर्भ में ही मर जाता है - इसे असफल गर्भपात कहते हैं। कुछ मामलों में महिला को बाद में रक्त स्त्राव (Bleeding) शुरू हो सकता है तथा पूरी तरह से गर्भपात हो सकता है। अन्य प्रकरणों में गर्भ के ऊतक गर्भाशय के अन्दर बने रह सकते हैं तथा महिला को भ्रूण के गर्भपात के लिये औषधियों अथवा शल्यक्रिया, जिसे सक्शन एवाकुवेशन (खींच कर खाली करना) कहते हैं, की आवश्यकता हो सकती है।

अधिकतर मामलों में गर्भपात तभी होता है जब गर्भधारण कराने वाले अण्डाणु तथा शुक्राणु त्रुटिपूर्ण होते हैं। अण्डाणु तथा शुक्राणु सही भी हो तो भी कोशिकाओं के गुणन में अनुयायी दोष के कारण गर्भ का विकास असामान्य हो सकता है। गर्भपात यह सुनिश्चित करता है कि असामान्य गर्भावस्था जारी न रहे। दूसरी तरफ़ कुछ माताओं में गर्भपात की पुनरावृत्ति होती रहती है। इस प्रकार के दुःखद प्रासविक इतिहास के लिये कई कारण हो सकते हैं; पूरे इतिहास की जानकारी लेकर तथा कुछ प्रयोगशाला जाँचे करा कर, नुक़सान के कारणों का पता लगाना सामान्यतः पर्याप्त होता है जिससे उपचार निर्धारित करके अच्छे परिणाम प्राप्त किये जा सके।

गर्भावस्था के अन्तिम काल में रक्त स्त्राव

गर्भावस्था के उत्तरार्ध में होने वाले रक्त स्त्राव बिल्कुल पृथक कारणों से हो सकता है। प्लासेंटा प्रेविया-स्थिति जिसमें प्लासेंटा गर्भाशय के निचले भाग में स्थित होता है अथवा गर्भाशय के मुख पर भी हो सकता है – रक्त स्त्राव का एक कारण हो सकता है। यह प्रायः दर्दरहित होता है एवं इसके कोई पूर्वाभासी संकेत नहीं होते। प्लासेंटा प्रेविया से ग्रसित महिलाओं को सम्भोग अथवा रक्त स्त्राव को प्रेरित करने वाली अन्य गतिविधियों को न करने के लिये सावधान किया जाता है। प्लासेंटा प्रेविया माता के जीवन को खतरे में डाल सकता है। प्लासेंटा प्रेविया की कई श्रेणियाँ होती है जो इस बात पर निर्भर करती है कि प्लासेंटा गर्भाशय में कितने नीचे स्थित है। इसमें सबसे गम्भीर श्रेणी वह है जिसमें प्लासेंटा पूरी तरह से सर्विकल नलिका के ऊपर स्थित होता है अथवा ऐसी स्थिति में होता है कि यह शिशु के सिर को जन्म नलिका में प्रवेश करने से रोकता है, जिसके कारण शल्यक्रिया द्वारा ही वैकल्पिक रूप से डिलेवरी करायी जा सकती है।

यदि महिला को प्रसव पीड़ा में जाने दिया जाता है, तो प्लासेंटा अपने स्थान से अलग होना शुरू हो जाता है तथा इसके कारण तीव्र रक्त स्त्राव शुरू हो सकता है। शल्यक्रिया से प्रसव के समय भी अत्यधिक रक्त स्त्राव हो सकता है जिससे जच्चा और बच्चा दोनों ही प्रभावित हो सकते हैं।

जिन महिलाओं में प्लासेंटा सामान्य रूप से गर्भाशय के ऊपरी तरफ़ होता है, वह प्रसूति के समय तक शिशु को पोषण तथा ऑक्सीजन आपूर्ति करता रहता है। जैसे ही शिशु का सफलतापूर्वक जन्म हो जाता है, प्लासेंटा गर्भाशय की दीवार से अलग होना शुरू हो जाता है तथा इसके पूरी तरह से अलग हो जाने के बाद गर्भाशय में संकुचन होता है और वह इसे बाहर निकाल देता है, जिसे सामान्य भाषा में जन्मोपरांत या आफटर बर्थ कहते हैं। जैसे ही गर्भाशय में मौजूद पूरी सामग्री बाहर आ जाती है, गर्भाशय और भी सिकुड़ जाता है, जिससे यह सुनिश्चित हो जाता है कि प्लासेंटा आधार में रक्त वाहिकायें पूरी तरह से बन्द हो गई हैं तथा माता को अत्यधिक रक्त स्त्राव नहीं होगा, जिससे उसकी कुशलक्षेम भी सुनिश्चित हो जाती है। दूसरी तरफ़, प्लासेंटा प्रेविया अथवा दुर्घटनात्मक रक्त स्त्राव (जिसे एब्रुप्शियो प्लासेंटा भी कहा जाता है) के मामलों में शिशु के जन्म से पहले ही प्लासेंटा अलग हो जाता है। प्लासेंटा प्रेविया वाली माताओं में जैसे ही प्रसव पीड़ा के

कारण गर्भाशय ग्रीवा खुलनी शुरू होती है, प्लासेंटा गर्भाशय दीवार से अलग होना शुरू हो जाता है, तथा काफी मात्रा में रक्त स्त्राव शुरू हो जाता है। इसके अलावा शिशु जन्म नलिका में नीचे की तरफ़ नहीं सरक पाता क्योंकि प्लासेंटा उसका रास्ता रोकता है।

नीना अपने गर्भावस्था के सातवें माह में थी। उसके अल्ट्रा साउण्ड में प्लेसेन्टा प्रेविया का पता लगा। उसके डॉक्टर ने उसे इस दशा की जटिलताओं को समझाया। एक रात वह यह देखकर भौंचक रह गयी कि उसकी पूरी चादर रक्त से गीली हो गई है। उसे किसी तरह का दर्द अथवा कोई पूर्वाभास नहीं हुआ। उसका चिन्तित परिवार उसे तत्काल अस्पताल ले गया जहाँ सौभाग्य से रक्त स्त्राव बन्द हो गया। उसके ब्लड ग्रुप से मिलता जुलता रक्त तैयार रखा गया ताकि यदि इसी प्रकार पुनः रक्त स्त्राव होता है तो उसे रक्त चढ़ाया जा सके। उसे दो दिनों तक स्टेरॉइड के इन्जेक्शन दिये गये जिससे शिशु के फेफडों को जल्दी परिपक्व होने में सहायता मिले तथा दूसरे रक्त स्त्राव की स्थिति में यदि समय पूर्व डिलेवरी होती है, तो उसे साँस लेने में कठिनाई न हो। जब भी डॉक्टर समय पूर्व डिलेवरी का अनुमान करते हैं, इन इन्जेक्शनों को दिया जाता है। सौभाग्य से नीना की स्थिति स्थिर हो गई तथा उसने आखिरकर शल्यक्रिया के द्वारा एक सुन्दर शिशु को जन्म दिया।

गर्भावस्था के दौरान रक्त स्त्राव का कारण दुर्घटनावश रक्त स्त्राव अथवा एब्रप्शियो प्लासेंटा हो सकता है। ऐसी परिस्थिति में, प्लासेंटा (प्रेविया नहीं) समय पूर्व अलग हो जाता है। इस स्थिति में भी असामान्य रक्त स्त्राव होता है परन्तु साथ में तीव्र दर्द भी होता है। कई अवसरों पर यह रक्त स्त्राव प्लासेंटा के पीछे छिप जाता है जिससे महिला गम्भीर सदमें में जा सकती है – उसका रक्तचाप बहुत गिर सकता है – तथा बाह्य रूप से रक्त स्त्राव की कोई निशानी नहीं होती है। यह स्थिति कभी-कभी गर्भावस्था के दौरान उच्च तनाव से संबंधित हो सकती है, हालांकि माता जल्द ही निम्न रक्तचाप से ग्रसित हो सकती है यदि उसे अधिक रक्त की हानि हो। इस प्रकार की स्थिति में शिशु को कृत्रिम प्रसव पीड़ा दिला कर अथवा शल्य क्रिया से शिशु को बाहर निकाला जाना चाहिये। कभी – कभी, यदि रक्त स्त्राव मामूली है तथा शिशु परिपक्व नहीं है तो डॉक्टर गर्भावस्था को कुछ समय के लिए बचा के रख सकता है।

दुर्घटनावश रक्त स्त्राव कई कारणों से ख़तरनाक माना जाता है। पहला,

इससे पहले कि कोई समस्या की गम्भीरता को समझे, महिला को रक्त की भारी हानि हो सकती है। दूसरा, इस स्थिति के कारण महिला की कोएगुलेशन प्रणाली में गम्भीर कठिनाई आ सकती है। यह चिकित्सीय रूप से भयावह तथा माता के जीवन के लिये ख़तरा हो सकता है। तीसरा, यदि इसका समय रहते पता नहीं चलता तो यह भ्रूण को तनाव की स्थिति में ला सकता है तथा मृत शिशु का जन्म भी हो सकता है।

रक्त स्राव का कारण कुछ भी हो, यह आवश्यक नहीं कि रक्त स्राव की मात्रा का गर्भावस्था के परिणाम से कोई सम्बन्ध हो। कभी-कभी किसी महिला को पूरी गर्भावस्था के दौरान पर्याप्त मात्रा में रक्त स्राव होता रहता है तथा कई बार ऐसे दिल दहलाने वाले क्षण भी आते हैं जिनमें यह आश्चर्य होता है कि गर्भावस्था बनी भी रहेगी या नहीं, फिर भी वह पूर्णरूपेण सामान्य शिशु को जन्म देती है। कुल मिलाकर गर्भावस्था के दौरान ऐसे कई कारक होते हैं जो उच्च जोख़िम गर्भावस्था को उत्पन्न करते हैं। महिला तथा उसकी गर्भावस्था की सावधानी पूर्वक जाँच करने से जोख़िमों को काफी हद तक कम किया जा सकता है परन्तु उसे पूरी तरह से उन्मूलित नहीं किया जा सकता।

अन्य कुछ प्रश्न

मुझे गर्भपात की चेतावनी दी गई है तथा पूर्ण आराम करने की सलाह दी गई है। क्या इस दौरान मैं शौचालय जा सकती हूँ?

गर्भावस्था के दौरान पूर्ण आराम करना रोगोपचार का एक ऐसा तरीक़ा है जिसका सर्वाधिक दुरुपयोग किया जाता है। चीज़ों को सामान्य रूप से लेने से तनाव का स्तर अवश्य कम होता है, परन्तु इसके बाद पूर्ण आराम की ज़्यादा ज़रूरत नहीं रहती। शायद आराम करने से परेशान महिला को अपना कार्यभार कम करने में मदद मिलती है, केवल इतना ही। मैंने ऐसी कई महिलाओं को देखा है जो पूर्णतः अनावश्यक तथा अन्तहीन शिकायत करती रहती हैं कि वे डॉक्टर के आदेश के बावजूद चाह कर भी पूर्ण आराम नहीं कर पातीं हैं। लेकिन, यदि आपको गर्भपात की चेतावनी दी गई तो भारी वज़न नहीं उठायें तथा कठोर व्यायाम व सम्भोग नहीं करें।

मुझे बताया गया है कि मेरी गर्भाशय ग्रीवा अक्षम है तथा मुझे टाँके की आवश्यकता होगी। यह क्या होता है?

कई महिलाओं की गर्भाशय ग्रीवा कमज़ोर होती है तथा गर्भाशय में मौजूद सामग्री : शिशु, तरल पदार्थ तथा अन्य को सहायता देने तथा बनाये रखने में सक्षम नहीं होती। इससे द्वितीय तिमाही में दर्द रहित एवं स्वतः स्फूर्त गर्भपात अथवा समय पूर्व प्रसव हो सकता है। अक्षम गर्भाशय ग्रीवा का पता डॉक्टर द्वारा चिकित्सकीय रूप से लगाया जाता है, जब गर्भाशय ग्रीवा किसी आन्तरिक जांच में छोटी पायी जाती है तथा अल्ट्रासोनोग्राफ़ी द्वारा भी उसकी पुष्टि हो जाती है। अल्ट्रासानोग्राफ़ी में गर्भाशय ग्रीवा की कीप अथवा फनल के आकार की आकृति भी दिख सकती है, जिसमें झिल्लियों का थैला गर्भाशय ग्रीवा में उभरा हुआ हो। विशिष्ट रूप से इस तरह की महिलाओं में या तो पूर्व में भी गर्भावस्था हानियां हुई होंगी अथवा गर्भाशय की कोई शल्यक्रिया हुई होगी, जैसे कि फैलाव तथा सफ़ाई (dilation and curettage) अथवा उन्हें कठिन प्रसव का अनुभव हुआ होगा अथवा फ़ोरसैप अथवा वैक्यूम का प्रयोग किया गया होगा। एक बार यदि अक्षम गर्भावस्था ग्रीवा का पता लग जाता है तो गर्भाशय ग्रीवा पर टाँका लगाना एक सामान्य प्रक्रिया है, जैसे कमज़ोर स्थान को मजबूत करने के लिये पर्स-स्टिंग। इस टाँके को नौवें महीने में निकाल दिया जाता है।

मैं चार माह की गर्भवती हूँ तथा मुझे बताया गया है कि मेरा प्लासेंटा सर्विकल नलिका के ठीक ऊपर है। क्या इसका मतलब यह है कि मुझे शल्यक्रिया करानी होगी?

चौथे माह में प्लासेंटा द्वारा सर्विकल नलिका को आच्छादित करना सिर्फ़ इस बात का संकेत है कि आपको कुछ सप्ताह बाद पुनः स्कैन कराने की आवश्यकता होगी। गर्भावस्था के पूर्वार्ध में जो प्लासेंटा गर्भाशय में नीचे की तरफ़ होता है, जिसे प्लासेंटा प्रेविया कहा जाता है, वह संभवतः बाद में सामान्य हो जायेगा तथा गर्भाशय में ऊपर की ओर चला जाएगा। इसे प्लासेंटल माइग्रेशन (Placental Migration) कहते हैं। वास्तव में प्लासेंटा कभी ऊपर नहीं जाता। जैसे - जैसे गर्भावस्था

आगे बढ़ती है, गर्भाशय बड़ी होता जाता है और इस तरह फैलता है कि उसका निचला भाग विकसित होता जाता है। इस प्रकार, ऐसा प्रतीत होता है जैसे कि प्लासेंटा गर्भाशय ग्रीवा से दूर खिसक गया है। स्पष्टतः, जैसे ही नीचे का भाग स्थापित होता है तथा प्लासेंटा गर्भाशय ग्रीवा से दूर हो जाता है, अन्य सभी कारक सामान्य होने से आप योनि मार्ग द्वारा शिशु को जन्म दे सकती हैं।

विशेषज्ञों की राय

गर्भावस्था में दाँतों की समस्याएं

डॉ. दिलीप कुमार, डेन्टिस्ट तथा मेक्सिलो-फेशियल सर्जन (www.drcorp.org)

मेरे मसूड़े सूज गये हैं तथा जब मैं थूकती हूँ तो खून आता है। क्या यह गर्भावस्था से संबंधित है?

कुछ महिलाऐं गर्भावस्था के दौरान जिंजिवाइटिस अथवा मसूड़े से खून आने की समस्या से ग्रसित होती हैं। जिंजिवाइटिस में मसूड़ों के बाहरी तन्तुओं में जलन होती है। गर्भावस्था के दौरान प्रोजेस्टेरॉन आपके मसूड़ों को नरम कर देता है तथा उसमें खून की आपूर्ति बढ़ा देता है। प्लाक की परत दाँतों की सफ़ाई के दौरान आपके मसूड़ों को रक्त स्राव हेतु प्रवृत्त बना देती है। हाल ही के कुछ अध्ययनों में गर्भवती महिलाओं में मसूड़ों की सक्रिय बीमारी के साथ समय पूर्व प्रसव की घटनाओं में वृद्धि पायी गई है। दाँतों की दैनिक सफ़ाई तथा ब्रश करने से जिंजिवाइटिस से बचा जा सकता है। गम्भीर जिंजिवाइटिस से ग्रस्त महिलाओं को पेशेवर सफ़ाई की आवश्यकता होगी तथा क्लोरहेक्सिडिन जैसे माउथ वाश के प्रयोग की आवश्यकता हो सकती है।

जब से मैं गर्भवती हुई हूँ मेरे दाँत अधिक संवेदनशील हो गये हैं। ऐसा क्यों हो रहा है?

गर्भावस्था के दौरान आपकी मौखिक गेस्ट्रिक ऐसिड से अधिक प्रभावित होती है और दाँतों के इनैमल को नुक़सान

पहुँचा सकती है। गर्भावस्था के प्रारम्भ में सुबह की उल्टी (मॉर्निंग सिकनैस) एक सामान्य कारण होता है; बाद में, लैक्स ईसोफिगल स्फिंक्टर तथा बढ़े हुए गर्भाशय से ऊपर दाब के कारण जठर अम्ल उल्टी दिशा में प्रवाहित होकर मुख तक आ सकते हैं। गर्भवती महिलाओं को उल्टी के तुरन्त बाद ब्रश करने से बचने की तथा दाँतों के इनैमल की क्षति को कम करने के लिये मुलायम ब्रश का प्रयोग करने की सलाह दी जाती है। उल्टी के बाद एक कप पानी में एक चम्मच खाने का सोडा डालकर माउथ बाश करने से ऐसिड निष्प्रभावी हो सकता है।

मैंने सुना है कि शिशु दाँतों से सारा कैल्शियम खींच लेते हैं तथा मेरे दाँत गर्भावस्था के बार गिर जायेंगे। क्या यह सही है?

यह मिथक है। शिशु आपके दाँतों से कैल्शियम नहीं खींच सकते। फिर भी, गर्भवती महिला को शिशुओं की हड्डियों तथा दाँतों के विकास के लिये अतिरिक्त कैल्शियम की आवश्यकता होती है। आपको दूध, मक्खन, दही, अण्डे आदि कैल्शियम तथा विटामिन डी से भरपूर आहार ग्रहण करना सुनिश्चित करना चाहिये जिससे शिशु को आवश्यक पोषक तत्वों की आपूर्ति हो सके।

गर्भावस्था के दौरान क्या दाँतों का उपचार करवाना सुरक्षित होगा?

शिशु जन्म की योजना बनाने के पूर्व दाँतों की नियमित जाँच कराना आवश्यक है। गर्भधारण करने के पूर्व दाँतों की समस्याओं का उपचार कराना बेहतर होगा। फिर भी, यदि गर्भावस्था के दौरान आप दाँतों की समस्या का अनुभव करती हैं तो पहली तथा तीसरी तिमाही में अनावश्यक तथा लंबी प्रक्रियाओं से बचना चाहिये। उनका उपचार आप दूसरी तथा तीसरी तिमाही के प्रारंभिक कुछ सप्ताहों में करा सकती हैं। सामान्यतः जब तक आवश्यक नहीं हो, एक्सरे से बचना चाहिए। गर्भावस्था के दौरान दाँतों की नियमित सफ़ाई की जा सकती है परन्तु किसी भी तरह के बड़े उपचार की डिलेवरी के संपन्न होने तक टाल देना चाहिये।

13

शिशु की देखभाल

अंततः आपका शिशु आपकी गोद में है; संसार का सर्वोत्तम शिशु। जिसकी आपको देखभाल करनी है तथा जिससे आप बातचीत कर सकती हैं। अब आगे क्या? शिशु के जन्म के बाद तथा उसे आलिंगन करने के बेजोड़ अनुभव के पश्चात आपको घबराहट महसूस होती है क्योंकि सत्यता सामने है। खुशियों की अपनी छोटी सी सौगात के साथ आप एक नये जीवन के लिये उत्तरदायी हैं। दुर्भाग्य से, यह छोटी सी सौगात ज़्यादातर समय सोती रहती है तथा सिर्फ़ रोकर ही आपसे बात करती है। यह प्रत्येक का अपना अनुमान होता है कि शिशु के रोने का कारण भूख, प्यास, गीला होना अथवा हाल ही में मल त्याग करना है अथवा वह गोद में आना चाहता है। हम प्रत्येक विषय पर एक-एक कर बात करेंगे।

शिशु का भोजन

स्तनपान 'स्वर्ण मानक' होता है तथा सर्वत्र अनुशंसित है। जितना जल्दी संभव हो सके, डिलेवरी के बाद स्तनपान प्रारम्भ करना चाहिये। माता को सुविधापूर्ण तथा तनाव मुक्त रहना चाहिए जिससे स्तनों का झुकाव शिशु की तरफ़ रहे। शिशु की स्थिति भी महत्त्वपूर्ण होती है। वह अपनी माँ के शरीर इतना नज़दीक होना चाहिए कि परिचर्या के समय उसकी टुड्डी माता के स्तनों से स्पर्श करे।

203

शिशु का करीब होना सफल स्तनपान की कुंजी है। शिशु के गाल तथा मुख के आसपास हल्के से सहलाने से शिशु अपना सर घुमाता है तथा अपना मुँह खोलता है, और ऐसा लगता है जैसे कि वह जम्हाई ले रहा हो। ऐसे समय माता को अपने स्तनों को उसके मुँह में देना चाहिए। अंगुलियों से स्तनों को नीचे से कप जैसा करना चाहिये जबकि आपका अंगूठा निप्पल से 1-2 सेमी. दूर रहना चाहिये। शिशु को अधिक प्रयास के बिना दोनों निप्पल तथा अरोला (निप्पल के पास वाला भाग) को अपने मुँह में लेना आना चाहिये। सुनिश्चित करें कि शिशु स्वतन्त्र रूप से साँस ले सके। यदि स्तन बड़े हैं तो शिशु के नथुनों को अवरोध होगा। ऐसी स्थिति में माता को उक्त भाग को अंगूठे से धीरे से दबाकर रखना चाहिये जिससे शिशु को साँस लेने में कोई अवरोध न हो। शिशु जीभ की नोक से नीचे आधार तक क्रमाकुंचन क्रिया द्वारा दूध को खींचता है जिसका क्रम 'खींचना-खींचना-निगलना-साँस' लेना होता है।

स्तनपान कराते समय याद रखने योग्य महत्त्वपूर्ण बातें :

- तनाव मुक्त रहें। प्रारम्भ में यह चुनौतीपूर्ण होगा, परन्तु धीरे-धीरे यह होने लगता है।

- स्तनों में दूध आने तथा स्तनपान स्थापित होने में कुछ दिन लगते हैं।

- कोलोस्ट्रम, पहला गाढ़ा दूध कम मात्रा में आता है, लेकिन वह शिशु की आवश्यकता के अनुसार पर्याप्त होता है।

- सुचारू रूप से स्तनपान स्थापित करने के लिये समय-समय पर स्तनपान आवश्यक है।

- शिशु जब तक चाहे स्तनपान कर सकता है। उसके लिये सख़्त नियमों का पालन करने की आवश्यकता नहीं है। शिशु की माँग के आधार पर ही स्तनपान कराना चाहिए।

- प्रत्येक स्तनपान के बाद शिशु को डकार दिलाना हमेशा याद रखें। शिशु को अपनी छाती से लगायें तथा उसका सिर अपने कन्धे पर लें। उसकी पीठ को हल्के से थपथपायें तथा शिशु कुछ ही मिनटों में निगली हुई हवा को बाहर निकालेगा। शिशु के मुख से निकलने वाले थूक-उल्टी को ध्यान में रखते हुए डकार दिलाने के पूर्व एक रूमाल कन्धे पर डाल लें।

- डिलेवरी के तीसरे तथा सातवें दिन के मध्य स्तनों में कुछ लालामी हो सकती है। स्तन बड़े तथा मुलायम हो जाते हैं, तथा कई बार दूध बाहर निकलने लगता है। बढ़ी हुई रक्त वाहिकायें स्तनों की त्वचा की नीचे दिखायी देती हैं। कई बार बुखार भी हो सकता है। इस स्थिति को नियमित स्तनपान से टाला जा सकता है। यदि स्तन पूरी तरह से भर गये हों तथा दूध बाहर निकल रहा हो, तो शिशु को लिए स्तनपान करना कठिन होगा। ऐसे में थोड़ा सा दुग्ध निचोड़ना तथा कोल्ड कम्प्रेस सहायक होता है।

- शिशु का वज़न शुरूआत के कुछ दिनों में घटता है। शिशु को अपर्याप्त पोषण देने का दोष स्वयं पर न लें। यदि शिशु का वज़न जन्म के समय से 10 प्रतिशत से अधिक कम होता है अथवा उसे वज़न वापस प्राप्त करने 14 दिन से अधिक समय लगता है, तो शिशु को अस्थायी रूप से पूरक आहार की आवश्यकता होगी।

- यदि निप्पलों में तकलीफ हो रही है तो अपने स्तनों से आख़िर का दूध निकालें, जिसे हाइन्ड मिल्क के नाम से जाना जाता है और जिसमें वसा अधिक मात्रा में होती है, तथा निपल तथा एरियोला पर लगायें। यह आश्चर्यजनक रूप से त्वचा को मुलायम करने कार्य करता है।

- यदि आप किसी क्रीम का प्रयोग कर रही हैं तो सुनिश्चित करें कि शिशु को अगली बार स्तनपान कराने के पूर्व निप्पल तथा एरियोला को गरम पानी से साफ़ कर लिया गया है।

यदि सम्भव हो तो शिशु को कम से कम 06 माह तक केवल स्तनपान पर ही रखें। इसके बावजूद यह मानना ही होगा कि ऐसी परिस्थितियाँ भी हो सकती हैं जब ऐसा लक्ष्य प्राप्त कर पाना मानवीय तौर पर संभव ही न हो, जिसका कारण अपर्याप्त दुग्ध उत्पादन अथवा परिवार की विवशता आदि हो सकता हैं, अतः इस कारण अपराध बोध होना उचित नहीं है।

स्तनपान शिशु के लिये सर्वोत्तम क्यों है?

स्तनपान कई कारणों से उत्तम होता है। सर्वप्रथम यह ऐसा दूध होता है जिसे शिशु आसानी से पचा सकता है तथा यह शिशु के पोषण से संबंधित सभी आवश्यकताओ को पूरी करता है। माता को इसे बनाने के लिये न तो प्रयास

करना पड़ता है, न इसमें समय लगता है। और न ही इसे बोतल की तरह साफ़ एवं रोगाणु रहित करना पड़ता है। माता का दूध हमेशा उपलब्ध एवं ताजा रहता है तथा सही तापमान का होता है। कुल मिलाकर माता के लिये शिशु को स्तनपान कराना अन्य कोई आहार बनाने से अधिक आसान है। माता के दूध में प्रतिरोधक क्षमता बढ़ाने वाले तत्व होते हैं तथा स्तनपान करने वाले शिशुओं में डायरिया तथा कान के संक्रमण की सम्भावना कम होती है तथा एलर्जी, अस्थमा, मोटापा, डायबिटीज तथा आकस्मिक शिशु मृत्यु लक्षणों (एस.आई.डी.एस.) से बचाव की सम्भावना अधिक होती है। त्वचा से त्वचा सम्पर्क अमूल्य है तथा यकीनन ही स्तनपान से माता तथा शिशु के आपसी लगाव को बढ़ावा मिलता है।

स्तनपान माता के स्वास्थ्य के लिये भी अमूल्य है। महिला द्वारा स्तनपान कराते समय ऑक्सीटोसिन नामक हॉर्मोन स्रावित होता है जो गर्भाशय सिकुड़ने में सहायक होता है, जिससे रक्त स्राव में पर्याप्त कमी आती है तथा गर्भाशय को गर्भधारण पूर्व स्थिति में लौटने में सहायता प्राप्त होती है। माता के शरीर में दुग्ध के उत्पादन से बड़ी मात्रा में कैलोरी दहन होता है अतः स्तनपान कराने वाली महिला को गर्भावस्था पूर्व के वज़न एवं आकार में लौटने में आसानी होती है। स्तनपान कराने से भविष्य में स्तन तथा अन्डाशय के कैंसर का जोख़िम कम होता है तथा हृदय से संबंधित बीमारियों की रोकथाम होती है।

चम्मच से दूध पिलाना

कभी-कभी ऐसा हो सकता है कि महिला प्रत्यक्ष रूप से स्तनपान न करा पा रही हो तथा उसे अपना स्वयं का दूध, जिसे हाथ अथवा स्तन पम्प से निकाला गया हो, शिशु को पिलाना पड़ता है। बाज़ार में हस्तचालित एवं बिजली से चलने वाले, दोनों प्रकार के पम्प उपलब्ध हैं। ये विशेष रूप से तब अधिक उपयोगी होते हैं जब महिला कार्य करने लगती है तथा उसे इस तरह निकाला हुआ दूध घर पर ही छोड़ना पड़ता है जिसे शिशु को उसकी अनुपस्थिति में दिया जा सके। वैकल्पिक रूप से उच्च पोषक आहार तैयार किया जा सकता है। आजकल मानव दुग्ध के समान आयरन तथा विटामिन डी से भरपूर शिशु आहार बहुतायत में बाज़ार में उपलब्ध हैं।

संपूर्ण भारत में हर गृहस्थी में ऐसे परम्परागत बर्तन भी देखने को

मिल जाते हैं, जिसके एक तरफ़ टोंटी सी निकली होती है, जैसे कि छोटी कटोरी जिसे शिशु को आहार देने में प्रयोग किया जा सकता है। कई माताएं शिशु को आहार प्रदान करने के लिये चम्मच का प्रयोग करती हैं क्योंकि तुलनात्मक रूप से यह साफ़ तथा रोगाणु रहित रखने में आसान होता है। साबुन तथा पानी से उसे अच्छी तरह से साफ़ करें। बर्तनों को पानी में उबालकर विसंक्रमित करना चाहिए जिसे विशेष रूप से इसी कार्य के लिए बनाये गए पात्र में उबाला जा सकता है। पानी को कम से कम 10 मिनिट के लिये उबालना चाहिए।

बोतल से आहार देना

कभी–कभी शिशु को बोतल से आहार देना पड़ता है तथा यह पूरी तरह से एक अलग मामला होता है। बोतल से आहार लेने वाले शिशु बिल्कुल अलग तरह से आहार लेते हैं। वे होठों को गोल करके तथा जीभ को तालू तक ऊपर उठाते हैं, जैसे कि बोतल को उनके मुँह में अन्दर डालने से रोक रहे हो। कृत्रिम निप्पल तुलनात्मक रूप से कठोर होते हैं। तथा शिशु को बोतल से दूध खींचने के लिये मजबूत नकारात्मक दबाव बनाना पड़ता है। वह जीभ से बोतल के बहाव को नियंत्रित करना भी सीखता है क्योंकि तेज बहाव मुँह में घुटन पैदा कर देता है। अतः जब बोतल द्वारा आहार लेने शिशु को स्तनपान कराया जाता है तो वह महिला के निप्पल को जख़्मी कर सकता है।

भाप द्वारा निप्पल तथा बोतल को रोगाणु रहित करने के लिये विसंक्रमक बाज़ार में उपलब्ध हैं, जिसमें उनके ठंडे होने के समय के अलावा कुल 8–12 मिनिट लगते हैं। साबुन तथा पानी से अच्छी तरह से साफ़ करने के बाद आप बोतल को 10 मिनिटा के लिये उबलते पानी में डाल कर रोगाणु रहित कर सकते हैं। निरन्तर उबालने से निप्पल नरम तथा चिपचिपे हो सकते हैं अतः इनका नियमित आधार पर निरीक्षण करना चाहिये। यदि आप डिश वॉशर का प्रयोग करती हैं, तो उसे बोतल के लिये 80º C (176º F) अथवा अधिक पर निश्चित करें तथा बोतल को लगभग तुरन्त ही प्रयोग करना चाहिये। कुछ बोतलों को माइक्रोवेब में 10 सेकण्ड में विसंक्रमित किया जा सकता है। यह आवश्यक है कि शिशु के एक वर्ष के होने तक उपकरणों को सही तरह से विसंक्रमित करना चाहिये।

दूध छुड़ाना

दूध छुड़ाने तथा ठोस भोज्य पदार्थ शुरू करने का उपयुक्त समय तब होता है, जब शिशु में इतनी परिपक्वता आ जाये कि वह माता की भोजन की थाली तक पहुँच कर उसे पकड़ सके। यह साधारणतः 06 माह की आयु पर होता है, तब तक माता का दूध शिशु के लिये आवश्यक सभी पोषक तत्व प्रदान करता है। फिर भी यह केवल एक औसत है तथा इसका प्रयोग शिशु के स्वास्थ्य को बनाये रखने की क्षमता के आकलन हेतु नहीं किया जाना चाहिये।

इसकी शुरूआत स्थानीय रूप से उपलब्ध मुख्य अनाज से बनाये गए दलिया द्वारा की जा सकती है। केले का भी प्रयोग किया जा सकता है। एक या दो महीने के बाद अन्य आहार सामग्री जैसे हरी पत्तेदार सब्ज़ियों से बना सूप जिसमें थोड़ी सी वसा (खाना पकाने वाला तेल) मिली हो, दिया जा सकता है। जैसे ही शिशु बड़ा होता है उसकी प्रोटीन संबंधी आवश्यकतायें बढ़ जाती हैं, इसलिये शिशु जैसे ही 10 माह का हो जाता है, स्थानीय प्रोटीनयुक्त पदार्थ जैसे दालें, मटर, मछली, माँस, दूध तथा दुग्ध निर्मित उत्पादों को भोजन में शामिल किया जा सकता है। निश्चत ही, शिशु को पूरक आहार पका कर तथा मसल कर देना चाहिये जिससे शिशु आसानी से निगल सके।

शिशु स्नान तथा स्वच्छता

शिशु आकर्षक तथा सुन्दर होते हैं तथा बेबी सोप तथा नहाने के तेल की मीठी खूश्बु से महकते रहते हैं। प्रायः वे पेशाब तथा गन्दगी से भी लथपथ होते हैं तथा दही जैसा दूध लार के द्वारा अपने तथा आपके ऊपर गिराते हैं। उनको छोटे देवदूत के रूप में रूपान्तरित करने के लिए किसी भी महिला को बहुत प्रयास करने होते हैं।

शिशु को नहलाना संतोषजनक अनुभव हो सकता है, विशेष रूप से तब, जबकि शिशु को पानी अच्छा लगता हो। शिशु को नहलाने का कोई विशेष तरीक़ा अथवा कोई मानक प्रोटोकॉल नहीं है, परन्तु एक दिनचर्या निर्धारित करना हमेशा बेहतर रहता है। परंपरागत तरीक़ा जिसमें शिशु माता के फैले हुए पैरों में लेटता था जब वह ज़मीन पर बैठती थी उतना ही

कारगर है जितना एक बड़ी मेज (डाइनिंग टेबल इस कार्य के लिये उपयुक्त होगी) पर छोटा-सा टब रखकर, शिशु को सहारा देकर नहलाना। आवश्यक यह है कि स्नान के दौरान माता तथा शिशु दोनों आरामदायक स्थिति में हों तथा शिशु को अच्छा सहारा मिला हुआ हो तथा उसका पानी में फिसलने का ख़तरा न हो।

- शिशु को नहलाने के लिये उसके कपड़े उतारने से पहले टब, शिशु का साबुन, शिशु का तेल, तौलिया, कपड़े (डायपर अथवा नेपी तथा ड्रेस), शिशु पावडर तथा रुई आदि एक साथ रखिये।

- नहाने का पानी आरामदायक गरम (380C अथवा 1000F) होना चाहिये।

- शिशु के कपड़े पूरी तरह उतारें।

- यदि आप टब का प्रयोग कर रहे है तो उसे 5-6 इंच तक पानी से भरें। बैठ सकने वाले बच्चे के मामले में पानी कभी भी कमर की ऊँचाई से अधिक नहीं भरना चाहिए।

- शिशु के सिर तथा गर्दन को हमेशा सहारा दें। ज़मीन पर बैठकर शिशु को अपने पैरों में लिटाकर नहलाने का परंपरागत तरीक़ा प्राकृतिक रूप से फ़ायदेमंद होता है।

- शिशुओं को झाग बना कर नहलाने की आवश्यकता नहीं होती। साबुन तथा पानी से कोमलता से साफ़ करने की आवश्यकता होती है। आँखे तथा नथुनों के कोनों में जमा गन्दगी को साफ़ करने के लिये रुई के फाहे का उपयोग किया जा सकता है।

- यह सुनिश्चित करें कि साबुन अच्छी तरह से धुल गया है। शिशु कोमल स्पर्श चाहते हैं अतः सभी तरह की जोर की मालिश पूरी तरह अनावश्यक है।

- सुनिश्चित करें कि पानी कोमलता से परन्तु भलीभांति सुखाया गया हो। बगल, कमर तथा जननांग के क्षेत्र को सुखाने का विशेष ध्यान रखें। यदि शिशु को डायपर से दाने हो गये हों, तो कोमल एवं नमी युक्त लोशन अथवा जिंक ऑक्साइड युक्त क्रीम का प्रयोग करें।

- शिशु को कपड़े पहनायें तथा आहार दें तथा यह संभावना होती है कि शिशु जल्द ही सो जायेगा।

शिशु क्यों रोते हैं?

बहुत शान्त शिशु भी जब रोना तय करते हैं, तब वे छोटे दानव की तरह बन जाते हैं। इसलिये यह समझना महत्त्वपूर्ण है कि रोना ही शिशुओं की अभिव्यक्ति का एकमात्र तरीक़ा है। आवश्यकताओं को जाहिर करने का यह उनका अपना तरीक़ा है। शिशु कई कारणों से रोते हैं। वे निम्नलिखित हो सकते हैं :

- वह भूखा हो।
- डकार लेना चाहता हो।
- गीले तथा गन्दे डायपर बदलवाना चाहता हो।
- नींद आ रही हो।
- पेट अथवा उदर दर्द हो।
- अधिक गर्मी अथवा अधिक ठंड लग रही हो : नवजात बच्चे हायपोथर्मिया (कम शरीर तापमान) के प्रति अति संवेदनशील होते हैं तथा वातानुकुलित कक्ष में जल्द ठंडे हो जाते हैं।
- बीमार हो।
- उनके दाँत निकल रहे हों (बाद के महीनो में)।

अपने शिशु के इशारों को समझें तथा उसके अनुरूप कार्य करें। यह भी हो सकता है कि कभी-कभी इनमें से कोई मसला न हो। वह केवल आपकी गोद में आना चाहता हो।

प्रतिक्रिया क्या है तथा नवजात में कौन-कौन सी प्रतिक्रियायें होनी चाहिये?

प्रतिक्रियाऐं अस्वैच्छिक गतिविधियां होती हैं। हम सभी में जन्मजात अस्वैच्छिक प्रतिक्रियाएं होती हैं जो हमें नुक़सान से बचाती है। उदाहरण के लिये यदि हम साँस के साथ धूल खींचते हैं तो प्रतिक्रिया स्वरूप छींक आती है तथा इससे बाहरी तत्त्वों का फेफड़ों में जाने का बचाव होता है। इसी प्रकार शिशु कई प्रतिक्रियाओं के साथ जन्म लेते है। इन प्रतिक्रियाओं का चिकित्सकों द्वारा नियमित परीक्षण के भाग के रूप में मूल्यांकन किया जाता है क्योंकि उनकी उपस्थिति यह दर्शाती है कि शिशु का मस्तिष्क तथा तंत्रिका तंत्र के

अन्य भाग कार्य कर रहे हैं। कुछ प्रतिक्रियाऐं कुछ निश्चित कार्यों के प्रत्युत्तर में होती हैं जबकि अन्य प्रतिक्रियायें विकास की केवल अवस्था के दौरान दिखती हैं। नवजात शिशुओं में दिखाई देने वाली कुछ सामान्य प्रतिक्रियायें निम्नलिखित हैं :

* **रूट प्रतिक्रिया :** शिशु के मुख के एक कोने का स्पर्श करें या सहलाए। वह स्पर्श की दिशा में अपना सिर घुमाकर एवं मुख खोल कर प्रतिक्रिया देगा। यह शिशु को आहार तक पहुँचने में सहायक होता है जो स्तन अथवा बोतल हो सकता है।

* **चूसने की प्रतिक्रिया :** रूटिंग प्रतिक्रिया से शिशु को स्तन तक पहुंचने में मदद मिलती है तथा शिशु को स्तनपान के लिये तैयार करती है। जब शिशु के मुख के ऊपरी भाग में स्पर्श होता है, तब शिशु स्तनपान करना शुरू करता है। चूसने की प्रतिक्रिया अल्प विकसित शिशुओं में अनुपस्थित होती है। यह गर्भधारण के 32 सप्ताह के बाद प्रारम्भ होती है तथा लगभग 36 सप्ताह तक पूरी तरह से विकसित हो जाती है।

* **मोरो प्रतिक्रिया अथवा चौंकने वाली प्रतिक्रिया :** जब शिशु जोर की आवाज़ अथवा गतिविधि से चौंकता है तो वह गतिविधियों की मनमोहक श्रृंखलाओं से प्रत्युत्तर देता है जिसे मोरो प्रतिक्रिया के नाम से जाना जाता है। उत्तेजना के प्रत्युत्तर में शिशु अपना सिर पीछे करता है तथा हाथ पैर सीधे करता है अथवा झटकारता है। यह प्रतिक्रिया 5-6 माह तक देखी जा सकती है।

* **टॉनिक नॅक प्रतिक्रिया :** जब शिशु का सिर किसी भी तरफ़ मुड़ता है, तो उस तरफ़ का हाथ बाहर खिंच जाता है तथा शिशु दूसरी तरफ़ का हाथ मोड़ लेता है। यह प्रतिक्रिया लगभग 6-7 माह तक रहती है।

* **पकड़ प्रतिक्रिया :** शिशु की हथेली को सहलाये तथा शिशु अपनी अंगुलियों को वस्तु के आसपास बन्द कर लेगा तथा उसे पकड़ेगा। पकड़ प्रतिक्रिया समय पूर्व जन्मे शिशुओं में अधिक प्रबल होती है तथा कई माह तक रहती है।

* **बाबिन्स कीप्रतिक्रिया :** पैर को पकड़ें और जोर से तलवे सहलायें। हैपैरो की बड़ी अंगुली पैर के ऊपर की तरफ़ मुड़ जाती है जबकि अन्य अंगुलियाँ दूसरी ओर मुड़ती हैं। यह प्रतिक्रिया 2 वर्ष की आयु तक रहती है।

- **कदमताल प्रतिक्रिया अथवा टहलने अथवा नृत्य की प्रतिक्रिया :** जब शिशु को सीधा लिया जाता है तथा उसक पैर के पंजे किसी कठोर सतह को स्पर्श करते है तो शिशु आगे कदम बढ़ाता हुआ प्रतीत होता है।

अन्य कुछ प्रश्न

मेरा चार माह का शिशु पीला क्यों दिखता है?

अधिकतर शिशुओं को जन्म के कुछ दिन बाद हल्का पीलिया हो जाता है तथा वे थोड़े पीले दिखते हैं। यह पूरी तरह से सामान्य है तथा कुछ ही दिनों में अपने आप कम हो जाता है। यह पीलिया इसलिये होता है क्योंकि शिशु हीमोग्लोबिन खत्म हो रहा है और वयस्क हीमोग्लोबिन उसका स्थान ले रहा है। गर्भावस्था में शिशु की पुरानी लाल रक्त कोशिकाओं के टूटने के कारण स्त्रावित होने वाले बिलिरूबिन और पीले पिगमैंट की देखभाल आपका यकृत किया करता था। जन्म लेने के बाद, शिशु के शरीर को स्वयं वह कार्य करना होता है तथा इस प्रक्रिया में कुछ समय लगता है। परिणामस्वरूप बिलिरूबिन शिशु के रक्त में जमा हो जाता है, जिससे शिशु पीला दिखने लगता है। शिशु की त्वचा को सुबह के सूरज की रोशनी में रखने से पीलिया को कम करने में सहायता मिलती है, पर ध्यान रखें कि शिशु की आँख को सूर्य की किरणों से बचाया जाना चाहिए।

कभी-कभी पीलिया तीव्र होता है और लम्बे समय तक रहता है। यह कई कारणों से हो सकता है जैसे कि आपके और शिशु के रक्त में असंगति अथवा गर्भाशय के अन्दर कोई संक्रमण अथवा सिर की खाल के नीचे खून का धब्बा जिसे सेफ़ालहीमाटोमा कहते हैं। आपके डॉक्टर बिलिरूबिन स्तर की निगरानी करेंगे तथा अन्य जाँच करेंगे। विशेष उपचार के भाग के रूप में शिशु को लम्बे समय तक फोटोथैरेपी के अन्तर्गत नीले प्रकाश में रखा जा सकता है। आपको सुनिश्चित करना होगा कि निरन्तर उपचार के दौरान शिशु को पर्याप्त पानी पिलाया जाये। कभी-कभी शिशु को रक्त चढ़ाने की आवश्यकता भी हो सकती है।

मैं अपने बड़े बच्चे को छोटे बच्चे के जन्म के लिये कैसे तैयार करूं?

जैसे ही आपके पेट का उभार दिखने लगे, बड़े बच्चे को छोटे बच्चे के जन्म के लिये तैयार करना शुरू करना सम्भवतः सबसे अच्छा है। छोटे बच्चों के मन में बहुत से प्रश्न होते हैं; उनको साधारण शब्दों में उत्तर देने का प्रयास करें जिससे वे समझ सकें। उसे समझायें कि छोटा बच्चा आपका बहुत समय स्वयं की देखभाल में लगवाने वाला है तथा शिशु के जन्म के बाद यह सुनिश्चित करें कि बड़ा बच्चा भी अपने छोटे भाई/बहन की देखभाल में भाग ले। सीमा से बाहर जाकर भी सुनिश्चित करें कि नवजात शिशु के आगमन के कारण होने वाली व्यस्तता के कारण बड़ा बच्चा (अथवा बच्चे) उपेक्षित न महसूस करे।

मैं कौन से डायपर का प्रयोग करूँ : डिस्पोजेबल अथवा कपडा?

यह पूरी तरह आपकी पसन्द पर निर्भर करता है। डायपर का कपड़ा विशेष मुलायम कॉटन का बना होता है जो कि हमेशा आसानी से उपलब्ध नहीं होता। डायपर का प्रकार कुछ भी हो शिशु के कुल्हों को रोज कुछ समय के लिये प्राकृतिक हवा में रखा जाये। त्वचा की सलवटों पर नेपी पहनने से होने वाले संक्रमण या रैश की निगरानी करती रहें। नहाने अथवा शिशु के नीचे का हिस्सा पोंछने के बाद सुनिश्चित करें कि नया डायपर लगाने के पहले त्वचा पूरी तरह से सूखी हुई हो।

विशेषज्ञों की राय

आपके शिशु की देखभाल

डॉ. उदय नाडकर्णी, शिशु चिकित्सक तथा शिशु गहन रोग विशेषज्ञ

मैंने कल ही शिशु को जन्म दिया है, परन्तु मैं कुछ ही बूंद दूध का उत्पादन कर पा रही हूँ। क्या मेरा बच्चा भूखा रहेगा?

शिशु के लिए ये कुछ बूंदें ही पर्याप्त होती है। जन्म के समय एक शिशु के पेट की क्षमता मुश्किल से कुछ मि.ली. ही होती है। इसलिये, प्रारंभिक आहार अधिक मात्रा में होना आवश्यक नहीं है। माता के दूध की मात्रा निरंतर बढ़ेगी तथा

तदनुसार शिशु के पेट की क्षमता भी बढ़ेगी। केवल यह अवश्य सुनिश्चत करें कि शिशु पर्याप्त मात्रा में पेयजल दिया जाये। यदि शिशु को दिन भर में 6-8 बार पेशाब हो रही है, इसका मतलब शिशु को पर्याप्त आहार मिल रहा है तथा उसके शरीर का जलस्तर ठीक है।

मेरी डिलेवरी शीघ्र ही होने वाली है। शिशु के जन्म के बाद मैं अपने मायके जाना चाहती हूँ, जो दूसरे शहर में है। मैं शिशु के साथ कब यात्रा कर सकती हूँ? क्या मैं हवाई जहाज से जाऊं? अथवा रेल से यात्रा करूँ?

निर्धारित अवधि पूर्ण होने के बाद जन्म लेने वाले शिशुओं में प्रतिरोधक क्षमता होती है। इसलिये आप शिशु को जन्म के 07 दिन बाद अस्पताल से बाहर तथा घर, रेल यात्रा पर ले जा सकती हैं। आप शिशु को दो सप्ताह बाद हवाई जहाज से भी ले जा सकती हैं परन्तु हवाई जहाज के ऊपर उठते समय तथा उतरते समय उसके मुख में चूसनी अथवा दूध की बोतल जरूर लगा दें। मानव के कान में एक झिल्ली अथवा कान का पर्दा होता है जो बाहरी कान को भीतरी कान से अलग करता है। साधारणतः दोनों तरफ़ दबाव समान होता है परन्तु जब हवाई जहाज ऊपर अथवा नीचे आता है, केबिन का दबाव परिवर्तन कान के पर्दे के किसी एक तरफ़ असमान दबाव पैदा कर सकता है जिससे कान में अत्यधिक दर्द हो सकता है। शिशुओं को यह दर्द असहनीय होता है जिससे वे लगातार रोते हैं। इस दर्द से बचने का सबसे अच्छा रास्ता है कि यूस्टाचियन टयूब, वह नली जो मुख छिद्र को मध्य कान से जोड़ती है, को खुला रखे। इससे कान के परदे के दोनों तरफ़ दबाव को समान करने में सहायता मिलती है। फ़ीडिंग बोतल इस प्रक्रिया में सहायक होती है।

हम शिशु की नाभि रज्जु तथा रज्जु पकड़ की देखभाल कैसे करें?

नाभि तथा नाभि रज्जु के आसपास के भाग को साफ़ रखें। किसी तरह का प्रतिजैविक मलहम अथवा पावडर लगाने की आवश्यकता नहीं है। नाभि रज्जु स्टम्प क्लेम्प के साथ अनुमानतः 5-8 दिनों में अपने आप गिर जाती है। नाभि रज्जु के गिरने के बाद उस क्षेत्र को साफ तथा सूखा रखें।

14

गर्भावस्था की हानि

दुर्भाग्य से, प्रत्येक गर्भावस्था का अन्त अच्छा नहीं होता। कभी-कभी शिशु जीवित नहीं रहता तथा इस हानि को गर्भपात अथवा मृत प्रसव की संज्ञा देना इस बात पर निर्भर करता है कि प्रसव के दौरान शिशु की मौत कब हुई। व्यावसायिक महिलाओं की बढ़ती संख्या तथा परिवार निर्वहन लागत में होने वाली वृद्धि के साथ-साथ एकल परिवार के प्रति झुकाव के कारण युगलों को पैदा होने वाली संतानों की संख्या में निरन्तर कमी हो रही है जिससे भारत के शहरी क्षेत्र में कई युगल केवल एक बच्चा अथवा अधिक से अधिक दो बच्चों की ही अभिलाषा रख रहे हैं। भारत के ग्रामीण क्षेत्रों में भी छोटे परिवार के प्रति झुकाव देखा गया है हालांकि कम पैमाने में। एक या दो बच्चों की इच्छा की पूर्ति एक या दो गर्भावस्थाओं से ही अपेक्षित है। युगल तथा उनके परिवार एक भी गर्भपात स्वीकार करने के लिये तैयार नहीं हैं। किसी प्रसव हानि पर दुःख होना स्वाभाविक है। विशेष रूप से समृद्ध एवं शिक्षित युगलों में प्रसव के असफल होने के प्रति असहिष्णुता में पहले की तुलना में वृद्धि हुई है। "आखिर इस गर्भपात का क्या कारण था? मैंने सब ठीक ठाक किया। इन्टरनेट पर सभी सामग्री पढ़ी। उचित भोजन किया। धूम्रपान एवं मद्यपान नहीं किया। चार पूरक लिये। सही व्यायाम किए। उचित जाँचे करायीं। फिर हमने अपने शिशु को क्यों खो दिया?" इस तरह दोषारोपण का खेल शुरू हो जाता है। ज़्यादातर स्वयं को ही दोष दिया जाता है। 'मैंने ही कुछ गलत किया होगा। नौकरी के तनाव के कारण ऐसा हुआ/ डॉक्टर कुछ भूल गए।'

हम समझाने का प्रयास करते हैं : कि किसी को दोष नहीं देना चाहिये। प्रत्येक अण्डा तथा प्रत्येक शुक्राणु परिपूर्ण नहीं हो सकते। प्रकृति ही परिपूर्ण नहीं है। शायद इस गर्भावस्था का परिणाम निषेचन पर ही निर्भर है जिसमें अण्डाणु अथवा शुक्राणु में से एक दोषपूर्ण रहा होगा तथा गर्भपात शायद प्रकृति का यह सुनिश्चित करने का तरीक़ा है कि असामान्य गर्भावस्था जारी नहीं रहनी चाहिये। अण्डाणु तथा शुक्राणु सही भी हो तो भी कोशिका विभाजन में ख़राबी के कारण भ्रूण अच्छी तरह से विकसित नहीं होता। अधिकतर युगल इस पूर्णरूप से न्यायोचित कारण को स्वीकार करते हैं। परन्तु कुछ लोग दोष देने के लिये कारण ढूंढने में निरंतर लगे रहते हैं।

गर्भपात तथा मृत प्रसव

गर्भावस्था के प्रारंभिक काल के दौरान शिशु का गर्भ में न टिकना ही अकाल प्रसव या गर्भपात है। एक पूर्ण गर्भपात वह होता है जिसमें पूरा भ्रूण ही गर्भ से बाहर निकल जाता है तथा गर्भाशय पूर्ण रूपेण खाली हो जाता है। जबकि अपूर्ण गर्भपात में कुछ कोशिकाऐं गर्भाशय में रह जाती हैं। वे या तो स्वतः निकल जाती हैं अथवा डॉक्टर को गोली देकर अथवा शल्य क्रिया द्वारा गर्भाशय को रिक्त करने की प्रक्रिया को पूरा करना पड़ता है। कभी-कभी गर्भाशय में ही शिशु की मौत हो जाती है तथा वह बाहर नहीं निकलता - इसे असफल गर्भपात कहा जाता है।

जब शिशु की मौत गर्भावस्था के बाद के चरण में होती है तो उसे मृत शिशु जन्म कहते हैं। जब शिशु की डिलेवरी गर्भाशय में उसकी मौत के थोड़े समय के बाद होती है तो उसके शरीर पर कोशिका विकार तथा त्वचा के क्षरण जैसे सबूत मिलते हैं, और तब इसे मैसीरेटेड कहा जाता है। दूसरी ओर यदि शिशु की डिलेवरी मौत के कुछ घंटो के भीतर होती है, तो वह सोते हुए शिशु के समान लगता है तथा ताजा मृत शिशु (फ़्रेश स्टिल बर्थ) कहा जाता है। कभी-कभी शिशु गम्भीर बीमारी के साथ पैदा होते है तथा डिलेवरी के बाद जीवित नहीं रहते तथा इसे नवजात शिशु मृत्यु कहते है।

दुख से उबरना

चाहे वह गर्भपात हो अथवा उसके बाद की हानि, शिशु को खोना किसी भी युगल के जीवन में जबरदस्त दुःख तथा विषाद का कारण होता है। गर्भपात

के साथ समस्या यह है कि यद्यपि युगल ने शिशु खो दिया है, परंतु वहाँ पर कोई शरीर नहीं होता जिसके ऊपर दुःख मनाया जाये। परिवार के अन्य सदस्यों तथा मित्रों के लिए यह आवश्यक है कि वे इस हानि की भयावहता को समझने तथा इस दुःख को स्वीकार करें। वास्तव में प्रत्येक युगल इस हानि का कारण जानना चाहता है। फिर भी हमेशा जाँच में कोई निष्कर्ष निकलना संभव नहीं होता।

जब भी मृत शिशु का जन्म होता है, तब कई परिवार यह महसूस करते हैं कि यह सभी के हित में है कि माता मृत शिशु को न देखे। फिर भी, यह बेहतर होगा कि माता को अपने मृत शिशु को देखने दिया जाए तथा परिवार उसके कुछ फोटो भी ले। यह अक्सर एक ऐसी याददाश्त हो जाती है जिसे युगल संजोना चाहेगा। वास्तव में, यदि बच्चे में कोई जन्मजात दोष भी है तो भी शिशु को ऐसे कपड़े पहनाये जा सकते है जिससे दोष छिप जाये तथा माता को शिशु के अधिक सामान्य पहलुओं को दिखाया जाए जिससे वह अपने दिमाग़ में शिशु की छवि संजो कर रख सके। कुछ माताएं मृत शिशु की कुछ यादें रखना चाहती है, जैसे कि प्रथम कपड़े अथवा कोई शिशु का कम्बल। प्रसव हानि पर पिता भी बहुत पीड़ित होता है, जब कि बहुधा इसे अभिस्वीकृत तथा प्रदर्शित नहीं किया जाता। बल्कि वे माता को सांत्वना देने के लिए अपनी भावनाओं को दबा लेते हैं।

यह ध्यान में रखना महत्त्वपूर्ण है कि यह केवल युगल ही नहीं है, जिसने अपना शिशु खोया है परन्तु दादा – दादी भी हैं जिन्होंने अपना पोता/ पोती खोया है। बड़े बच्चे को अपने बहुप्रतिक्षित भाई अथवा बहन की जीवन हानि का सामना करना कठिन होता है तथा कई बार परिवार को उसके प्रश्नों के उत्तर देने में भावनात्मक रूप से अभिघात महसूस होता है। फिर भी जहाँ तक सम्भव हो, छोटे बच्चों के साथ भी स्पष्टवादी तथा सच्चा होना तथा उनके प्रश्नों के उत्तर साधारण तरीक़े से देना अच्छा है। कई बार बच्चे सच बोलने पर प्रसन्न होते हैं कि उनके माता पिता के पास सभी प्रश्नों के सही उत्तर नहीं है बजाय इसके कि वे परिकथायें सुनाते रहें।

मित्र तथा परिवार प्रायः ऐसे युगल को सांत्वना देने में कठिनाई महसूस करते हैं। फिर भी, युगल के लिये केवल वहाँ रहना भी प्रशंसा के लायक है। साधारण रूप से उनके साथ खड़े होना अथवा बेहिचक पूछना कि "मैं आपकी क्या सहायता कर सकता हूं" दुःखी मन को सांत्वना दे जाता है।

अगला गर्भधारण

विभिन्न युगल अलग-अलग प्रकार से प्रतिक्रिया देते हैं। कुछ युगल इसे जीवन का अंग मानते हैं तथा जितनी जल्दी संभव हो दूसरे शिशु के लिये प्रयास करना चाहते हैं। कुछ थोड़ा समय लेना चाहते हैं तथा एक बार और प्रयास करने के पूर्व उनको हुए नुक़सान पर दुःख व्यक्त करना चाहते हैं। समस्या तब पैदा होती है जब अगली गर्भावस्था के समय पर दोनों साथियों के विचार मेल नहीं खाते।

यदि पहली गर्भावस्था का परिणाम विपरीत रहा है, तो यह बेहतर होगा कि दूसरी गर्भावस्था की योजना बनाने के पूर्व डॉक्टर से परामर्श करें। डॉक्टर पूर्व में हुए नुक़सान का कारण जानने के लिये कई तरह की जाँचे करा सकते हैं ताकि भविष्य में इसकी पुनरावृत्ति न हो।

यदि पहले शिशु में कोई जन्मजात दोष था, तो उस दोष की प्रकृति तथा अगली गर्भावस्था में इसकी पुनरावृत्ति के जोख़िम का निर्धारण करना आवश्यक है। विभिन्न दोषों के विभिन्न वैज्ञानिक अथवा ईटियोलॉजिकल कारक हो सकते हैं। कुछ दोषों का कारण आनुवांशिक हो सकता है जबकि कुछ का कारण गर्भावस्था पूर्व काल में माता की रक्त शर्करा का असामान्य स्तर हो सकता है। कुछ अन्य दोषों का कारण शिशु का अंतर्गर्भाशयी संक्रमण से प्रभावित होना हो सकता है। जैसा कि मेंने पहले बताया है, गर्भधारण के पूर्व लगभग दो माह तक 0.4 मि.ग्रा. फ़ोलिक ऐसिड लेने से शिशु के जन्म दोषो में 70 प्रतिशत की कमी सुनिश्चित हो जाती है। यदि माता में विकृत शिशु का पूर्व इतिहास रहा है, तो मात्रा को 4 मि.ग्रा. रोज तक बढाया जाना चाहिये।

गर्भपात की पुनरावृत्ति कितनी है?

गर्भपात की प्रकृति बारंबार पुनरावृत्ति की होती है, परन्तु प्रायः इन हानियों की पहचान नहीं हो पाती। कई गर्भावस्था हानियाँ तो महिला की जानकारी के बिना ही हो जाती हैं। आज हमारे पास हॉर्मोन की सूक्ष्म से सूक्ष्म मात्रा की पहचान के लिए बेहद सुसज्जित प्रयोगशालायें हैं। इसलिये गर्भावस्था का प्रत्यक्षण काफी प्रारंभिक अवस्था में किया जा सकता है। यदि कोई विज्ञान साहित्य को देखे तो पता चलता है कि कुल मिलाकर 70 प्रतिशत गर्भधारण

की हानि हो जाती है तथा उनसे कोई शिशु जन्म नहीं होता। वास्तव में उन 70 प्रतिशत में 30 प्रतिशत तो विकसित भी नहीं होते तथा बह जाते हैं जबकि 30 प्रतिशत सफलतापूर्वक गर्भ की दीवार में विकसित होते हैं तथा महिला द्वारा अगले मासिक चक्र की तिथि को चूकने से पूर्व ही समाप्त हो जाते हैं। केवल 10 प्रतिशत गर्भावस्थायें मासिक चक्र की तिथि को चूकने के बाद समाप्त होती हैं। गर्भावस्था हानि का समयावधि कुछ भी हो, गर्भपात का सबसे सामान्य कारण महिला के अण्डाणु अथवा पुरुष के शुक्राणु की आनुवांशिक समस्या है यद्यपि माता पिता पूरी तरह से सामान्य होते हैं।

जब माता पिता पूरी तरह से सामान्य हैं तो अण्डाणु तथा शुक्राणु आनुवांशिक रूप से ख़राब कैसे हो सकते हैं?

हर मानव की प्रत्येक कोशिका में 46 गुणसूत्र (औसत जीन्स जिनके साथ आनुवांशिक जानकारी होती है) होते हैं। ये गुणसूत्र 23 जोड़ियों में होते हैं, जिसमें एक गुणसूत्र पिता का तथा एक माता का होता है। फिर भी जब अण्डाणु अथवा शुक्राणु बनता है तो गुणसूत्रों की संख्या कोशिका विभाजन के जटिल सैट के कारण आधी हो जाती है जिसमें प्रत्येक जोड़ी से केवल एक ही गुणसूत्र अण्डाणु अथवा शुक्राणु में जाता है, जिससे प्रत्येक में 23 गुणसूत्र हो जाते हैं। इस प्रकार शिशु की उत्पत्ति के लिये जब अण्डाणु तथा शुक्राणु मिलते हैं तो शिशु में प्रत्येक से एक गुणसूत्र आ जाता है, इसलिये 23 + 23 = 46 गुणसूत्र।

प्रत्येक पुरुष लाखों शुक्राणु पैदा करता है तथा प्रत्येक महिला अपने प्रजनन जीवन के दौरान प्रतिमाह एक अण्डाणु पैदा करती है। यह स्वाभाविक है कि प्रकृति परिपूर्ण नहीं होती तथा इसीलिये यद्यपि माता-पिता आनुवांशिक रूप से पूरी तरह सामान्य हो सकते है, अंडाणु या शुक्राणु दोषपूर्ण हो सकता है।

क्या होता है जब आनुवांशिक रूप से दोषपूर्ण शुक्राणु तथा अण्डाणु द्वारा गर्भधारण होता है?

जब कोई असामान्य अण्डाणु तथा शुक्राणु मिलते है, तो परिणामी गर्भावस्था आनुवांशिक रूप से असामान्य होती है। इस प्रकार की असामान्य गर्भावस्थाओं का प्रायः गर्भपात हो जाता है जो कि असामान्य शिशु का जन्म न होने

देने का प्रकृति का अपना तरीक़ा है। इनमें ये ज़्यादातर गर्भावस्थायें महिला को गर्भधारण की जानकारी होने से पहले ही समाप्त हो जाती हैं। कुछ गर्भावस्थाओं में पहली तिमाही अथवा उसके थोड़े समय के बाद हानि होती है जबकि कुछ दुर्भाग्यपूर्ण मामलों में अवधि पूर्ण करने के बावजूद मृत शिशु जन्म लेता है। आनुवांशिक रूप से असामान्य गर्भावस्थाओं में से बहुत कम में जीवित शिशु जन्म लेता है।

विशेषज्ञों की राय

गर्भावस्था में तंत्रिका संबंधी समस्याऐं

डॉ. विभोर पारदासानी, तंत्रिका रोग विशेषज्ञ (www.drcorp.org)

मुझे मिर्गी की बीमारी है तथा नियमित दवाई लेने से मेरे दौरे अच्छी तरह से नियन्त्रित हो गये हैं। क्या मेरी दवा से गर्भस्थ शिशु को नुक़सान होगा? क्या गर्भावस्था जारी रखी जा सकती है?

मिर्गी के प्रत्येक तीसरे रोगी में गर्भावस्था के दौरान दौरों के जोखिम बढ़ सकता है। गर्भावस्था के दौरान मिर्गी प्रतिरोधक दवाइयों (ए.ई.डी.) से भ्रूण में कम या अधिक विकृति होने का अत्यंत कम परन्तु निश्चित जोखिम होता है। विभिन्न दवाओं के विभिन्न जोखिम कारक होते हैं; अच्छे विकल्प के लिये अपने डॉक्टर से परामर्श करें। आपके दौरा रोधी दवाओं के अलावा फोलेट पूरक लेना भी गर्भावस्था को बनाए रखने में सहायक होते हैं। फिर भी भ्रूण की विकृति का पता लगाने के लिये निगरानी की जानी चाहिये।

यदि मुझे मिर्गी की बीमारी है तो क्या मैं शिशु को स्तनपान करा सकती हूँ?

स्तनपान को हमेशा प्रोत्साहित किया जाता है तथा दौरा रोधी दवायें ले रहे मरीज़ों के मामले में सामान्यतः सुरक्षित ही है। यद्यपि ज़्यादातर दवायें माता के प्लाज़्मा द्वारा उनके दुग्ध में स्थानान्तरित होती हैं, फिर भी गर्भावस्था के दौरान प्लासेंटा द्वारा स्थानान्तरण के मुकाबले इनका प्रभाव अत्यंत कम होता

है। फिर भी स्तनपान से शिशु को होने वाले लाभ इससे होने वाले विपरीत प्रभावों की तुलना में काफी ज़्यादा होते हैं।

मैं गर्भवती हूँ तथा मैं अपनी बहन के मानसिक रूप से मंद होने के कारण बहुत चिन्तित हूँ। क्या मेरे शिशु को भी इसी तरह का जोख़िम हो सकता है?

मानसिक रूप से मंद होने के कई कारण हो सकते हैं, उनमें से कुछ ही आनुवांशिक होते हैं। प्रभावित बच्चे की जाँच होनी चाहिये तथा यदि किसी आनुवांशिक कारण का पता चलता है, तो ही परिवार के अन्य सदस्यों को इसी तरह की बीमारी के होने की संभावना है। शिशु जन्म के पूर्व जाँच तथा आनुवांशिक जाँच कराने से यह जानकारी उजागर होगी कि भ्रूण के साथ भी ऐसी कोई आनुवांशिक असामान्यता है अथवा नहीं।

उपसंहार

आपको याद है कि मैंने इस पुस्तक की शुरूआत में क्या कहा था? कि आपको अपने सभी प्रश्नों के उत्तर पाने के लिए पूरी पुस्तक को पढ़ाना होगा। हम इस पुस्तक के अंत तक आ गए हैं और आपको अपने शुरुआती प्रश्नों के उत्तर अभी तक प्राप्त नहीं हुए हैं।

चाइनीज़ व्यंजन खाना इनमें से एक प्रश्न था। तो मैं आपको बता दूँ कि चीनी लोग कई पीढ़ियों से चाइनीज व्यंजन खाते आ रहे हैं और आज उनकी आबादी करोड़ों में है। मैं यह मानकर चल रही हूँ कि जो व्यक्ति इस बारे में प्रश्न पूछते हैं, दरअसल वे चीनी व्यंजन के बारे में नहीं बल्कि सामान्य रूप से इसमें एक अवयव मोनोसोडियम ग्लूटामेट के बारे में चिंतित होते हैं। तो इसका उत्तर यह है कि यदि आप इस अवयव के प्रति संवेदनशील नहीं हैं तो आप इसे आहार के रूप में ग्रहण कर सकते है, चाहे आप गर्भवती हों अथवा नहीं। और यदि आपका प्रश्न 2 मिनट में तैयार होने वाले नूडल्स के बारे में है, तब भी मेरा उत्तर यही होगा। और आप अन्य जो कुछ भी करना चाहें, उसके बारे में भी यही बात लागू होती है। गर्भावस्था में आप लगभग हर वो काम कर सकती हैं जो आप गर्भावस्था से पहले करती आई हैं, बशर्ते कि आप उसे सीमा के अन्दर रह कर करें। यहाँ तक कि यदि आप मैराथन दौड़ने में अभ्यस्त हैं तो आप गर्भावस्था के दौरान भी जारी रख सकती हैं बशर्ते आपकी गर्भावस्था में उच्व जोख़िम कारक न हों। लेकिन यदि आप पहली ही तिमाही में एवरेस्ट की चोटी पर चढ़ने आख़िरी तिमाही में स्कूबा तैराकी करने निश्चय करती हैं तो यकीनन यह बुद्धिमत्तापूर्ण विचार नहीं है।

जहाँ तक होने वाले शिशु के कपड़ों में रंग को बताने का प्रश्न है, मैं नहीं समझती कि भारत में कोई भी कानून का पालन करने वाला संजीदा

डॉक्टर आपके इस प्रश्न का उत्तर देगा। इसलिए मैं इस प्रश्न के उत्तर में चटख पीले रंग के कपड़े ख़रीदने की सलाह देती हूँ।

क्या मैं प्रश्न एक और प्रश्न पूछ सकती हूँ?

निश्चित रूप से ! परंतु अपनी अगली गर्भावस्था में। तब तक अपनी इस गर्भावस्था का आनंद लें जिस तरह मैंने इस पुस्तक को लिखने में आनंद लिया है।

परिशिष्ट

आपके शिशु के माह-दर-माह विकास पर एक नज़र

माह 1

मासिक चक्र शुरू होने के पहले दिन से गणना करके 28 दिन के चक्र में 14 वें दिन अंडाणु दोनो अण्डकोषों में से निषेचित होता है। ट्यूब के पुष्प जैसे पार्श्व सिरे से या अंडाणु फ़ैलोपिन ट्यूब में शीघ्रता से ले लिया जाता है। एक बार ट्यूब में पहुँचने के बाद अंडा ट्यूब की लंबाई का सफ़र तय करता रहता है। शुक्राणु के साथ इसका निषेचन तथा वीर्य के साथ मिलना फ़ैलोपिन ट्यूब में ही संपन्न होता है। निषेचित अंडा या "जाईगोट" इसके उपरांत आगे बढ़ता रहता है और गर्भाशय तक पहुँचता है जहाँ यह अगले नौ महीने तक वृद्धि करता है। अंडा विमुक्त होने के 24 घंटे के भीतर ही निषेचित हो जाता है और निषेचित होने के बाद गर्भाशय में स्थापित होने में लगभग एक सप्ताह का समय लगता है। निषेचित होने के समय ही भावी शिशु के बालों और आँखों के रंग का निर्धारण हो जाता है जो माता-पिता के गुणसूत्र (जीन्स) पर पर निर्भर करता है। निषेचित होने के तुरंत बाद एकल कोशिका तेजी से विभाजित होना शुरू होती है। इस अवस्था में यह बहुकोशिकीय शिशु 'एम्ब्रियो' के रूप में जाना जाता है, जिसमें कोशिकाओं की दो परत होती हैं। जिनसे भविष्य में सभी अंग विकसित होंगे। शिशु जिसका आकार सिर्फ़ एक बिंदु के समान होता है, माह के अंत तक 2 मि.मी. आकार तक पहुँच जाता है।

माह 2

शिशु भ्रूण में तब्दील हो जाता है और इस चरण में शिशु का मस्तिष्क, रीढ़ की हड्डी, हृदय और अन्य महत्त्वपूर्ण अंग विकसित होने लगते हैं। छटे

सप्ताह तक अल्ट्रासोनोग्राम में हृदय की धड़कन स्पष्ट रूप से देखी जा सकती है। आश्चर्यजनक रूप से आँख, कान, मुँह और हड्डियों के साथ-साथ प्लासेंटा, जो डिस्क की तरह होता है और शिशु को माँ के साथ जोड़ता है, भी विकसित होना शुरू हो जाता है। हाथ और पैर की नन्हीं-नन्हीं अंगुलियाँ तथा नन्हें से जननांग भी बन जाते हैं। इस समय तक शिशु 1-2 सेमी. लंबा और 1-2 ग्राम वज़न का हो जाता है।

माह 3

तीसरे माह तक हृदय के साथ-साथ अन्य मुख्य अंगो का विकास पूर्ण हो चुका होता है। अल्ट्रासोनोग्राम में भुजाओं और पैरों का हिलना-डुलना स्पष्ट दिखायी देता है। इस समय तक शिशु अपना आकार ले लेता है परंतु इस समय उसका लिंग निर्धारण नहीं किया जा सकता। उसके अंग, धड़ और सिर की माँसपेशियाँ विकसित होने लगती हैं और शिशु अब तक 7-10 सेमी. लंबा और 30 ग्राम वज़न का हो जाता है।

माह 4

शिशु की हड्डियाँ, बाल और दाँत विकसित होना शुरू हो जाते हैं। शिशु हिलना-डुलना भी शुरू कर देता है और ज़्यादातर महिलाओं को तिल्ली के पंख हिलाने जैसी हल्की-फुल्की हलचल का एहसास होना शुरू हो जाता है। (जो महिलायें पहली बार माँ बन रही हैं, उन्हें शिशु के हिलने डुलने का एहसार काफ़ी देर से होता है और क्विकनिंग भ्रूण की गतिविधि का पहला एहसास) पाँचवे माह के आख़िरी सप्ताह तक होना शुरू होता है, इस समय आँतें भी विकसित होती हैं। इस माह के अंत तक अल्ट्रासोनोग्राम द्वारा शिशु के लिंग का निर्धारण किया जा सकता है। इस समय तक शिशु का वज़न लगभग 150-220 ग्राम और लंबाई 12-15 सेमी. हो जाती है।

माह 5

शिशु के कान, हाथ व पैर की अंगुलियों की छाप विकसित हो जाती है। इस समय तक शिशु अपने अंगूठे को चूसना शुरू कर देता है - यह वह दृश्य होता है जिसे अल्ट्रासोनोग्राम पर देखना माता-पिता को रोमांचित कर देता है। पलकें और भौहें भी विकसित हो जाती हैं। शिशु के शरीर के चारों ओर

रोयें और सफ़ेद क्रीम जैसा पदार्थ, जिसे वर्निक्स कहते हैं, होता है। शिशु का वज़न लगभग 500 ग्राम एवं लंबाई 20 सेमी. होती है।

माह 6

शिशु के शरीर पर वसा बनना शुरू हो जाता है और शारीरिक संरचना बनने लगती है। शरीर में वसा एकत्रित होने से सलवटें कम हो जाती हैं और शरीर चिकना नज़र आने लगता है। फेंफड़े विकसित होने लगते हैं। कुछ शारीरिक प्रतिक्रियायें जैसे – चौंकना और मुट्ठी बाँधना विकसित होने लगती हैं। शरीर की प्रतिरक्षा प्रणाली भी विकसित होने लगती है। इस समय शिशु का वज़न लगभग 1 किग्रा. और लबाई 25 सेमी. होती है।

माह 7

शिशु इतना सक्रिय हो चुका होता है कि अन्य लोग भी इसका अनुभव कर सकते हैं। कभी-कभी तो माँ को शिशु की हिचकियों का भी अनुभव होता है। शिशु के शरीर में वसा का स्तर और बढ़ जाता है। शिशु अपनी आँख खोल सकता है, रो सकता है और यहाँ तक कि प्रकाश पर प्रतिक्रिया देने लगता है। इस समय तक शिशु का वज़न लगभग 1.5 किग्रा. एवं लंबाई 28-30 सेमी. होती है।

माह 8

इस समय तक शिशु का विकास लगभग पूर्ण हो चुका है लेकिन शारीरिक वज़न में बढ़ोत्तरी होती जाती है। यद्यपि शिशु के चारों ओर रहने वाले तरल की मात्रा प्रारंभिक महीनों की तुलना में कम होती है, फिर भी जागृत अवस्था में शिशु बहुत सक्रिय हो सकता है। हालांकि, शिशु काफी देर तक सोया रहता है। शिशु का वज़न लगभग 2-2.5 किग्रा. और लंबाई लगभग 32 सेमी. होती है।

माह 9

शिशु जन्म लेने के लिए तैयार है। इसका वज़न लगभग 2.5-3.5 किग्रा. होता है और लंबाई लगभग 45-50 सेमी. होती है।

विभिन्न विकारों में गर्भनिरोधकों का इस्तेमाल*

दशा/विकार	मुक्त रूप से इस्तेमाल करें	इस्तेमाल न करें	विशेष मामलों में सावधानी के साथ इस्तेमाल करें
वाल्व संबंधी हृदय रोग	कॉण्डोम डायफ्रम वीर्यनाशक नॉन हॉर्मोनल मौखिक गर्भनिरोधक, प्रोजेस्टोरॉन, केवल मौखिक गर्भनिरोधक, इंजेक्शन द्वारा दिए जाने वाले गर्भनिरोधक प्रत्यारोपण (इम्प्लांट)	मौखिक रूप से ली जाने वाली संयुक्त गोलियाँ	आई.यू.सी.डी. नसबंदी या बंध्याकरण
स्थानिक हृदय रोग (पूर्व एवं वर्तमान)	कॉण्डोम डायफ्रम वीर्यनाशक नॉन हॉर्मोनल मौखिक गर्भनिरोधक, आई.यू.सी.डी.	मौखिक रूप से ली जाने वाली संयुक्त गोलियाँ, इंजेक्शन द्वारा दिए जाने वाले गर्भनिरोधक	प्रोजेस्टोरॉन, केवल मौखिक, प्रत्यारोपण (इम्प्लांट), बंध्याकरण
उच्च रक्तचाप (औसत)	कॉण्डोम, डायफ्रम वीर्यनाशक, नॉन हॉर्मोनल मौखिक गर्भनिरोधक, प्रोजेस्टोरॉन, केवल मौखिक, आई.यू.सी.डी.	मौखिक रूप से ली जाने वाली संयुक्त गोलियाँ	इंजेक्शन द्वारा दिए जाने वाले गर्भनिरोधक, प्रत्यारोपण (इम्प्लांट), बंध्याकरण

---

*यदि आपको कोई चिकित्सीय समस्या है तो कोई भी गर्भनिरोधक उपाय अपनाने के पूर्व अपने डॉक्टर से परामर्श लें।

दशा/विकार	मुक्त रूप से इस्तेमाल करें	इस्तेमाल न करें	विशेष मामलों में सावधानी के साथ इस्तेमाल करें
उच्च रक्तचाप (गंभीर)	कॉण्डोम डायफ्रम वीर्यनाशक नॉन हॉर्मोनल मौखिक गर्भनिरोधक आई.यू.सी.डी.	मौखिक रूप से ली जाने वाली संयुक्त गोलियाँ इंजेक्शन द्वारा दिए जाने वाले गर्भनिरोधक	प्रोजेस्टोरॉन, केवल मौखिक, प्रत्यारोपण (इम्प्लांट), बंध्याकरण
वेरीकोज़ वेन्स	सभी कॉण्डोम, डायाफ्राम, वीर्यनाशक, नॉन हॉर्मोनल मौखिक गर्भनिरोधक, प्रोजेस्टोरॉन, केवल मौखिक रूप से ली जाने वाली संयुक्त गोलियाँ, इंजेक्शन द्वारा दिए जाने वाले गर्भनिरोधक प्रत्यारोपण (इम्प्लांट) आई.यू.सी.डी., बंध्याकरण	कोई नहीं	कोई नहीं
थ्रॉम्बोफेल्बाइटिस	कॉण्डोम, डायाफ्राम वीर्यनाशक नॉन हॉर्मोनल मौखिक, गर्भनिरोधक, प्रोजेस्टोरॉन, केवल मौखिक, इंजेक्शन द्वारा दिए जाने वाले गर्भनिरोधक, प्रत्यारोपण (इम्प्लांट), आई.यू.सी.डी., बंध्याकरण	कोई नहीं	मौखिक रूप से ली जाने वाली संयुक्त गोलियाँ
दौरा या आघात (पास्ट सेरेब्रो – वस्कुलर दुर्घटना)	कॉण्डोम डायाफ्राम वीर्यनाशक आई.यू.सी.डी. वाले गर्भनिरोधक	मौखिक रूप से ली जाने वाली संयुक्त गोलियाँ, इंजेक्शन द्वारा दिए जाने	प्रोजेस्टोरॉन, केवल मौखिक, प्रत्यारोपण (इम्प्लांट) बंध्याकरण

दशा/विकार	मुक्त रूप से इस्तेमाल करें	इस्तेमाल न करें	विशेष मामलों में सावधानी के साथ इस्तेमाल करें
सिरदर्द (माइग्रेन रहित)	सभी कॉण्डोम, डायाफ्राम, वीर्यनाशक, नॉन हॉर्मोनल मौखिक, गर्भनिरोधक, मौखिक रूप से ली जाने वाली संयुक्त गोलियाँ, प्रोजेस्टोरॉन, केवल मौखिक, इंजेक्शन द्वारा दिए जाने वाले गर्भनिरोधक, प्रत्यारोपण (इम्प्लांट), आई.यू.सी.डी., बंध्याकरण	कोई नहीं	कोई नहीं
माइग्रेन	कॉण्डोम डायाफ्राम वीर्यनाशक नॉन हॉर्मोनल मौखिक गर्भनिरोधक प्रोजेस्टोरॉन, केवल मौखिक, आई.यू.सी.डी.	कोई नहीं	मौखिक रूप से ली जाने वाली संयुक्त गोलियाँ, इंजेक्शन द्वारा दिए जाने वाले गर्भनिरोधक, प्रत्यारोपण (इम्प्लांट), बंध्याकरण
मधुमेह (पूर्व गर्भावस्था के दौरान)	सभी कॉण्डोम, डायाफ्राम वीर्यनाशक नॉन हॉर्मोनल मौखिक गर्भनिरोधक, मौखिक रूप से ली जाने वाली संयुक्त गोलियाँ, प्रोजेस्टोरॉन, केवल मौखिक, इंजेक्शन द्वारा दिए जाने वाले गर्भनिरोधक, प्रत्यारोपण (इम्प्लांट), आई.यू.सी.डी., बंध्याकरण	कोई नहीं	कोई नहीं

दशा/विकार	मुक्त रूप से इस्तेमाल करें	इस्तेमाल न करें	विशेष मामलों में सावधानी के साथ इस्तेमाल करें
मधुमेह (वर्तमान) (जिसमें इंसुलिन न लेते हों	कॉण्डोम डायाफ्राम वीर्यनाशक नॉन हॉर्मोनल मौखिक गर्भनिरोधक	कोई नहीं	मौखिक रूप से ली जाने वाली संयुक्त गोलियाँ, प्रोजेस्टोरॉन, केवल मौखिक इंजेक्शन द्वारा दिए जाने वाले गर्भनिरोधक, प्रत्यारोपण (इम्प्लांट), आई.यू.सी.डी., बंध्याकरण
मधुमेह (वस्कुलर रोग के साथ अथवा दीर्घकालिक)	कॉण्डोम डायाफ्राम वीर्यनाशक नॉन हॉर्मोनल मौखिक गर्भनिरोधक	मौखिक रूप से ली जाने वाली संयुक्त गोलियाँ, इंजेक्शन द्वारा दिए जाने वाले गर्भनिरोधक, प्रत्यारोपण (इम्प्लांट)	प्रोजेस्टोरॉन, केवल मौखिक आई.यू.सी.डी. बंध्याकरण
थायरॉइड (हाइपो, हाइपर)	कॉण्डोम, डायाफ्राम, वीर्यनाशक नॉन हॉर्मोनल मौखिक गर्भनिरोधक, मौखिक रूप से ली जाने वाली संयुक्त गोलियाँ, प्रोजेस्टोरॉन, केवल मौखिक, इंजेक्शन द्वारा दिए जाने वाले गर्भनिरोधक, प्रत्यारोपण (इम्प्लांट), आई.यू.सी.डी.	कोई नहीं	बंध्याकरण

दशा/विकार	मुक्त रूप से इस्तेमाल करें	इस्तेमाल न करें	विशेष मामलों में सावधानी के साथ इस्तेमाल करें
पी.सी.ओ.डी.	कॉण्डोम	आई.यू.सी.डी.	बंध्याकरण
पॉलीसिस्टिक ओवेरियन रोग (इसमें नियमित देखभाल की आवश्यकता होती है)	डायाफ्राम वीर्यनाशक नॉन हॉर्मोनल मौखिक, गर्भनिरोधक, मौखिक रूप से ली जाने वाली संयुक्त गोलियाँ, प्रोजेस्टोरॉन, केवल मौखिक, इंजेक्शन द्वारा दिए जाने वाले गर्भनिरोधक	प्रत्यारोपण (इम्प्लांट)	
मिर्गी (इसमें नियमित देखभाल की आवश्यकता होती है)	कॉण्डोम डायाफ्राम वीर्यनाशक नॉन हॉर्मोनल मौखिक गर्भनिरोधक आई.यू.सी.डी.	कोई नहीं	मौखिक रूप से ली जाने वाली संयुक्त गोलियाँ प्रोजेस्टोरॉन, केवल मौखिक, इंजेक्शन द्वारा दिए जाने वाले गर्भनिरोधक, प्रत्यारोपण (इम्प्लांट), बंध्याकरण
व्यवहार संबंधी विकार, मनोवैज्ञानिक दशा, नशाखोरी	कॉण्डोम डायाफ्राम वीर्यनाशक इंजेक्शन द्वारा दिए जाने वाले गर्भनिरोधक	प्रोजेस्टोरॉन, केवल मौखिक	मौखिक रूप से ली जाने वाली संयुक्त गोलियाँ (अनुपालन सुनिश्चित करें), आई.यू.सी.डी. (एकाधिक व्यक्तियों से शारीरिक संबंध होने पर बाधित) बंध्याकरण

दशा/विकार	मुक्त रूप से इस्तेमाल करें	इस्तेमाल न करें	विशेष मामलों में सावधानी के साथ इस्तेमाल करें
शारीरिक संबंध से फैलने वाले रोग (एस टी डी)	कॉण्डोम डायाफ्राम वीर्यनाशक नॉन हॉर्मोनल मौखिक गर्भनिरोधक	मौखिक रूप से ली जाने वाली संयुक्त गोलियाँ	प्रोजेस्टोरॉन, केवल मौखिक, इंजेक्शन द्वारा दिए जाने वाले गर्भनिरोधक, प्रत्यारोपण (इम्प्लांट), आई.यू.सी.डी. बंध्याकरण (बैरियर गर्भनिरोधकों के साथ सभी की संस्तुति है)
मलेरिया	सभी कॉण्डोम डायाफ्राम वीर्यनाशक नॉन हॉर्मोनल मौखिक गर्भनिरोधक मौखिक रूप से ली जाने वाली संयुक्त गोलियाँ, प्रोजेस्टोरॉन, केवल मौखिक, इंजेक्शन द्वारा दिए जाने वाले गर्भनिरोधक, प्रत्यारोपण (इम्प्लांट), आई.यू.सी.डी. बंध्याकरण	कोई नहीं	कोई नहीं

दशा/विकार	मुक्त रूप से इस्तेमाल करें	इस्तेमाल न करें	विशेष मामलों में सावधानी के साथ इस्तेमाल करें
क्षयरोग या टी.वी.(नॉन पैल्विक) (बशर्ते रिफाम्पसिन नामक दवा न ले रहे हों)	कॉण्डोम डायाफ्राम वीर्यनाशक नॉन हॉर्मोनल मौखिक गर्भनिरोधक, मौखिक रूप से ली जाने वाली संयुक्त गोलियाँ, प्रोजेस्टोरॉन, केवल मौखिक, इंजेक्शन द्वारा दिए जाने वाले गर्भनिरोधक, प्रत्यारोपण (इम्प्लांट), आई.यू.सी.डी.	कोई नहीं	बंध्याकरण
क्षयरोग या टी.वी (रिफाम्पसिन नामक दवा ले रहे हों)	कॉण्डोम डायाफ्राम वीर्यनाशक नॉन हॉर्मोनल मौखिक गर्भनिरोधक, आई.यू.सी.डी.	कोई नहीं	मौखिक रूप से ली जाने वाली संयुक्त गोलियाँ, प्रोजेस्टोरॉन, केवल मौखिक इंजेक्शन द्वारा दिए जाने वाले गर्भनिरोधक, प्रत्यारोपण (इम्प्लांट), बंध्याकरण
पैल्विक (श्रोणिक) टी.वी	कॉण्डोम डायाफ्राम वीर्यनाशक नॉन हॉर्मोनल मौखिक गर्भनिरोधक, मौखिक रूप से ली जाने वाली संयुक्त	आई.यू.सी.डी.	बंध्याकरण (रैफरल सेंटर में चरम सावधानी के साथ)

दशा/विकार	मुक्त रूप से इस्तेमाल करें	इस्तेमाल न करें	विशेष मामलों में सावधानी के साथ इस्तेमाल करें
	गोलियाँ, प्रोजेस्टोरॉन, (केवल मौखिक), इंजेक्शन द्वारा दिए जाने वाले गर्भनिरोधक, प्रत्यारोपण (इम्प्लांट)		
रक्तअल्पता (एनीमिया)	कॉण्डोम डायाफ्राम वीर्यनाशक नॉन हॉर्मोनल मौखिक गर्भनिरोधक, मौखिक रूप से ली जाने वाली संयुक्त गोलियाँ, प्रोजेस्टोरॉन, (केवल मौखिक), इंजेक्शन द्वारा दिए जाने वाले गर्भनिरोधक, प्रत्यारोपण (इम्प्लांट), हॉर्मोनल आई.यू.सी.डी.	कोई नहीं	आई.यू.सी.डी. (कॉपर बियरिंग) बंध्याकरण
थैलीसीमिया	सभी कॉण्डोम डायाफ्राम वीर्यनाशक नॉन हॉर्मोनल मौखिक गर्भनिरोधक, मौखिक रूप से ली जाने वाली संयुक्त गोलियाँ, प्रोजेस्टोरॉन, (केवल मौखिक), इंजेक्शन द्वारा दिए जाने वाले गर्भनिरोधक, प्रत्यारोपण (इम्प्लांट), आई.यू.सी.डी., बंध्याकरण	कोई नहीं	कोई नहीं

दशा/विकार	मुक्त रूप से इस्तेमाल करें	इस्तेमाल न करें	विशेष मामलों में सावधानी के साथ इस्तेमाल करें
यकृत रोग	कॉण्डोम डायाफ्राम वीर्यनाशक नॉन हॉर्मोनल मौखिक गर्भनिरोधक आई.यू.सी.डी.	मौखिक रूप से ली जाने वाली संयुक्त गोलियाँ, प्रोजेस्टोरॉन, (केवल मौखिक) इंजेक्शन द्वारा दिए जाने वाले गर्भनिरोधक, प्रत्यारोपण (इम्प्लांट)	बंध्याकरण
सौम्य स्तन रोग (सिवाय प्रजननशील कैंसरपूर्व दशा के)	सभी कॉण्डोम डायाफ्राम वीर्यनाशक, नॉन हॉर्मोनल मौखिक गर्भनिरोधक, मौखिक रूप से ली जाने वाली संयुक्त? गोलियाँ प्रोजेस्टोरॉन, (केवल मौखिक) इंजेक्शन द्वारा दिए जाने वाले गर्भनिरोधक, प्रत्यारोपण (इम्प्लांट), आई.यू.सी.डी., बंध्याकरण	कोई नहीं	कोई नहीं
प्रजननशील स्तनघाव, जो कैंसरपूर्व दशा हो सकती है)	कॉण्डोम, डायाफ्राम, वीर्यनाशक, नॉन हॉर्मोनल मौखिक गर्भनिरोधक, प्रोजेस्टोरॉन, (केवल मौखिक), इंजेक्शन द्वारा दिए जाने वाले गर्भनिरोधक प्रत्यारोपण (इम्प्लांट), आई.यू.सी.डी.	मौखिक रूप से ली जाने वाली संयुक्त गोलियाँ	बंध्याकरण

दशा/विकार	मुक्त रूप से इस्तेमाल करें	इस्तेमाल न करें	विशेष मामलों में सावधानी के साथ इस्तेमाल करें
स्तन कैंसर	कॉण्डोम डायाफ्राम वीर्यनाशक नॉन हॉर्मोनल मौखिक गर्भनिरोधक आई.यू.सी.डी.	मौखिक रूप से ली जाने वाली संयुक्त गोलियाँ प्रोजेस्टोरॉन, (केवल मौखिक) इंजेक्शन द्वारा दिए जाने वाले गर्भनिरोधक, प्रत्यारोपण (इम्प्लांट)	बंध्याकरण
सर्वाइकल कैंसर	कॉण्डोम प्रोजेस्टोरॉन, (केवल मौखिक) नॉन हॉर्मोनल मौखिक गर्भनिरोधक	आई.यू.सी.डी.	डायाफ्राम वीर्यनाशक, मौखिक रूप से ली जाने वाली संयुक्त गोलियाँ, इंजेक्शन द्वारा दिए जाने वाले गर्भनिरोधक, प्रत्यारोपण (इम्प्लांट), आई.यू.सी.डी., बंध्याकरण (देर से)
एंडोमीट्रियल कैंसर	कॉण्डोम डायाफ्राम, वीर्यनाशक, नॉन हॉर्मोनल मौखिक गर्भनिरोधक, मौखिक रूप से ली जाने वाली संयुक्त गोलियाँ, प्रोजेस्टोरॉन, (केवल मौखिक)	आई.यू.सी.डी.	बंध्याकरण (देर से)

दशा/विकार	मुक्त रूप से इस्तेमाल करें	इस्तेमाल न करें	विशेष मामलों में सावधानी के साथ इस्तेमाल करें
	इंजेक्शन द्वारा दिए जाने वाले गर्भनिरोधक, प्रत्यारोपण (इम्प्लांट), आई.यू.सी.डी., बंध्याकरण		
अंडाशयी (ओवेरियन बिनाइन कैंसर) सौम्य ट्यूमर	सभी कॉण्डोम, डायाफ्राम, वीर्यनाशक नॉन हॉर्मोनल मौखिक गर्भनिरोधक, मौखिक रूप से ली जाने वाली संयुक्त गोलियाँ, प्रोजेस्टोरॉन, (केवल मौखिक) इंजेक्शन द्वारा दिए जाने वाले गर्भनिरोधक, प्रत्यारोपण (इम्प्लांट), आई.यू.सी.डी., बंध्याकरण,	कोई नहीं	कोई नहीं
अंडाशयी (ओवेरियन) कैंसर	सभी कॉण्डोम, डायाफ्राम, वीर्यनाशक, नॉन हॉर्मोनल मौखिक गर्भनिरोधक मौखिक रूप से ली जाने वाली संयुक्त गोलियाँ, प्रोजेस्टोरॉन, (केवल मौखिक)	आई.यू.सी.डी.	बंध्याकरण (देर से)

दशा/विकार	मुक्त रूप से इस्तेमाल करें	इस्तेमाल न करें	विशेष मामलों में सावधानी के साथ इस्तेमाल करें
	इंजेक्शन द्वारा दिए जाने वाले गर्भनिरोधक प्रत्यारोपण (इम्प्लांट)		

डॉ. कुमकुम माथुर, स्त्री एवं प्रसूति रोग विशेषज्ञ (www.drcorp.org)

वैक्सीनकरण अनुसूची

बी सी जी : बैसिलस कामेट-ग्वीरिन-क्षयरो (टी.वी.) के विरूद्ध वैक्सीन

ओ पी बी : मौखिक पोलियो वैक्सीन ओरल पोलियो वैक्सीन

डी टी पी : डिप्थीरिया, टिटनेसा, परटूसिस

पी सी वी : न्यूमोकोक्कल कॉन्ज्युगेट वैक्सीन

एच आई बी : हीमोफिलस इन्फ़लूऐंजा टाइप बी वैक्सीन

आई पी बी : सक्रिय पोलियो विषाणु वैक्सीन इंनेक्टिवेटेड पोलियो वायरस वैक्सीन

एम.एम आर : खसरा, गलसुआ, (मम्प), रूबैला वैक्सीन मीज़ल्स, मम्प्स, रूबैला वैक्सीन

एच पी वी : ह्यूमन पैपीलोमा वायरस

आयु	वैक्सीन
जन्म के समय	बी सी जी ओ पी वी (0) हेपेटाइटिस बी (1)
6 सप्ताह	हेपेटाइटिस बी (2) डी टी पी डब्ल्यु / डी टी पी ए + एच आई बी (1) ओ पी वी / ओ पी वी + आई पी वी (1) न्यूमोकोक्कल – पी सी बी (1) रोटावायरस 1
10 सप्ताह	डी टी पी डब्ल्यु / डी टी पी ए + एच आई बी (2) ओ पी वी / ओ पी वी + आई पी वी (2)

आयु	वैक्सीन
	न्यूमोकोक्कल – पी सी वी 2 रोटावायरस 2
14 सप्ताह	डी टी पी डब्ल्यु/ डी टी पी ए + एच आई बी (3) ओ पी वी/ ओ पी वी + आई पी वी (3) न्यूमोकोक्कल – पी सी वी 3 रोटावायरस 3
14 सप्ताह – 6 माह	हेपेटाइटिस बी (3)
9 माह	खसरा
12 माह	हेपेटाइटिस ए 1
15 माह	एम एम आर –1 वारिसेला न्यूमो – पी सी वी बूस्टर
16 – 18 माह	डी टी पी डब्ल्यु/डी टी पी ऐ + एच आई बी (बी 1) ओ पी बी/ ओ पी बी 4 + आई पी बी (बी 1)
18 माह	हेपेटाइटिस ए 2
2 वर्ष	टाइफाइड (प्रत्येक 3 वर्ष)
5 वर्ष	डी टी पी डब्ल्यु/डी टी पी ऐ (बी 2) ओ पी वी/ ओ पी वी 5 + आई पी वी (बी 2) एम एम आर –2 वारिसेला – 2 टायफ़ाइड
8 वर्ष	टायफ़ाइड
10–12 वर्ष	टी डी/टी डैप एच पी वी (0,1–2 माह, 6 माह)

इंडियन अकैडमी ऑफ़ पीडियाट्रिक्स द्वारा अनुशंसित।

गर्भावस्था में दवाओं का प्रयोग और स्तनपान

ज़्यादातर दवाओं के गर्भावस्था पर प्रभाव का परीक्षण नहीं किया गया है और नैतिक रूप से किया भी नहीं जा सकता। गर्भावस्था के दौरान दवाओं के प्रयोग को इन श्रेणियों में विभक्त किया जा सकता है – बिना परामर्श पर्ची के मिलने वाली दवायें, परामर्श पर्ची पर मिलने वाली दवायें, प्रतिबंधित दवायें या अवैध दवायें। वर्ष 1979 में यू.एस.फूड एण्ड ड्रग एडमिनिस्ट्रेशन (एफ़.डी.ए.) ने औषधि वर्गीकरण प्रणाली की शुरूआत की जिसमें विभिन्न दवाओं को 'ए' से लेकर 'एक्स' श्रेणी तक विभक्त किया गया है। श्रेणी 'ए' की दवाओं को गर्भावस्था के दौरान प्रयोग करने की अनुमति है, क्योंकि गर्भावस्था भ्रूण पर इसके सकारात्मक प्रभाव सिद्ध हुए हैं, जबकि श्रेणी 'एक्स' की दवाओं का गर्भस्थ भ्रूण पर नकारात्मक प्रभाव सिद्ध हुआ है। आज तक यही वर्गीकरण गर्भावस्था के दौरान हमारे औषधि प्रयोग के निर्णय का आधार रहा है। चूँकि एफ. डी. ए. ने ज़्यादातर दवाओं (67 प्रतिशत) को श्रेणी सी (गर्भावस्था में तभी प्रयोग किया जायें, जब निहित लाभ निहित जोख़िम से अधिक हों) में वर्गीकृत किया है, दवाओं के वर्गीकरण के इस तरीक़े के कारण सभी नई एवं पुरानी दवायें श्रेणी 'सी' में रखी जा रही हैं एवं गर्भावस्था पर इनके प्रभाव का पर्याप्त अध्ययन नहीं किया गया है। इसके कारण गर्भावस्था में दवाओं के प्रयोग से जुड़े ख़तरों की संभावना में बढ़ोत्तरी हो रही है। दवाओं के इस वर्गीकरण के कारण परामर्श देने वाले डॉक्टर को निर्णय करने में परेशानी होती है कि किन दवाओं को गर्भावस्था में प्रयोग हेतु अनुशंसित किया जाये और किन्हें नहीं। वर्ष 2011 से एफ. डी. ए. ने इस वर्गीकरण को सुधारते हुए इसे 'श्रेणी' से 'ढाँचागत वर्णन' या स्ट्रवचर्ड नेरेटिव्स में परिवर्तित कर दिया है। इन वर्णनों में तीन अनिवार्य

अवयव होते हैं : जोख़िम वर्णन (रिस्क समरी), क्लीनिकल कन्सिडरेशन्स और डाटा सेक्शन। इस प्रणाली से कार्यरत डॉक्टर को किसी दवा विशेष की प्रकृति को समझते हुए गर्भावस्था में इसके प्रयोग की अनुशंसा करने में सहायता प्राप्त होगी एवं वे परिस्थिति के अनुरूप मरीज़ को दवा ग्रहण करने का परामर्श दे सकते हैं।

यह बिल्कुल स्पष्ट है कि माँ के परिसंचरण तंत्र में विद्यमान सभी दवायें अंतः दुग्ध में स्थानांतरित होती हैं। हालांकि माँ द्वारा ग्रहण की गई दवा की कुल मात्रा में से 1-2 प्रतिशत से अधिक दुग्ध में स्रावित नहीं होता है। स्तनपान का निर्णय प्राथमिक रूप से घटना विशेष एवं दृष्टिगोचर हुयी विपरीत प्रतिक्रिया पर ही निर्भर करता है, दुग्ध में मौजूद दवाओं पर नहीं।

अतएव, गर्भवती महिलाओं को गर्भावस्था के दौरान दवाओं के प्रयोग और स्तनपान कराने के पूर्व डॉक्टर से अवश्य परामर्श करना चाहिए।

यू. एस. फूड एण्ड ड्रग एडमिनिस्ट्रेशन औषधि जोख़िम श्रेणियाँ

श्रेणी 'ए'	महिलाओं पर नियंत्रित अध्ययन से पहली तिमाही में भ्रूण पर किसी नकारात्मक प्रभाव की पुष्टि नहीं हुयीं और भ्रूण पर नकारात्मक प्रभाव होने की संभावना भी क्षीण है। (बाद की तिमाहियों में भी जोख़िम होने का कोई प्रभाव नहीं।)
श्रेणी 'बी'	या तो जंतु प्रजनन अध्ययनों में भ्रूण पर होने वाले जोख़िम को नहीं दर्शाया गया है, किन्तु गर्भवती महिलाओं पर कोई भी नियंत्रित अध्ययन की रिपोर्ट नहीं की गई है या फिर जंतु प्रजनन अध्ययनों में प्रतिकूल प्रभाव (उर्वरता में कमी के अलावा) दर्शाये गये जिनकी पहली तिमाही में गर्भवती महिला पर किए गए नियंत्रित अध्ययन द्वारा पुष्टि नहीं की गयी है। (बाद की तिमाहियों पर भी जोख़िम का कोई प्रभाव नहीं।)
श्रेणी 'सी'	या तो जंतुओं पर किए गए अध्ययन ने भ्रूण पर प्रतिकूल प्रभाव का खुलासा किया है (टेराटोजेनिक, भ्रूणनाशक या अन्य) लेकिन महिलाओं पर किसी नियंत्रित अध्ययन को प्रकाशित नहीं किया गया है अथवा महिलाओं और जंतुओं पर कोई अध्ययन उपलब्ध नहीं हैं इन दवाओं के प्रयोग का परामर्श तभी देना

चाहिए जब भ्रूण पर इनका संभावित लाभ, अनुमानित जोख़िम की तुलना में अधिक हों।

श्रेणी 'डी'   मानव भ्रूण पर जोख़िम के स्पष्ट प्रमाण उपलब्ध हैं, लेकिन जोख़िम होने के बावजूद गर्भवती महिला को होने वाले लाभ को दृष्टिगत करते हुए इनका प्रयोग स्वीकार्य है (उदाहरण के लिए, यदि इस दवा का प्रयोग जीवन रक्षक के रूप में करना हो या किसी गंभीर बीमारी की दशा में, जहाँ अन्य सुरक्षित दवाओं का या तो प्रयोग ही नहीं किया जा सकता हो अथवा वे निष्प्रभावी हों।)

श्रेणी 'एक्स'   जंतुओं अथवा मनुष्यों पर किए गए अध्ययन में भ्रूण विकृतियाँ सामने आयीं हैं और मानव अनुभव अथवा दोनो के ही आधार पर भ्रूण जोख़िम के प्रभाव मौजूद हैं अथवा दोनों एवं गर्भवती महिला को होने वाला जोख़िम दवाके संभावित लाभ की तुलना में कहीं अधिक है। इन दवाओं का प्रयोग उन महिलाओं के लिए निषिद्ध है जो गर्भवती हैं या गर्भवती हो सकती हैं।

यू.एस. जोख़िम श्रेणी के अनुसार विभक्त दवाओं के प्रतिशत की तालिका निम्नवत है :

श्रेणी		प्रतिशत
ए :	नियंत्रित अध्ययन में कोई जोख़िम सामने नहीं आया	0.7
बी :	मनुष्यों में प्रतिकूल प्रभाव का कोई प्रमाण नहीं	19.0
सी :	जोख़िम से इन्कार नहीं किया जा सकता	66.0
डी :	जोख़िम के सकारात्मक परिणाम	7.0
ई :	गर्भावस्था में प्रतिबंधित	7.0

गर्भावस्था एवं स्तनपान के दौरान दवाओं का प्रयोग

दवा/ बीमारी	श्रेणी
रक्तअल्पता (एनीमिया)	
आयरन, बी$_{12}$	सी
फ़ोलिक ऐसिड	ए
कार्डियोवैस्कुलर	
ड्यूरेटिक्स, फ़्यूरोसिमाइड (लैसिक्स), ट्रीमेटराइन,	सी
अमीलोराइड ब्यूमोटामाइड	डी/एक्स
(क्लोर्थायाज़ाइड, हाइड्रोक्लोर्थायाज़ाइड,	डी
हाइड्रोफ़्लोर्मीथायाक्साइड, मिथाइन क्लोर्थायाक्साइड)	
स्पायरोनोलैक्टोन	एक्स
एंटीहायपरटैन्सिव	
एस-इन्हीबिटर्स	
कैप्टोप्रिल, इनालाप्रिल, लिसिनोप्रिल, रामीप्रिल	एक्स, (प्रथम तिमाही में) तथा डी, दूसरी व तीसरी तिमाही में
एंजियोटैन्सिन रिसैप्टर एंटागोनिस्ट लोसार्टेन	डी
कैल्शियम चैनल एंटागोनिस्ट	सी
टाइप 1 (डिलिटायाज़ैम, वेराप्रामिल)	
टाइप 2 (निकारडिपिन, निफ़ैडिपिन, नेमोडिपिन,	
इज़राडेपिन, फ़ेलोडेपाइन)	
क्लोनीडाइन, डेरिवेटिव्ज़, हायड्रालाज़ाइन	सी
सीरोटोनिन रिसैप्टर एंटागोनिस्ट केटारसेरिन	डी
नाइट्रेट्स ना नाइट्रोप्रूसाइड	डी
नाइट्रोग्लिसरीन	सी
डिजिटालिस ग्लाइकोसाइड, डाइगोक्सिन	सी

दवा/ बीमारी	श्रेणी
मिथाइल डोपा (अल्डोमैट)	सी
बीटा-एड्रीनर्जिक ब्लॉकिंग एजेंट्स	सी
एसीब्यूटॉल, एटनोलॉल (टेनोर्मिन), एस्मोलॉल, लाबेटोलॉल (नामोडाइन), मीटोपोलॉल (लोप्रेस्सर), नाडोलॉल (कोकार्ड), पिन्डोलॉल, प्रोप्रानोलॉल (इन्डेराल)	
एन्टीकोग्युलैन्ट्स	
हेपारिन, अन फ्रेक्शनिटेड, एल एम डब्ल्यु	सी
वारफ़ारिन ना (कोमारिन डेरीवेटिव्स)	डी
***सी एन एस दवायें**, सिरदर्द की दवायें*	
एनालजेसिक एन एस ए आई डी एस	
एस्प्रिन (पूर्ण शक्ति)	डी
एस्प्रिन (कम खुराक़ <150 मिग्रा. प्रतिदिन), रोफ़ेकोक्सि	सी
इन्डोमेथासिन	बी अथवा सी (प्रथम तिमाही) बी अथवा सी (दूसरी तिमाही,) डी (तीसरी तिमाही)
आइब्यूप्रोफ़ेन	बी (पहली) और डी (दूसरी और तीसरी तिमाही)
गैर एन एस ए आई डी एसीटामीनोफेन	बी प्रथम तिमाही, एवं डी तीसरी तिमाही
अन्य - एन एस ए आई डी (कैटोरोलैक, नाप्रोक्ज़ैन, सुलिन्डैक टॉलमेटिन)	सी

दवा/ बीमारी	श्रेणी
एंटीमेटिक्स एमीट्रॉल, डॉक्सिलामाइन और विटामिन बी6, ट्राइमीथोबेंज़ामाइड	सी
अन्य (मेटोक्लोप्रामाइड)	बी
सीडेटिव्स/हिप्नोटिक्स/ एंटीहिस्टामिनिक्स	
एंटीहिस्टामिनिक्स (साइक्लीज़ाइन, साइप्रोहेप्टाडाइन, डाइमेहाइड्रीनेट, मेक्लीज़ाइन)	बी
प्रोमीथाज़ाइन (फेनार्गन)	सी
दंतचिकित्सा एनालजेसिक, एनेस्थीसिया, एंटीबायोटिक्स	वेबसाइट देखें
फ़्लोराइड्स	सी
त्वचा रोग विज्ञान एक्ने टॉपीकल	वेबसाइट देखें
मधुमेह	
इंसुलिन	बी
लिस्प्रो इंसुलिन (ह्यूमालॉग)	सी
सल्फोनाइल्यूरियास (वेबसाइट देखें)	सी
बाइगुआनाइड्स मेटफ़ोमिन	डी
थायरॉइड	
हाइपोथायरॉइडिस्म (थाइरॉक्सिन सोडियम, लैवोथायरॉक्सिन)	ए
हाइपरथायरॉइडिस्म (कार्बीमाज़ोल, मेथीमाज़ोल, प्रोपाइलथायोरासिल)	डी
पॉट आयोडाइड	एक्स पहली तिमाही में, डी दूसरी और तीसरी तिमाही में
ग्लूकोकॉर्टिसाइड्स बीटामिथासोन, कॉर्टीसोन,	सी

दवा/ बीमारी	श्रेणी
हाइड्रोकार्टीसोन, मिथाइलप्रोड्निसोलोन प्रीडनिसोलोन (सोलू मीड्रॉल)	बी
गैस्ट्रोइन्टरोलॉजी	
जी मिचलाना, उल्टी, हाइपरमीसिस	
पायरीडॉक्साइन बी6	ए
एंटासिड्स	बी
एच2 रिसैप्टर एंटागोनिस्ट सीमेटीडाइन (टागामेट)	बी
फ़ामोटीडाइन, रानीटिडाइन (ज़ैनटैक)	
मैटोक्लोप्रामाइड (रेग्लान)	बी
सीसाप्राइड, सुक्राल्फ़ेट, ओमीप्राज़ोल	सी
लाइसोप्राज़ाल	बी
कॉर्टीकोस्टेरॉइड डेक्सामीथासोन (डेकाड्रॉन)	सी
एंटीबायोटिक्स और अन्य एण्टीमाइक्रोबियल	
एमीनोग्लाइकोसाइड्स कानामाइसिन, स्ट्रोप्टोमाइसिन, टोब्रामाइसिन	डी
अन्य	सी
सीफ़ालोस्पोरिन पहली, दूसरी, तीसरी और चौथी पीढ़ी	बी
एमॉक्सीसिलिन+क्लाव्यूलानेट(ऑगमेन्टिन)+एम्पीसिलिन + सलबैक्टम, एमॉक्सीसिलिन	बी
क्लिन्डामाइसिन	बी
क्लैरिथ्रोमाइसिन, क्लोराम्फेनिकॉल	सी
मैक्रोलाइड्स एरीथ्रोमाइसिन, एज़ीथ्रोमाइसिन	बी
क्लौरिथ्रोमाइसिन	सी
एंटीफंगल अभिकारक (वेबसाइट देखें)	
फ्लूकोनाज़ोल (150), कैटोकोनाज़ोल, ग्रीसियोफलविन,	सी
अन्य	बी

दवा/ बीमारी	श्रेणी
पेनीसिलीन (वेबसाइट देखें)	बी
परमीथ्राइन (जुंए का उपचार)	सी
क्वीनोलोन्स सिप्रोफ्लोक्सासिन, नॉरफ़्लोक्सासिन	सी
सल्फ़ोनामाइड्स	सी
सलफासालाज़ाइन	बी
टेट्रासाइक्लाइन्स	डी
क्षयरोधी दवायें रिफ़ाम्पिसिन + आई एन एच	बी
क्षयरोधी दवायें अन्य	सी
फेफड़े संबंधी रोग	
अस्थमा, बीटासिम्पैथोमिमिटिक एजेंट शॉर्ट, इंटरमीडिएट, दीर्घकालिक असर,	सी
कॉर्टीकोस्टेरॉइड मौखिक एवं श्वसनीय	डी
ऊपरी श्वसनीय शिकायतें	
एलर्जिक रिनाइटिस	सी
टॉपिकल नेज़ल स्टीरॉइड्स, एंटीहिस्टैमिनिक स्प्रे	सी
मौखिक एंटीहिस्टैमिनिक (सीडेटिंग)	बी
(वेबसाइट देखें)	बी और सी
नॉनसीडेटिंग एंटीहिस्टैमिनिक्स	सी
एस्टीमीज़ोल, सिट्रिज़िन, फ़ेक्सोफ़ेनाडाइन (एलिग्रा)	बी
ओरल डीकंजेस्टेंट	सी
स्यूडोफ़ेड्रिन (सुडाफेड), फ़िनाइलफ़्रेइन फ़िनाइलप्रोपानोलामाइन	सी
टॉपिकल नेज़ल डीकंजैस्टेंट	सी
ऑक्सीमेटाज़ोलाइन (नेसीवॉन)	
टॉपिकल नेज़ल स्टीरॉइड्स	श्रेणी
बीक्लोमीथाज़ोन, बुडेसोनाइड, डेक्सामीथासोन, (डेकाड्रॉन), फ्लूवैक्सीनसोन, ट्रिआमसीनोलोन	सी

दवा/ बीमारी	श्रेणी

क़फ एवं गले का संक्रमण

एंटीटूस्सिव, कोडाइन, हाइड्रोकोडोन, डेक्सट्रोमीथॉरफेन, — सी
एक्सपेक्टोरेंट, अमोनियम क्लोराइड — सी

ग्वीफ़ेनेसिन — बी

एल्कोहल मिश्रित सीरप

थ्रोट लूसेनजेस, क़फ ड्रॉप, पोटेशियम आयोडाइड — डी

मल्टीविटामिन एवं मिनरल

गर्भावस्था में अनुपूर्ति

आयरन, कैल्सियम, मैगनीशियम, ज़िंक

विटामिन

विटामिन ए — एक्स

विटामिन बी$_{12}$ — डी

विटामिन डी — ए

बी$_1$ (थियामिन), बी$_2$ (राइबोफ़्लोविन), विटामिन के, — सी
विटामिन सी, विटामिन ई,
बी$_6$ (पायरीडॉक्सिन हाइड्रोक्लोराइड)

एंटी हेल्मिनथिक्स (वेबसाइट देखें)

बल्क फॉर्मिंग एजेंट (ओ.टी.सी.) — सी

अगर, ब्रान, मिथाइलसैल्यूलोज़, पॉलीकार्बोफ़िल, साइलियम, — ए
ट्रागाकान्थ

कैथेरटिक्स - कॉन्टैक्ट (ओ.टी.सी.), एवं सेलाइन — ए
(ओ.टी.सी.)

(वेबसाइट देखें)

डॉ. नंदा मुटालिक, स्त्री एवं प्रसूति रोग विशेषज्ञ

अधिक जानकारी के लिए देखें (www.drcorp.org)

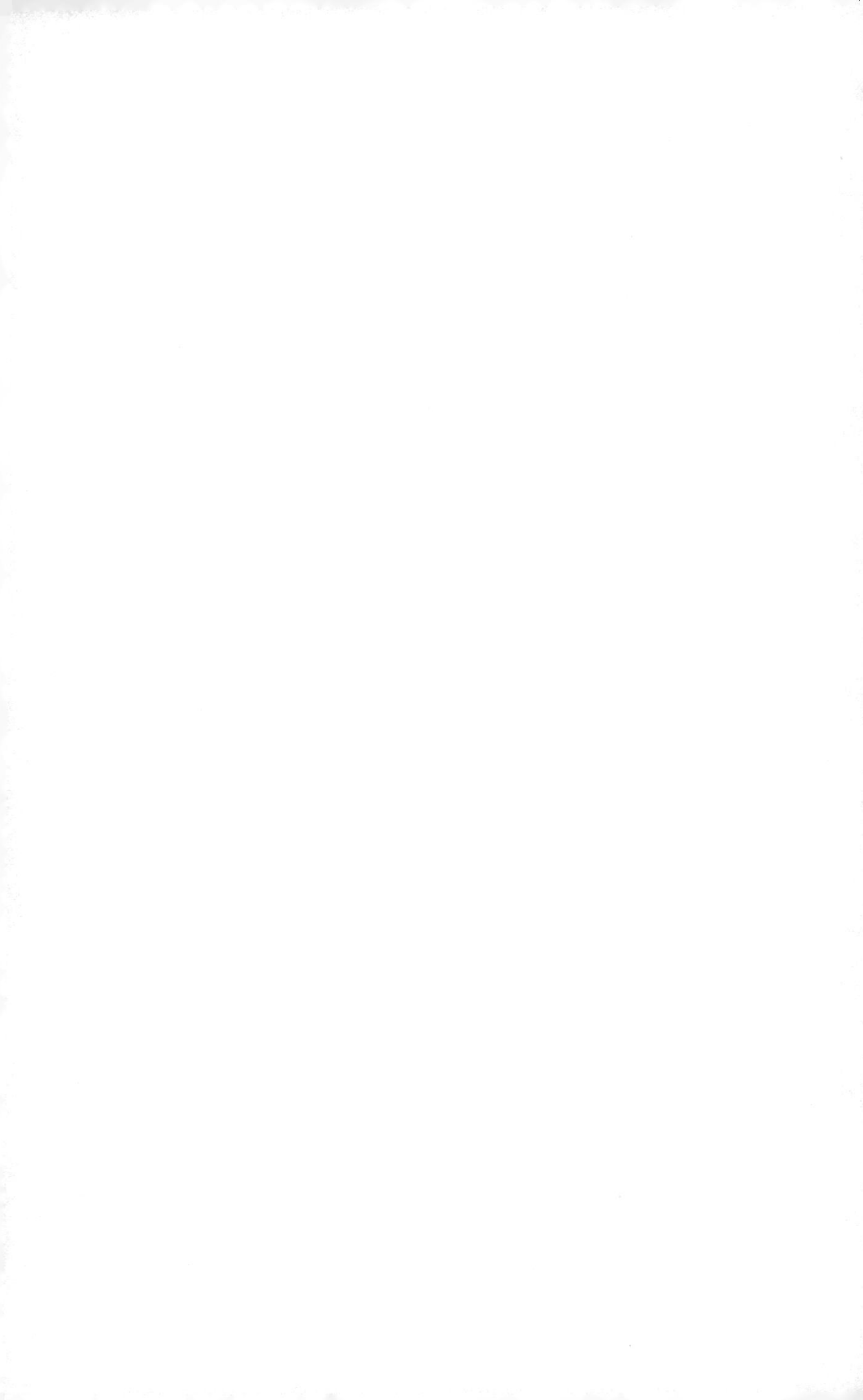